個人授業

心臓ペースメーカー

適応判断から手術・術後の管理まで

監修 自治医科大学・学長
永井良三

執筆 京都大学医学部附属病院・循環器内科
杉山裕章
自治医科大学附属病院循環器内科・准教授
今井　靖

医学書院

謹告　著者，監修者ならびに出版社として，本書に記載されている情報が最新かつ正確であるように最善の努力をしておりますが，薬の用法・用量・注意事項やペースメーカーに関連した諸設定などは，基礎研究や臨床治験，市販後調査によるデータの蓄積により，時に変更されることがあります．したがって実際の臨床現場における薬の使用やペースメーカーの各種設定に際しては，読者御自身で十分に注意を払われることを要望いたします．　　　　　　　　　　　　　　　　　　　　医学書院

個人授業　心臓ペースメーカー
適応判断から手術・術後の管理まで

発　行　2010年3月1日　第1版第1刷 ©
　　　　2025年2月1日　第1版第8刷

監　修　永井良三（ながいりょうぞう）

著　者　杉山裕章（すぎやまひろあき）・今井　靖（いまいやすし）

発行者　株式会社　医学書院
　　　　代表取締役　金原　俊
　　　　〒113-8719　東京都文京区本郷1-28-23
　　　　電話　03-3817-5600（社内案内）

印刷・製本　三美印刷

本書の複製権・翻訳権・上映権・譲渡権・貸与権・公衆送信権（送信可能化権を含む）は株式会社医学書院が保有します．

ISBN978-4-260-00952-2

本書を無断で複製する行為（複写，スキャン，デジタルデータ化など）は，「私的使用のための複製」など著作権法上の限られた例外を除き禁じられています．大学，病院，診療所，企業などにおいて，業務上使用する目的（診療，研究活動を含む）で上記の行為を行うことは，その使用範囲が内部的であっても，私的使用には該当せず，違法です．また私的使用に該当する場合であっても，代行業者等の第三者に依頼して上記の行為を行うことは違法となります．

JCOPY　〈出版者著作権管理機構　委託出版物〉
本書の無断複製は著作権法上での例外を除き禁じられています．複製される場合は，そのつど事前に，出版者著作権管理機構（電話 03-5244-5088，FAX 03-5244-5089，info@jcopy.or.jp）の許諾を得てください．

監修の序

　心臓ペースメーカー治療の決定には，電気生理学的検査を始めとするさまざまな知識を学ばなければならない．特に，生理検査所見の読み方，複雑なペースメーカーの作動モードとそれぞれの適応，外来管理におけるポイントなどの理解には，一定のトレーニングが必要である．さらに，ペースメーカー挿入には細心の注意が求められることはいうまでもない．実際，挿入時に心タンポナーデやリード感染などの極めて重篤な合併症が生じることがあり，術後もセンシングあるいはペーシング不良などに対して，注意深い観察が必須である．このため心臓ペースメーカー治療は不整脈専門医に限定された仕事とされてきた．しかしながら，近年，高齢者の増加とあいまって，ペースメーカー治療を受ける患者が急増しつつある．このため非専門医にあっても，心臓ペースメーカーの適応や管理に関する基本的考え方は必須になりつつある．

　心臓ペースメーカーの解説書は初学者には難解であることが多い．これは以上のような背景が原因と考えられる．このため，不整脈グループに入門しなくとも，非専門医，特に現場で患者のケアに追われる研修医，看護師，コメディカルスタッフにとってわかりやすい心臓ペースメーカーの解説書が，長い間，求められていた．

　今回，当教室の若手により「個人授業」という形で，大変わかりやすい心臓ペースメーカーの入門書が上梓された．基本的な事項から実践的手技にいたるまで，対話形式で解説されており，どこから読んでも明確にメッセージが伝わってくる．これは日々の診療と教育に対する熱意があればこそ可能になったものである．

　最近，医療が高度・複雑化しており，大学病院でも多くの時間を臨床現場で割くようになった．しかしながら，どのような場にいても，自らの医療の位置づけを示すことが重要である．それは診療実績だけでなく，次世代の医療者に対する教育においても然りである．本書を通じて心臓ペースメーカーに関する知識だけでなく，医学と医療に対する姿勢も学んでいただければ幸いである．

2010年2月

東京大学大学院医学系研究科循環器内科教授

永井良三

序

　ペースメーカーが徐脈性不整脈の治療法として本格的に本邦において導入されたのは昭和40年を過ぎたころですが，その後の進歩は目覚ましく，いまや年間何万件ものペースメーカー植込み手術がなされ，さらにその何倍もの植込み症例のマネージメントが日本中の病院で行われています．機能も多彩となり，患者のさまざまな病態にあわせてさらに的確に機種選択・設定を行えるようになってきました．ペースメーカーは本来，徐脈性不整脈を対象とする治療器具ですが，この植込み型デバイスは現在においては除細動器，心臓再同期療法と頻脈性不整脈や心不全をターゲットとするものまで登場してきました．しかし一方で，その機能，デバイスの多彩さのためにかえって難解・複雑といったイメージを持ち抵抗感を抱く人が少なくないのが現状です．現在，初期研修制度の導入で研修医は循環器を含む内科のローテーションが必須となっており，少なくとも一定期間は不整脈治療としてのペースメーカーに接することになりますし，その後将来において循環器以外の専門領域に進んだとしてもペースメーカーが挿入されている症例の手術や管理を担当する機会は多くあるわけで，進路が循環器科でなくともペースメーカーに関する基礎知識とそのマネージメントの方法を把握しておく必要があると思います．

　この本はベテラン医師と新人医師との対話で構成されており，あたかも病院内で実際に行われているなにげない会話と同様に特に構えることなく短時間で読み通せるような構成になっています．医師，看護師，技師あるいはそれを志す学生さんが手にとって数日で読み終えることができ，しかしながらペースメーカーの基本概念，植込み手技，管理の全体像をしっかりと理解し現場での実践に即座に役立てられるよう配慮しました．また手術手技ではエコーガイド下腋窩静脈穿刺，リード留置位置では古典的な右心耳，右室心尖部への留置のみならず，最近試みられることが多い心房中隔・心室中隔への留置についても解説を加え，最新のトレンドを盛り込んだ内容に致しました．ぜひこの本をペースメーカー・不整脈領域への入門書の一つとしてご活用していただければ幸いです．

当科永井良三教授には監修の労をお取り頂き，また心臓血管研究所付属病院循環器科の相良耕一・山下武志両部長から頂いた臨床現場におけるアドバイスは症例提示も含めて本書の大きな礎となっています．また，当科安喰恒輔先生，藤生克仁先生，小島敏弥先生をはじめとする不整脈スタッフにはペースメーカー手術を含め多大なサポートを頂きました．さらに各製造・販売業者の方々には画像をご提供いただき，特に16～18章の画像作成ではフクダ電子の山畑博史氏らの協力を仰ぎました．校正段階では当科の假屋太郎先生ら若手の医師や臨床工学技士諸氏に参画して頂きました．最後に医学書院医学書籍編集部の中根冬貴氏に感謝の意を表します．

　2010年1月

杉山裕章
今井　靖

目次

イントロダクション

1. **心拍数の数え方（基本編）**
   — マス・目盛りって本当に便利！ ……………………………… 1

   アドバンス① 心拍数の数え方（応用編）
   — R-R間隔が不整でも対応できるぞ ……………………… 10

2. **徐脈性不整脈の基本**
   — 不整脈の世界へようこそ ……………………………… 13

ペースメーカー適応

3. **ペースメーカーってどんな時に必要？**
   — 本当に必要な人をきちんと見分ける ……………………… 20

   コラム 電磁干渉
   — 見えない電波が飛びかう便利すぎる世の中で …… 23

4. **症状がない時どうする？**
   — 洞不全症候群なら大丈夫？ ……………………………… 24

5. **時には無症状でも入れなきゃ**
   — 房室ブロックは危険だぞ ………………………………… 30

房室ブロック

6. **房室ブロックに対するペースメーカー**
   — PとQRSの"つながり"とは？ …………………………… 37

   アドバンス② VDDリード
   — 1本2役のスグレモノ ………………………………… 47

7. **2度房室ブロックは難しい？**
   — ウェンケバッハそれともモービッツ？ …………………… 49

アドバンス❸	2度房室ブロック完全マスター
	── ウェンケバッハのほうが難しい？ ……… 58

アドバンス❹	房室ブロック部位
	── ヒス束との位置関係は？ ……… 67

8 心房細動中のレギュラーな徐脈
── 絶対に見逃しちゃダメ！ ……… 77

アドバンス❺	心房静止
	── 心房筋の"慢性疲労" ……… 85

洞不全症候群

9 洞不全症候群に対するペースメーカー
── 洞不全症候群は疲弊したボクサー？ ……… 90

アドバンス❻	電気生理学的検査の限界
	── この世に"絶対"なんてない ……… 100

10 洞停止と洞房ブロックの区別
── キャリパー1つで勝負！ ……… 103

ペースメーカー手術

11 ペースメーカー手術
── 実際に体験してみよう ……… 115

アドバンス❼	静脈造影検査
	── 何事も事前の準備がタイセツ ……… 126

12 ペースメーカーのX線診断学
── 胸部CTを最大限利用して ……… 132

ペースメーカー機能

13 ペースメーカー事始
── ペースメーカー"ロボット"現る ……… 144

14 シングルチャンバー・ペースメーカー
── 基本的な立ち振舞いに慣れよう ……… 150

15 デュアルチャンバー・ペースメーカー
── リード2本ならオールマイティ ……… 158

目次

アドバンス⑧ 心房性不整脈とDDIモード
―― モードスイッチとは？ …… 164

16 ペースメーカー・チェック入門
―― プログラマーの"いろは"から …… 169

17 ペーシング閾値
―― "安全確保"しつつ"省エネ"も目指そう …… 180

18 センシング閾値
―― "ロボット"の"聴力"検査 …… 191

合併症

19 手術の思わぬ"落とし穴"
―― 一寸先は"肺" …… 204

アドバンス⑨ リードが"凶器"にかわるとき
―― 進み過ぎに注意！ …… 210

20 いつまでも"そこ"にいると思うなよ
―― リードは足の生えた生き物？ …… 214

ペースメーカーの設定

21 最終設定を決めよう（シングルチャンバー編）
―― 何事もはじめが肝心 …… 225

22 最終設定を決めよう（デュアルチャンバー編）
―― ここまでできれば 免許皆伝 …… 235

索引 …… 247

読者のかたへ
- 各章（❶❷❸…）末尾のサマリーで，習得すべきポイントを示しました．
- 本文中ではなるべく略語を使わないようにしましたが，循環器臨床における一般的な略語は，基準値とともに次頁にまとめました．また，薬剤名は代表的な商品名で記載し，登録商標の®は省略しました．

本書で用いた略語一覧（基準値）

【血液検査】※右端は本書における基準値を示す．

WBC	白血球数	3,500〜9,500 /μL
Hb	ヘモグロビン	♂12〜18 g/dL
		♀11〜16 g/dL
Plt	血小板数	10〜37×10^4 /μL
PT-INR	プロトロンビン時間（国際標準化比）	0.9〜1.1
APTT	活性化部分トロンボプラスチン時間	28〜38 sec
Alb	アルブミン	3.8〜5.1 g/dL
BUN	尿素窒素	8〜22 mg/dL
Cre	クレアチニン	♂0.5〜1.1 g/dL
		♀0.4〜0.8 g/dL
UA	尿酸	2.1〜7.0 mg/dL
Na	ナトリウム	136〜148 mEq/L
K	カリウム	3.5〜5.0 mEq/L
Cl	クロール	96〜111 mEq/L
GOT（AST）	アスパラギン酸アミノトランスフェラーゼ	8〜40 IU/L
GPT（ALT）	アラニンアミノトランスフェラーゼ	5〜41 IU/L
ALP	アルカリフォスファターゼ	60〜240 IU/L
γ-GTP	γ-グルタミルトランスペプチダーゼ	<60 IU/L
LDH	乳酸脱水素酵素	250〜500 IU/L
CK	クレアチンキナーゼ	♂20〜200 IU/L
		♀20〜180 IU/L
CRP	C反応性蛋白	<0.5 mg/dL
BS	血中グルコース（随時血糖）	70〜110 mg/dL
HbA$_{1c}$	ヘモグロビンA$_{1c}$	4.3〜5.8 %
BNP	脳性ナトリウム利尿ペプチド	<20 pg/mL
TSH	甲状腺刺激ホルモン	0.440〜3.780 μIU/mL
fT$_4$	遊離サイロキシン	0.8〜1.6 ng/dL

【血液ガス】

PaCO$_2$	動脈血二酸化炭素分圧	35〜45 mmHg
PaO$_2$	動脈血酸素分圧	60〜100 mmHg
SaO$_2$	酸素飽和度	90〜100 %
HCO$_3$	重炭酸イオン	22〜26 mEq/L

【心エコー検査】
IVST	心室中隔厚
PWT	左室後壁厚
LVDd	左室拡張末期径
LVDs	左室収縮末期径
FS	左室内径短縮率
EF（Teichholz法）	左室駆出率
LAD	左房径
AoD	大動脈径
RVD	右室径
MR	僧帽弁逆流
AR	大動脈弁逆流
TR	三尖弁逆流
RVSP	（推定）右室収縮期圧
PR	肺動脈弁逆流
LV wall motion	左室壁運動（収縮能）

イントロダクション

1 心拍数の数え方（基本編）
―― マス・目盛りって本当に便利！

心拍数って何？

今日からペースメーカーの勉強をはじめる前に，心拍数の計算法について勉強しよう．心拍数を数えるのは心電図診断の第1歩だからね．まず心拍数って何かな？

1分間の心臓の収縮回数のことです．

そのとおり．心電図のQRS波は1拍分の心臓の収縮に相当するから，心拍数が知りたいなら，単純に1分間ずっと心電図波形を記録し続けて，トータルのQRS波の個数を数えればいいよね？

たしかにそうですが，面倒くさいです．第一，心拍数を数えるためだけに心電図を印刷し続けたら用紙がもったいないですよ．看護師さんにだって叱られますよ，きっと．

そうだね．だからとっておきの方法があるんだよ．心電図には薄いオレンジ色の紙に方眼紙のように目盛りがついているでしょ？

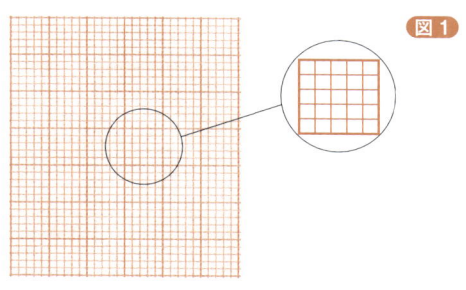

図1

📙 よく見ると細い線と太い線がありますね．

👓 この方眼をうまく利用すると心拍数が計算できるんだ．正式な用語ではないけれど，仮に小さな細線の四角を"目盛り"，少し太い枠の四角を"マス"と呼ぼう．この"目盛り"と"マス"をうまく数えることで，心拍数がわかるんだ．では，1"マス"は何"目盛り"でしょう？

📙 5"目盛り"です．

👓 よろしい．じゃあ，横の1"目盛り"は何秒でしょう？

📙 何秒？って…考えたこともなかったです．

👓 ちなみに心電図の紙送り速度って知ってるかな？

📙 どのくらいのペースで印刷するかってことですか？ 全然わかりません．

👓 そりゃそうだ．最初から知ってるほうが変だ．正解は秒速25 mm．今はきれいな紙にデジタルの心電波形が印刷されるけれど，昔，感熱紙に地震計の針みたいなペンで心電図を記録していた時代には，1秒に25 mm，つまり2.5 cm分の波形が描かれたってワケ．ではこれをヒントにしてもう一度聞きます．1"目盛り"は何秒でしょう？

📙 え〜っと，1"目盛り"は1 mmで，1秒（1,000ミリ秒）で25 mm進むんだから1÷25で0.04秒（40ミリ秒）です．

👓 That's great! そのとおりだね．

> 横1"目盛り"= 0.04秒（40ミリ秒 = 40 ms）

これは大事だよ．心電図を読むときにPQ時間とかQRS幅とかQT時間など，いろいろな部分の時間間隔を計るんだけど，1"目盛り"が0.04秒だとを知っていたら，このPQ時間は4"目盛り"だから0.04×4＝0.16秒ってな風にわかるワケ．

📖 はい，覚えました．1"マス"は5"目盛り"だから 0.04 × 5 = 0.2 秒ですね．

👓 そう．だんだん慣れてきたでしょ．じきに"目盛り"と"マス"にも愛着がわいてくるよ．現在の心電計は，まず 25 mm/秒のスピードで記録される約束になっているし，今からお教えする心拍数計算法も，基本的にこの速度で記録されている時のみに通用するんだ．

📖 もし違ったらどうしましょうか．

👓 心配なら心電図のどこかに必ず紙送り速度が印刷してあるから，確認するクセをつけてもいいね．まず 25 mm/秒だと思うけれど．

魔法の心拍数計算法

👓 さて本題に入ろう．心拍数を知るためにまず注目するのは QRS 波の間隔なんだ．R-R 間隔とかって言うでしょ？　まずは R-R 間隔がレギュラー（整）な場合を覚えよう．私たちがすべきことは R-R 間隔が何"マス"かを数えることだけなんだ．覚えることはただ一つ！

> R-R 間隔が N "マス" の時，その心拍数は 300 ÷ N/分 になる．

まずは頭を真っ白にしてこの心電図を眺めてごらん．R-R 間隔はどうかな？

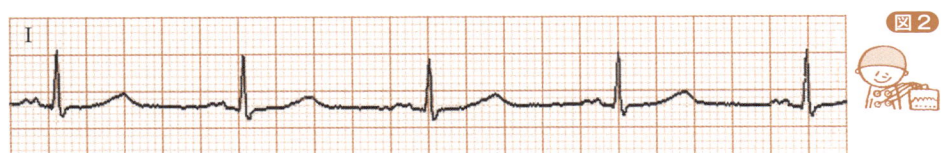

図2

📖 うーん，5"マス"です．前半2拍は少しズレているように見えますが．

👓 そう．だからこの患者さんの心拍数は 60/分だ．

📖 へっ？

だって300÷5じゃない．じゃあ次．この心電図はどう？　心拍数はいくらでしょう？　この人もR-R間隔は一見してレギュラーだね．

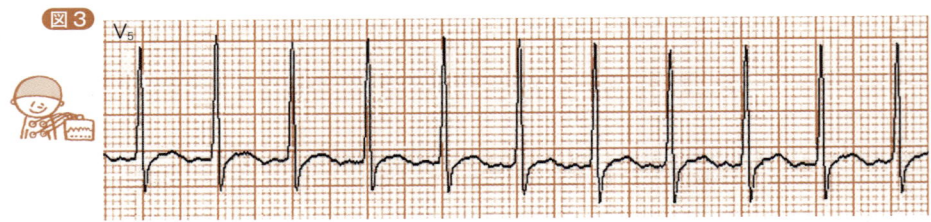

図3

2 "マス"ですが…

そう．300÷2だから心拍数は150/分だね．心拍数の計算の仕方はわかったね．まずは"わかる"より"できる"だ．心電図に限らず，何かに興味を持つ，好きになるためにまず大事なのは"できる"こと．心電図なら"読める"ことだよ．最初はゲーム感覚でいいんだ．この関係をわかりやすく図にするよ．

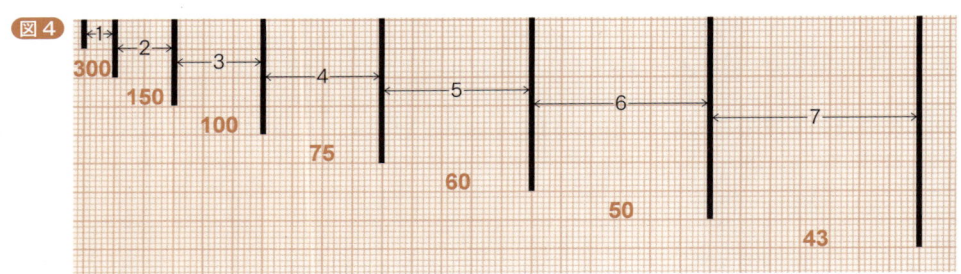

"マス"と心拍数との関係（上段："マス"，下段：心拍数（/分））

黒線がR-R間隔だと思えばいいよ．"マス"と心拍数の関係が非常にわかりやすいでしょ．最初のうちは"300÷××"と計算するけれど，慣れてきたら 300 → 150 → 100 → 75 → 60 → 43 みたいに覚えられるよ．よく，心拍数計算定規なんてのがあるけど，私は一度も使ったことないよ．だって，慣れてくるとこの方法で全部暗算でできるんだからさ．

ほー！　でも先生，なんでこうなるんですか？

👓 まぁ簡単に言うと，N"マス"は 0.2 × N 秒でしょ？ 1 心拍にこれだけ時間がかかるわけだから，1 分すなわち 60 秒に何心拍あるかは，60 秒をこの間隔で割ればいいんじゃない？

📖 60 ÷（0.2 × N）ってことですか？ これを計算すると…あっ!! 300 ÷ N になりますね．

👓 でしょ？ でもこんなの忘れていいよ．300 ÷ N だけ覚えちゃおうよ．

頻脈なら 2〜3 拍まとめて見ちゃえ

👓 じゃあ，次に応用問題だ．この心電図の心拍数は？ まずは"マス"の太線上に乗ってる QRS を見付けてね．

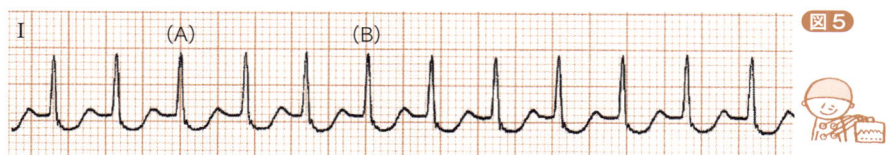

図5

📖 これは困ったなぁ．R-R 間隔がぴったりじゃないや．3 拍目（A）が"マス"の太線に乗っているけれど，次の QRS までは 1 "マス"と 3.5 "目盛り"ぐらいですか？

👓 適当じゃダメだな．ヒントは"1 拍にこだわるな"．2〜3 拍まとめて見たら？

📖 なるほど．6 拍目（B）の QRS が再び太線にオン・ザ・ラインで，3 拍目との間が 5 "マス"になっていますね．

👓 そのとおり．もしこれが 1 拍分なら心拍数は 300 ÷ 5 で 60/分でしょ．でも実際の R-R 間隔はもっと短い，つまり心拍数が早いわけだ．この心電図では 3 拍分（R-R 間隔 3 個）で計算したのだから，実際の心拍数は 3 倍して 60 × 3 = 180/分とすればいいんじゃない？

📖 お見事！ 心拍数の計算にも大分慣れてきました．はやく実際の患者さ

んで計算してみたくなってきました！　でも少し不安なのは，いつもR-R間隔がぴったり何"マス"とは限らないんじゃないですか？

たしかにそのとおり．ではそういう時の計算法も知っとくかい？　ただしこれは正確には間違いだけど，"おおまかには正しい"方法と考えてね．まぁ，私に言わせりゃ，人間の目だってかなり"いい加減"なんだし，心拍はもともとゆらぐのが特徴なので許してほしい誤差の範囲内に思って欲しいな．
例としてこの心電図を見てくれないかな？

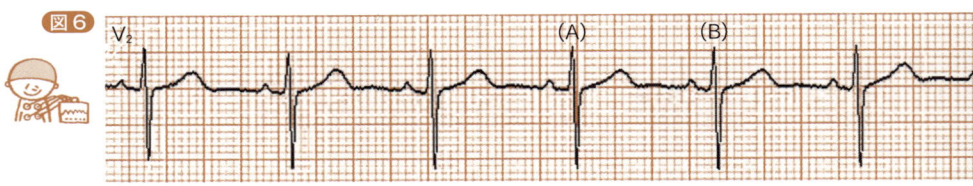

図6

"マス"ぴったりじゃなくたって

一見してR-R間隔はレギュラーなようですね．

そうだね．でも，今までと違ってR-R間隔は"マス"目ピッタリじゃないね．だから，まず下向きの振れが"マス"目の太線に乗っている4拍目のQRS（A）から始めよう．5拍目（B）までのR-R間隔（A－B）はどう？

たしかにR-R間隔はピッタリじゃないです．下向きの波の頂点で見て3"マス"と4"目盛り"です．

そのとおり．3"マス"と4"マス"の間だね．そこで，ここから徐々に"ウソ"が始まるんだけど，R-R間隔が3"マス"の時の心拍数は？

100/分です．300÷3ですから．

じゃあ，4"マス"なら？

75/分ですね．もう，これなら簡単ですよ．

そのとおり．それで私はけっこういい加減だからここを"等分"しちゃう

んだ．100 － 75 ＝ 25 を 5 "目盛り" で分けると，1 "目盛り" が 5/分になるでしょ？

🔖 へっ？　そんなことして本当にいいんですか，先生？

👓 まぁ聞きなさいって．この R-R 間隔は 3 "マス" より 4 "目盛り" 分だけ長いから，心拍数として 100/分より 5/分 × 4 ＝ 20/分だけ遅くて 80/分と考えるんだ．もしくは 75/分より 1 "目盛り" 分だけ早いと考えて，75 ＋ 5 で 80/分としてもいいけどね．

🔖 なるほど．でも 25 を 5 等分するあたりがインチキくさいですね．

👓 そう，あくまでもこれは簡易法で正確には "間違い" だから．実際に心電計が算出してくれた心拍数は 78/分だったんだ．

🔖 やっぱ少しズレてますよ．

👓 そうだね．心拍数が早いときにはこのやり方だと誤差が出るけれど，通常の範囲（50〜100/分）では不思議なことに大きくズレることは少ないんだよ．しかも，心拍数が遅くなればなるほど，このやり方の誤差は少なくなるんだ．

🔖 なるほど．ちなみに先生，他に R-R 間隔がぴったりじゃない時に，暗算で心拍数を正確に求める方法はありますか？

👓 私が知る限りはないね．だから実際には頭の中で瞬時にこの方法で計算して，心電計が計算して表示してくれたのとそれほど変わらなければ，実際のカルテには「心拍数 78/分」と書いています，ハイ．

🔖 さすが先生，"世渡り上手" ですね．心拍数が早い時は誤差が大きくなるから気をつければいいんですね．

👓 そう．でもさらにズル賢くするなら，心拍数が早い時（＞ 100/分）にだって，さっきの "2〜3 拍まとめてみる" という方法を組み合わせればかなり戦えるんだよ．この例ではどうだろうか？

図7

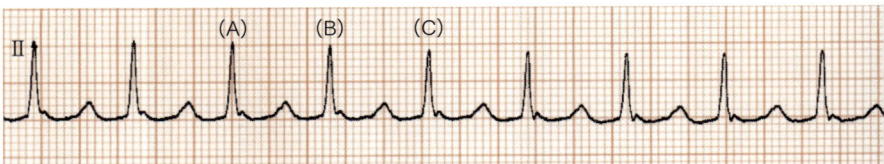

📖 3拍目のQRS（A）が"マス"目の太線に乗っていて，次のQRS（B）まで2"マス"と3"目盛り"です．2"マス"が150/分，3"マス"が100/分だからこの間は1"目盛り"10/分ですね．150/分から3"目盛り"戻って150－30＝120/分です．

👓 うん，心電計の計測は116/分だったよ．だいたい近いからこれでもいいけれど，100/分以上の少し早めの心拍数だから，同じQRSから2拍分まとめて見るとどうなるかな？

📖 （B）の次のQRS（C）までは5"マス"と1"目盛り"です．5"マス"が60/分，6"マス"が50/分なので，その間の1"目盛り"は2/分．つまり2拍分が60－2＝58/分なんですね．実際にはこの2倍の…あっ116/分!! 機械の計算とも一致しましたよ！　すごいですよっ！

👓 ねっ，"インチキ"もなかなかやるでしょ？　さらに，心拍数の計算ができるとこんなこともわかるよ．
心電図の世界では心拍数50〜100/分が正常と考えるんだ．それで，

> 心拍数100/分以上→頻脈（tachycardia）
> 心拍数50/分以下→徐脈（bradycardia）

というんだよ．患者さんの心拍数を知ることがペースメーカーを勉強する第一歩だけど，少しは伝わったかな？

📖 はい．全然"インチキ"なんかじゃないですよ．わかりやすいイントロダクションでした！

イントロダクション
1 心拍数の数え方（基本編）

サマリー

- ☑ 心電図用紙の方眼に慣れよう．
  1目盛り（細線）＝ 0.04秒，1マス（太線）＝ 5目盛り＝ 0.2秒
- ☑ "マス"と"目盛り"を利用した心拍数計算法（R-R間隔：整）
  - ・R-R間隔がN"マス"なら心拍数は300÷N（/分）
  - ・頻脈時には2〜3拍分まとめて眺めてみよう（拍数分だけ倍算）．
  - ・"マス"ぴったりでない時は間を等分して"目盛り"で足し引きして微調整しよう．
- ☑ R-R間隔が不整の場合の心拍数計算法（⇨アドバンス1参照）
- ☑ 頻脈…心拍数100/分以上
- ☑ 徐脈…心拍数50/分以下
- ☑ 50〜100/分が心電図の世界では正常心拍数

アドバンス 1
心拍数の数え方（応用編）
── R-R間隔が不整でも対応できるぞ

　心拍数を計算する時，R-R間隔がレギュラー（規則的）なら"300÷N"の方法でいいんだけれど，不規則（イレギュラー）な時の心拍数の計算の仕方はどうしたらよいだろうか？

　そう，それが知りたいんです．

　たとえば，次の心電図（図1）に示した心房細動は別名"絶対性不整脈"ともいわれR-R間隔がテンデンバラバラなんだ．心房細動の時の心拍数はどう算出すると思う？

　これは困ったなぁ．1拍ずつさっき教えてくれた方法で計算してそれを平均しますか？

　それも悪くないけどね．けっこう時間がかかりそうだね．でも，私は君みたいに若くないからそれをしてるだけの体力がないなぁ．

　じゃあ，一番速いところと遅いところをちゃちゃっと計算して平均しちゃいますか？

　それはさすがにダメだなぁ．他にアイディアは？

　もったいぶらないで教えてくださいよ〜．どうせ便利な方法知ってるんでしょ，先生は．

　ごめんね，もったいぶって．でもね，私なんかこれに気づくのにどれだけ時間がかかったか…心電図の自動記録って普通はA4サイズの紙に肢誘導と胸部誘導それぞれ6チャンネル×2で記録されることが多いんだけれど，それぞれの記録時間はどれくらいかをちょっと計算してみて．上の余白を数えてみてね．

　横幅ですね．えーっと，1"目盛り"が0.04秒でしたから5"目盛り"の1"マス"で0.2秒，つまり5"マス"で1秒なんでしたね．

　おっ，よく覚えてるね．その調子だ．

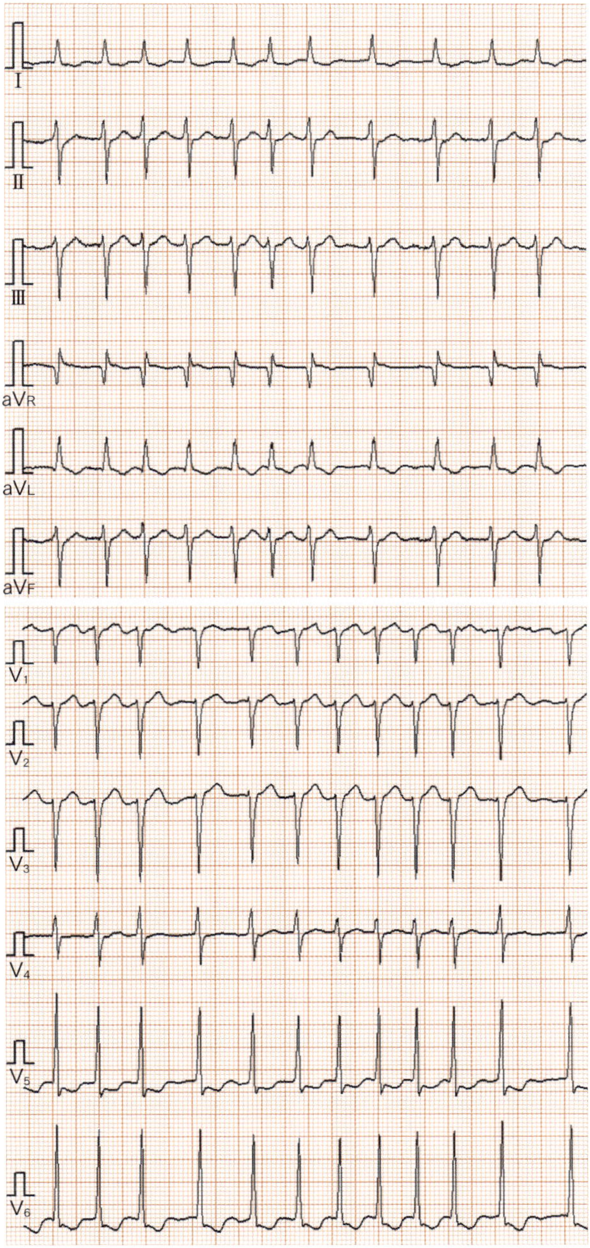

アドバンス
1 心拍数の数え方（応用編）

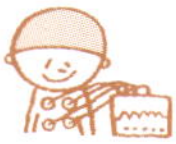

図1

📕 当たり前です．誰かさんがしつこく言ってましたから．5マスずつに区切っていくと…．アララ，ちょうど25マス！ 肢誘導と胸部誘導がそれぞれ5秒ずつ記録されているわけですね．

図2

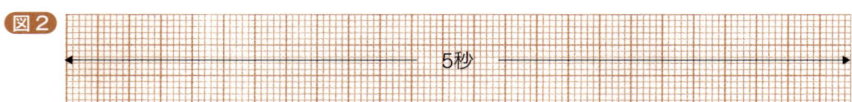

5秒

👓 冴えてる，その調子!! 次にその5秒の中にQRSがいくつか数えてごらんよ．

📕 それはカンタン，カンタン．肢誘導には11個のQRSがあります．

👓 心拍数ってのは，1分間＝60秒でのQRSの個数のはずだよね．ほら，もう一息．

📕 そうか，12倍すればいいんだ．5×12秒で1分ですからね．つまり，11×12＝132/分が心拍数ってことですね．

👓 そう，正解．よくできたね．胸部誘導ではQRSが12個あるから，12×12＝144/分のようになるね．肢誘導と胸部誘導での結果が一致しなくても構わないよ．心房細動ってのは気ままな不整脈で，その心拍数は時々刻々変化して一定にならないんだから．肢誘導と胸部誘導をまとめて10秒でカウントして全部で11＋12個のQRSがあるからこれを6倍して23×6＝138/分としてもいいね．いずれにしても130〜140/分ぐらいの<u>頻脈性心房細動</u>だってこと．

📕 先生すごい！ 便利な方法ですね．いつもこれでいいですか？

👓 まぁ，いいけど．私は普段は最初に学んだ"300÷Nマス"の方法で求めて，R-R間隔がイレギュラー（不整）の時にはこの方法で心拍数を概算してるよ．最近の心電図では機械が計算してくれた心拍数が表示されるため，その値をそのまま記入する人が多いけれど，機械だって万全じゃないからね．たまにミスすることもあるしね．

📕 なるほど．ぜひとも，この方法を使ってみたいです！

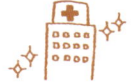

イントロダクション

2 徐脈性不整脈の基本
―― 不整脈の世界へようこそ

今回は徐脈・頻脈の定義の復習から始めよう．

心拍数で分けるんでしたね．50/分以下なら徐脈，100/分以上なら頻脈というんでした．

そうだね．徐脈に関しては 60/分以下と書いてある本もあるけれど，どちらでもいいさ．私は 50/分以下なら心電図診断に"徐脈"という言葉を使うことにしているけれど，50 か 60 かはあまり本質的なことじゃないんだ．とにかく R-R 間隔が 5〜6 "マス" 空いていたら徐脈ということだよ．じゃあ，次の質問は？

不整脈とは何かを考えてみよう

【問題】不整脈とは何でしょうか？
　1）脈が乱れること
　2）動悸がすること
　3）脈が速いこと
　4）その他

1）や 2）はもっともらしいですけど，脈が規則正しい発作性上室性頻拍（PSVT）なども不整脈に入るから違いますし，症状がないことの多い不整脈に期外収縮とかもありますからね．心拍数が遅いものも不整脈でしょうから 3）も×です．

じゃあ正解は 4）ってこと？

ハイ，消去法ですけど．でも，それが何かと聞かれるとギブアップです．

実は正解．"不整脈"という言葉は普段から何の気なしに使っているから，いまさら"不整脈って何だろうか？"って考えるのは何か変な感じがするよね．辞書に載っている正式な定義ではないけれど，私が考える現実的

な不整脈の定義は，

> 正常洞調律以外すべて

が一番しっくりくるかな．じゃあ，次は"洞調律（sinus rhythm）とは何か"を述べよう．

正常洞調律の定義

> 1）Ⅰ，Ⅱ，aV_F 誘導で上向きのP波（aV_R 誘導で下向き）
> 2）心拍数 50〜100/分
> 3）PとQRSが1：1伝導の関係

📖 なるほど．これが正常洞調律の約束ですね．P波の向き，心拍数とPとQRSの関係がポイントですね．

👓 そう．2）は洞結節に本来備わっている興奮ペース相応であるかということ．ちなみに，1章で50〜100/分が正常の心拍数と言ったのもコレだよ（8ページ参照）．3）はPとQRSが一定の間隔をおいて1個ずつ並んでいることという条件だから難しくないよ．
問題は1）だけど，次の図（**図1**）を見て．心電図って，誘導電極に向かってくる電気興奮を陽性，つまり上向きの波として表示するよね？
右心房の"天井"にある洞結節から出た電気刺激は房室結節を目指して心房内を進んでいくけれど，これを"進行方向"として正面から見ると右下方向になるんだ．

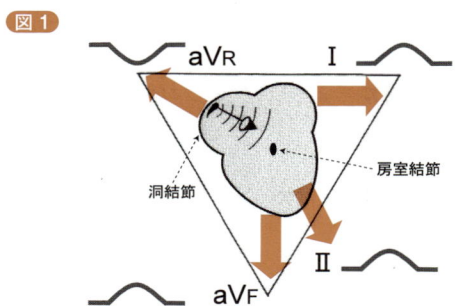

図1

🛡 心臓と肢誘導の各方向との関係ですね．たしかにⅠ，Ⅱ，aVF 誘導の方向から見ると，洞調律時の心房の電気興奮が向かってくるように見えますね．Ⅰ，Ⅱ，aVF は軸偏位がないかを見る時と同じ誘導だから覚えやすいや．

👓 aVR 誘導から見ると？

🛡 aVR は肢誘導の断面図で見るとⅡ誘導と正反対になるから，電気興奮が離れていくように見えると思います．あっ！　だから洞調律では aVR の P 波は陰性，つまり下向きなんですね．

👓 そう．普通はⅠ，Ⅱ，aVF の P 波が上向きなら aVR では下向きだから見なくてもいいけれど，一応確認するクセをつけても悪くないと思うね．ちなみに残りの肢誘導のⅢとか aV_L 誘導の P 波ってのは人によって様々で一定しないから覚えなくていいよ．

🛡 はい．でも先生，胸部誘導の P 波は見なくていいんですか？

👓 いいところに気づいたね．正式には V_1，V_2 誘導以外，つまり V_3〜V_6 誘導の P 波も上向きっていうのも洞調律の条件だけど，全部覚えるのは大変だし，普通は肢誘導だけで十分に判断できるから無理しないで．じゃあ，次の心電図（図2）の調律はどうでしょう？

🛡 心拍数は 5 "マス" と 1 "目盛り" ちょっと，つまり 60/分弱くらいでしょうか．P と QRS も 1：1 のようです．最後に P 波の向きはというと…あっ!!　Ⅰの P 波は上向きですけど，Ⅱと aVF の P 波が下向きです！　とすると，これは正常洞調律じゃないですね．危ない，危ない．

👓 ご明答．これは異所性心房調律といって洞結節以外の心房のどこかが心臓全体の統率をしてる状態なんだ．こまかいことを言うと冠静脈洞調律っていうんだけれどそんなことよりもまずはこれが洞調律 "でない" ことがわかるほうが先決だよ．

🛡 何気なく見ていると見逃してしまいますね．

図2

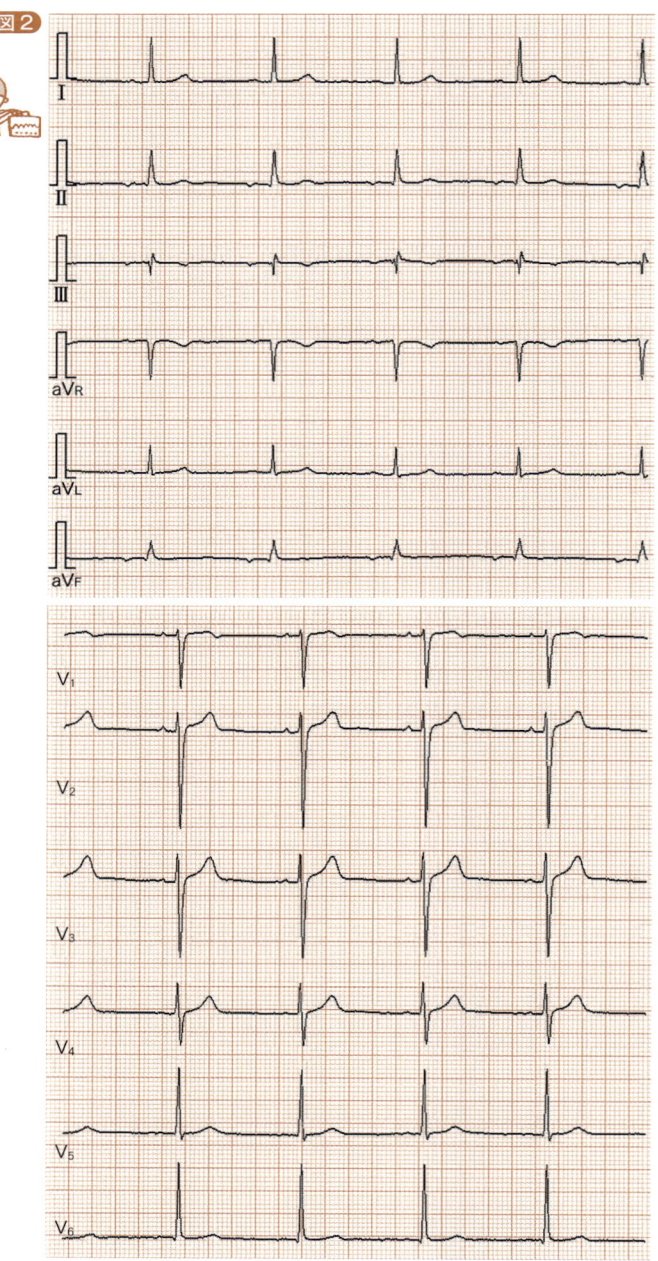

不整脈を3つに分類

👓 さて"不整脈"も"洞調律"もわかったね．じゃあ，ようやく本題に入ろう．不整脈を理解するには，まず大きな枠組みで理解するといいんだ（**図3**）．次の一覧を見てくれるかな？

図3 不整脈を3つに分類

"一つだけ"おかしい	"全部"おかしい	
単発の異常 期外収縮 補充収縮	**徐脈性不整脈** 洞不全症候群 房室ブロック	**頻脈性不整脈** 上室性 　心房粗動 　心房細動 　発作性上室性頻拍 　その他（心房頻拍） 心室性 　心室頻拍 　心室細動

👓 **図4**も見て．例えば"色玉"が"不整脈"，"白玉"が正常の"洞調律"だとすると，1袋，すなわち心電図に記録されている波形全部のうち"1個だけ"色玉なのか，"全部"色玉なのか，ということで二分しよう．

📖 なるほど1発のみの不整脈なのか，ずっと続く不整脈なのかってことですね．それにそれぞれ"速い"と"遅い"があると．

👓 ちなみに，単発の異常にも"速い"と"遅い"を区別してもいいけれど，数がそれほどないし，本題ともずれるから一緒にまとめてしまったよ．

📖 たしかにこうするとたかだか3種類ですね．不整脈なんて星の数ほどあるって思っていましたが…

👓 広く言うとね．物事をなるべく単純化させて考えると，その世界に入っていきやすいんだ．
　さて，次に話したいのは，"全部"の異常で"遅い"不整脈のことなんだけど，これには何がある？

図4

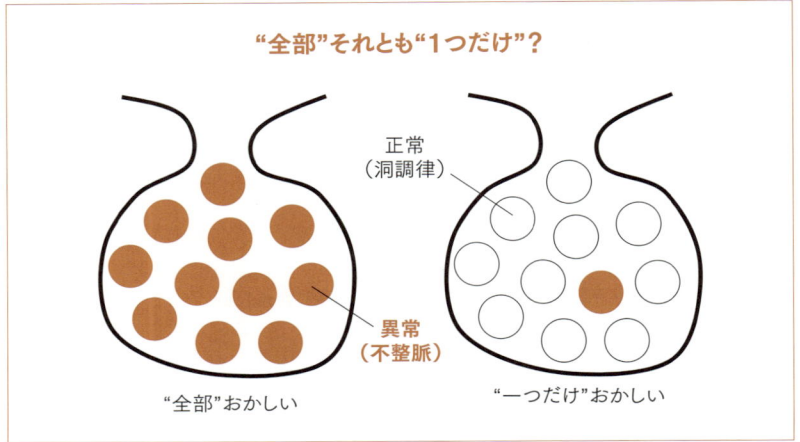

> 表では洞不全症候群と房室ブロックだけです．本当にこれだけですか？

徐脈性不整脈の分類

それでいいの．いわゆる徐脈性不整脈にはその2つのグループしかないんだよ．徐脈というのは QRS 波がない時間ができるということだよね．それぞれの細かな診断は後々述べるから，とりあえず今は

> 洞不全症候群―P 波の"少ない"徐脈
> 房室ブロック―P 波の"たくさんある"徐脈

という感じで，空いたスペースに P 波があるかないかだけでとらえておけば OK だよ．

> なるほど，大きなイメージはできました．

さて，洞不全症候群（洞機能不全）は洞結節，房室ブロックは房室結節の異常だね．洞結節の役割は心房各所へ刺激を送って興奮させて"P 波を作る"ことだし，房室結節の役割は心房を通過した刺激を心室へ伝えること，P 波と QRS 波との間をうまく"つなぐ"ことだから…つまり？

> そっか，だから洞不全症候群は P 波がなくて，房室ブロックには P 波があるんですね．

イントロダクション
2 徐脈性不整脈の基本

1. **洞不全症候群**（P波の**ない**徐脈） 図5

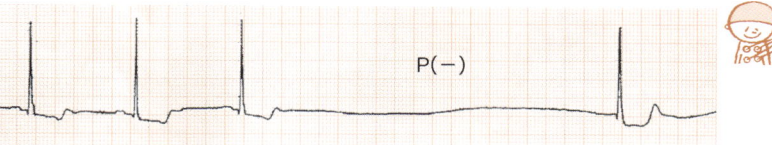

2. **房室ブロック**（P波の**ある**徐脈）

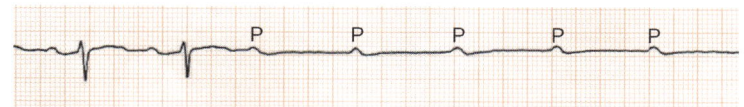

👓 そのとおり．ペースメーカーを理解する上では，この2つの病気をしっかり知っておかないとダメなんだ．いきなりは難しいけど，実際の症例を見ていきながらゆっくり一つ一つ勉強していこうね．

📖 はい，よろしくお願いします！

サマリー

- ☑ 正常洞調律の定義を覚えよう．
  ① I / II /aV$_F$ 誘導で上向き P 波（aV$_R$ 誘導で下向き P 波）
  ② 心拍数 50〜100/ 分
  ③ P と QRS が 1:1 対応（P-QRS-T → P-QRS-T の規則的なくり返し）
- ☑ 正常洞調律"以外"はすべて不整脈と考えよう．
- ☑ 徐脈性不整脈はたった2つしかない！
  ・洞不全症候群：P 波のない（少ない）徐脈
  ・房室ブロック：P 波のある（多い）徐脈

ペースメーカー適応

3 ペースメーカーってどんな時に必要？
—— 本当に必要な人をきちんと見分ける

ペースメーカーの適応

👨 ペースメーカーってどんな人に入れるのかを考えてみよう．

👦 脈の遅い人です．病名では洞不全症候群と房室ブロックの人です．

👓 脈が遅いってどれくらい？しかも，ある一定以下の脈拍の人には全例ペースメーカーを入れなくちゃならないの？

📕 脈が遅くて<u>自覚症状</u>がある人です．めまいとかふらつきとか…

👓 そうだね．ペースメーカー適応になる人の多くは，徐脈で何かしら困っている症状があるね．でも，まったく症状がなくても放置すると危険な可能性があるからペースメーカーを入れなきゃいけないという場合もあるよ．

📕 無症状なのに危険なんてことあるんですか？

👓 房室ブロックのことが多いけれど，今は症状がなくてもある日突然心臓が止まってしまって<u>心臓突然死</u>の原因になることがあるんだよ．

📕 なるほど．同じように脈の遅い人でも，ある人にはペースメーカーが必要で，別の人には必要ないと判断するのは難しそうですね．

👓 そうだね．<u>ペースメーカー適応判断</u>が今回のテーマになるよ．教科書とかガイドラインにはいろいろ難しいことが書いてあるけれど，結局は次の3つのポイントに集約されるんだ．

ペースメーカー植込み適応のポイント

1) 命に関わるのか？
2) 自覚症状はあるのか？
3) 患者本人が同意・希望しているのか？

🛡️ えっ？ 普通の本にはこんなふうに書いてないですよ．

👓 まぁ聞いてよ．順に説明するから．まず1）は簡単だね．脈が遅いことが致命的となりうるかどうかということ．これに関しては原則があって，

洞不全症候群では死なないが，房室ブロックでは死ぬ可能性あり

🛡️ 房室ブロックのほうが危険だってこと？

👓 そう．洞不全症候群では，ある程度の時間は心臓が止まっても必ずまた動き出すハズっていう認識でいいけれど，房室ブロックの場合にはそうとは限らないんだ．特に完全房室ブロックだったり，高率に完全房室ブロックに移行する状況だったりする時は．

🛡️ なるほど．洞不全症候群では死なないけれど，房室ブロックでは死ぬ可能性がある，という認識が大事なんですね．

症候性徐脈とは？──徐脈関連症状

👓 次に2）の自覚症状はどうだろう．徐脈で生じうる症状を言ってみて．

🛡️ めまいとかふらつきですか？

👓 そうだね．いわゆる一過性脳虚血症状といわれるけど，これはめまい，ふらつき，"目の前が真っ暗になる"眼前暗黒感，他にも"頭からスーッと血が引く"とか"脳貧血"とか表現は人によってさまざまだね．一番ひどいのは一時的に意識がなくなる失神だよ．

🛡️ ほかに，運動しても脈拍が上がらなくて息切れを感じたり，すぐ疲れたりするっていう症状もありそうですね．

👓 それは運動耐容能低下というよ．さらに徐脈が長く続くと，いわゆる徐

脈性心不全を呈して動いた時に息苦しくなったり，足がむくんだりするよ．

【徐脈関連症状】
- 一過性脳虚血症状（めまい・ふらつき・失神など）
- 運動耐容能低下（易疲労感，労作時息切れなど）
- 心不全症状（労作時呼吸困難・下腿浮腫・体重増加など）

最後の3）は当たり前ですね．患者さんがイヤだと言っているのにペースメーカーを入れられるはずないですよね．

そう．これはガイドラインには書いてないけど重要だよ．だからといって，患者さんが「ペースメーカーなんてイヤです」って言ったらすぐに「ハイそうですか」って言えってことじゃないよ．
徐脈による症状がある場合はペースメーカー治療によって消失すること，および症状がない時にも命に関わることがあるということを説明することが私たち医師の重要な仕事だよ．そこまで説明しても患者さんの同意が得られない時には，いかなる状況でもペースメーカー適応はないことになるね．ただし，3）は医学とは別の側面も介在するから，通常は1）と2）を中心に考えてね．基本的な考え方をまとめた図を示すので，次から具体例をつかって見ていこう．

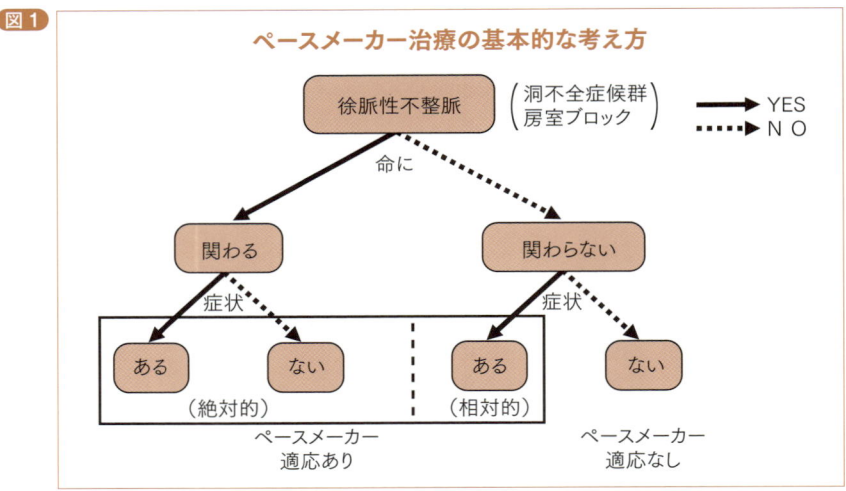

図1 ペースメーカー治療の基本的な考え方

サマリー

- ☑ 徐脈ならすべてペースメーカー適応ではない！
- ☑ ペースメーカー適応の基本的な考え方を理解しよう（⇨図1）．
- ☑ 徐脈に関連した症状・徴候を覚えよう．
  ①一過性脳虚血症状　②運動耐容能低下　③心不全症状・徴候
- ☑ 洞不全症候群は基本的に"死なない病気"だが，房室ブロックは時に命に関わることもあるので注意！

電磁干渉─見えない電波が飛びかう便利すぎる世の中で

"ペースメーカーを入れたら携帯電話ダメなんですか？"なんて患者さんに質問されませんか？　世の中はどんどん便利になって街中に電波が溢れています．ペースメーカー患者さんも同じ社会で生活しており，私たちが治すのは"病気"だけではなくて"患者さん"ですから非常に大切な問題です．実際，いろいろな電気機器がペースメーカー作動に影響するとされ，電磁干渉と呼ばれます．最近では携帯電話やIH調理器あるいは万引き防止用商品監視機器，さらには高級車についているスマートキーなどに注意が必要とされます．医療ではMRI検査や電気メス，体脂肪測定器（体重計）や低周波治療器などがペースメーカー患者さんには不適とされます．こうした機器は星の数ほどあり，すべてを覚えるのは不可能ですし，現在販売されているペースメーカーは電磁干渉の影響を受けにくく一定の距離（20～30cm）を置けばOKな場合も多いですが，一度は各製造業者が頒布しているパンフレット（患者さんにお渡しすると良いでしょう）やホームページの情報に目を通しておきたいものです．

ペースメーカー適応

4 症状がない時どうする？
―― 洞不全症候群なら大丈夫？

まずこの症例のペースメーカー適応について考えてみようか．

【症例】78歳，女性．
【既往歴】子宮筋腫：44歳時手術．
【現病歴】約25年前より突然の眼前暗黒感を認め，何度か意識消失発作もあった．その後も時折めまい発作，ふらつきや動悸感を認めていたが，いずれも短時間で回復するため受診もしなかった．2007年春先より動悸発作の回数が増加，ふらつきもあるため当院受診．外来で施行されたホルター心電図にて約5.7秒の心停止が見られたため，ペースメーカー植込み検討も含め精査・加療目的にて入院となった．
【生活歴】喫煙：なし，飲酒：なし．
【家族歴】父：糖尿病．
【理学所見】体温36.0℃，血圧108/70 mmHg，脈拍76/分・整，その他：特記すべき異常所見なし．
【血液検査所見】WBC 6,400/μL，Hb 12.4 g/dL，Plt 24.3×10^4/μL，PT-INR 0.98，APTT 28.5 sec，Alb 4.1 g/dL，BUN 15.6 mg/dL，Cre 0.74 mg/dL，UA 5.0 mg/dL，Na 142 mEq/L，K 5.4 mEq/L，Cl 105 mEq/L，GOT 20 IU/L，GPT 10 IU/L，ALP 159 IU/L，γ-GTP 15 IU/L，LDH 317 IU/L，CK 71 IU/L，CRP＜0.2 mg/dL，BS 100 mg/dL，HbA$_{1c}$ 6.0%，BNP 19 pg/mL．
【心電図】図1
【心エコー所見】IVST/PWT 11/8 mm，LVDd/Ds 41/22 mm，FS 46%，EF 78%（Teichholz法），LAD 38 mm，AoD 35 mm，RVD 28 mm，MR(1+)，AR(−)，TR(1+)，RVSP 33 mmHg，PR(1+)，左室壁運動：正常．
【内服】なし．

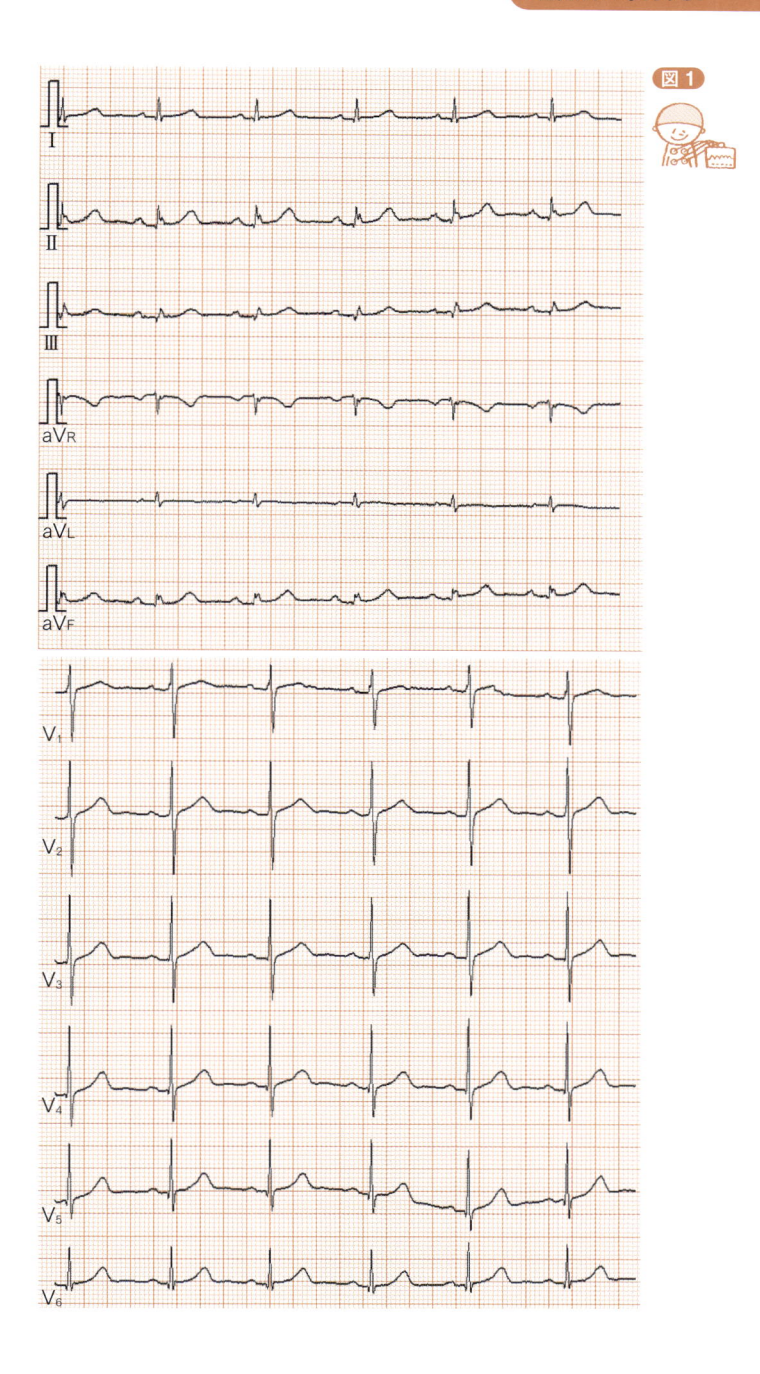

ペースメーカー適応
4 症状がない時どうする？

図1

😀 心停止 5.7 秒とはずいぶん長いですね．その時に意識が遠のいたりはしたんですか？

👓 ホルター心電図に心停止が記録されたのはお昼の 12 時 45 分で，患者さんに尋ねても「ちょうど買い物に出かけていて，電車内で居眠りしていたかもしれない」と言っていて，あまり記憶はないそうだよ．少なくともこの時間帯の症状記録用紙に"頭がボーッとした"とか"血の気が引く感じがした"という記録はなかったよ．

📕 患者さんに自覚はないようですね．でも以前からちょっと怪しげな症状がパラパラありますが．

👓 そう．でもホルター心電図での 1 日総心拍数は 108,157 拍/日（平均 75/分）と保たれていて，長い心停止イベントはこの時の一回だけなん

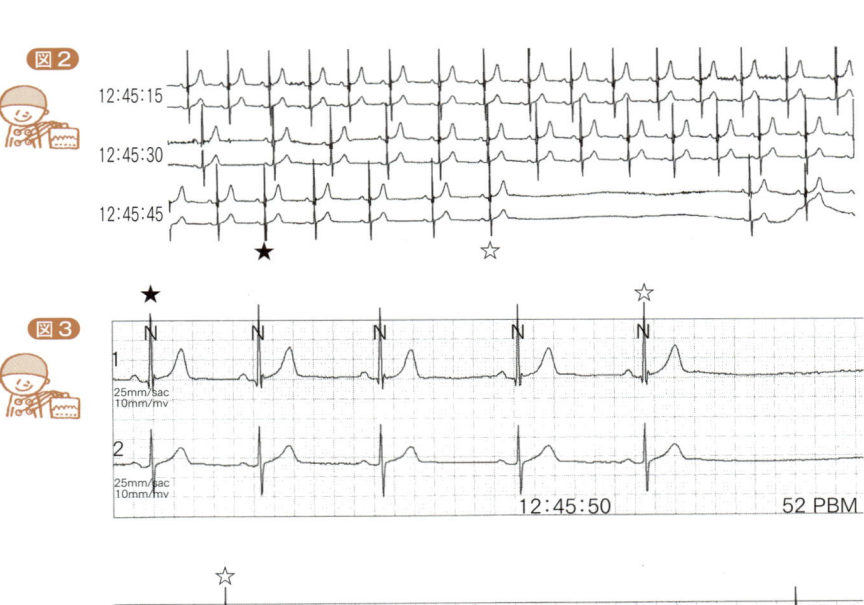

図2

12:45:15
12:45:30
12:45:45

★ ☆

図3

★ ☆
12:45:50   52 PBM

☆
R-R Pause 5660 ms   12:45:54

だ．おっと，そうだ．"心停止"という表現ではなくて，この時のホルター心電図を読んでみて（図2，図3）．

🛡 イベントの直前は少し脈が遅くなって，5.6秒の間の心電図にはノイズと思われる小さなギザギザ以外には明らかなP波はなくてフラットになっています．P波が"ない"徐脈だから洞不全症候群でいいですか？

👓 いいね．洞不全症候群でよく使われるルーベンシュタイン（Rubenstein）分類ではⅡ型になるね．Ⅱ型は洞停止と洞房ブロックとに分けられたね．

表1　ルーベンシュタイン分類

Ⅰ型	原因不明の持続性洞性徐脈（心拍数 50/分以下）
Ⅱ型	洞停止，洞房ブロック
Ⅲ型	徐脈頻脈症候群

（Rubenstein JJ et al, Circulation 46: 5, 1972）

本症例では直前のP-P間隔に変動があるから，どちらとも言えないけれど，ここでは本質的ではないので，洞停止で良しとしよう．
一方，入院時に取った12誘導心電図（図1）では心拍数72/分の洞調律で特別な異常所見はなかったし，胸部X線も正常だったよ．

🛡 血液検査も心エコーも大きな異常はないですし，取り立てて脈が遅くなる薬も飲んでいないですね．

洞不全症候群のペースメーカー適応

👓 そうだね．じゃあ，この人をどうする？

🛡 病歴を見ると，以前から徐脈に伴うめまいとかふらつきの症状があるようですし，洞不全症候群に対してペースメーカー適応ですと説明すればいいと思います．

👓 そうだね．でもこの患者さんは普段はまったく何の症状もないし，めまい，ふらつきなどの症状もじっとしていればすぐに治まるからペースメーカーなんて異物を入れるなんてイヤだって言うんだよ．しかも，「この病気は死にますか？」って質問されたら，どう答える？

🛡 "絶対"死なないかといわれると…やっかいだな．

👓たしかに絶対の保証はないよね．でも洞不全症候群の場合，そのまま心停止となり死亡するという状況はまずないと言われているんだったね．不幸にして階段を昇っている時とか駅のホームを歩いている時に症状が出て足を踏み外して大事故につながったり，場合によっては命を落とすことがあるかもしれないけれど，いずれにしても洞不全症候群は二次的事故さえなければ，それ自体が致命的にはならないんだ．ただ，日常生活で突然めまいとかふらつきを生じるのはあまり感じのいいことではないから，生活の質（QOL）はかなり障害されるね．

死なない病気への治療適応

📖洞不全症候群では"死なない"といっても，症状がありますから…

👓しかし症状に一致して脈が遅くなっている証拠もないから，別の原因があるかもしれないじゃない？　すべての患者さんが「先生にすべてお任せします」ではないし，しかも自分の身体に異物を入れなければならないとなれば，十分納得する説明をしてくれないとイエスと言わない人もきっといるはずだよ．特にこの患者さんは，一日のうちほとんどが正常な脈なわけだし．

📖では症状に一致した心電図が取れるまでホルター心電図を連日やるしかないでしょうか．

👓それも正解だけど，他の検査として電気生理学的検査（EPS）はどう？

📖不整脈のカテーテル検査ですよね．それで洞不全症候群の所見が出れば患者さんも納得してくれるかもしれませんね．

👓しかし実際には EPS もやらなかったんだ．この方はどうしてもペースメーカーが受け入れられず，EPS の結果の如何によらず絶対に嫌なんだって．EPS をやってから，その結果を見てゆっくり考えてからでもいいとも伝えたけれど，それでもイヤだって．それに EPS だって観血的検査で合併症がないわけではないし，その先に控える治療を前提にしないと，検査だけしても治療にはならないからね．

📖なるほど，なるほど．

👓洞不全症候群は基本的に致命的とはならない病気だから，その治療適応は相対的で OK なんだ．QOL 低下や二次的事故を患者さん自身がどう

とらえるかが第一で，そこには心電図も EPS も関係ないんだ．ある意味，その人の"哲学"なんだよ．私たちはそのための判断材料を誠実・丁寧に提供するだけさ．だから同じ状況でも，説明を聞いただけで EPS もせずにペースメーカー手術を受ける人もいるはずだよ．そのほうが痛い手術も一回だけだし．

洞不全症候群では困っていなければ治療（ペースメーカー植込み）しないとの判断もあり得るということですね．勉強になりました．

医療って，"みんな同じじゃない"ところが難しくもあり面白いところじゃないか！

サマリー

- ☑ 洞不全症候群のルーベンシュタイン分類を覚えよう（⇨ 27 ページ表 1 参照）．
- ☑ 徐脈と症状の関連がはっきりしない時に不整脈のカテーテル検査（電気生理学的検査）をすることがあることを知っておこう．
- ☑ 洞不全症候群に対するペースメーカー適応では症候性か否か（困った自覚症状があるか）がポイント！

ペースメーカー適応

5 時には無症状でも入れなきゃ
―― 房室ブロックは危険だぞ

【症例】42歳，男性．
【既往歴】扁桃腺炎：5歳時扁桃摘出術，鼠径ヘルニア：8歳時手術．
【現病歴】2002年の人間ドック時心電図にて完全左脚ブロック（complete left bundle branch block；CLBBB）を指摘された．以後，毎年CLBBBを指摘されるも若年で無症状であり精査はされず．しかし2006年5月の人間ドックでの心電図では2：1房室ブロックが見られ，精査のホルター心電図でも無症状ながら最大5.6秒の心停止を認めた．精査・加療目的にて同年6月中旬に当院外来を紹介され，同日緊急入院となった．
【生活歴】喫煙：20本/日（21歳から），飲酒：ビール2缶/日．
【家族歴】心疾患の家族歴なし．
【理学所見】体温36.6℃，血圧122/64 mmHg，脈拍30～40/分・不整，酸素飽和度95％（室内気），その他：特記すべき異常所見なし．
【血液検査所見】WBC 7,300/μL, Hb 14.4 g/dL, Plt 23.6×10^4/μL, Alb 4.4 g/dL, BUN 13.2 mg/dL, Cre 1.01 mg/dL, UA 8.0 mg/dL, Na 147 mEq/L, K 4.5 mEq/L, Cl 110 mEq/L, GOT 19 IU/L, GPT 14 IU/L, ALP 102 IU/L, γ-GTP 40 IU/L, CK 168 IU/L, CRP < 0.2 mg/dL, HbA_{1c} 5.7%, BNP 79 pg/mL, ACE 14.7 IU/L（基準値：7.7～29.4），リゾチーム 5.8 μg/mL（基準値：4.2～11.5）
【胸部X線】図1
【心電図】図2
【心エコー所見】IVST/PWT 8/9 mm, LVDd/Ds 62/44 mm, FS 29%, EF 55%（Teichholz法），LAD 39 mm, AoD 33 mm, RVD 26 mm, MR(1+), AR(−), TR(1+), RVSP 33 mmHg, PR(1+)，左室壁運動：心室中隔～心尖部の壁運動低下（ごく軽度）．
【内服】なし．

ペースメーカー適応
5 時には無症状でも入れなきゃ

図1

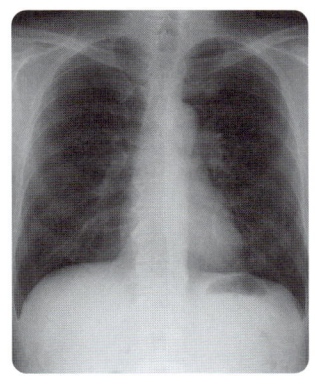

👨‍⚕️ ペースメーカー適応を考える上で教訓的な例をもう一つ勉強しよう．症例は42歳の健康そうな男性で，この人も基本的に<u>無症状</u>だよ．

🧑 でも外来の先生の判断は<u>緊急入院</u>ですね．無症状なのに"緊急"という言葉に若干違和感を覚えますが…．

👨‍⚕️ では型通りに検査所見を見ていこうか．と言っても検査所見はビール好きなためか尿酸が高いぐらいで，ほとんど正常だ．胸部X線にも取り立てて異常所見はないよ．心エコーは左室のサイズが大きいけれど，壁運動はほぼ保たれていて心機能も悪くないね．

🧑 やはり心電図ですね，ポイントは．

👨‍⚕️ そうだね．じゃあ入院時心電図（**図2**）を読んでみて．

🧑 まず心拍数ですが，R-R間隔はレギュラーで約8"マス"ですから300÷8で約38/分です．P-P間隔も同じのようで洞調律です．最後にPQ(R)間隔ですが，これは長くて約2"マス"つまり0.4秒なので，ものすごい長いⅠ度房室ブロックでしょうか？

👨‍⚕️ QRS幅は？

🧑 明らかにワイド（wide）で，V_1とV_6誘導の波形から完全左脚ブロックでしょうか．まとめると，心拍数約38/分ですから洞性徐脈で完全左脚ブロックと1度房室ブロックを合併しています．どうですか，エッヘン！

図2

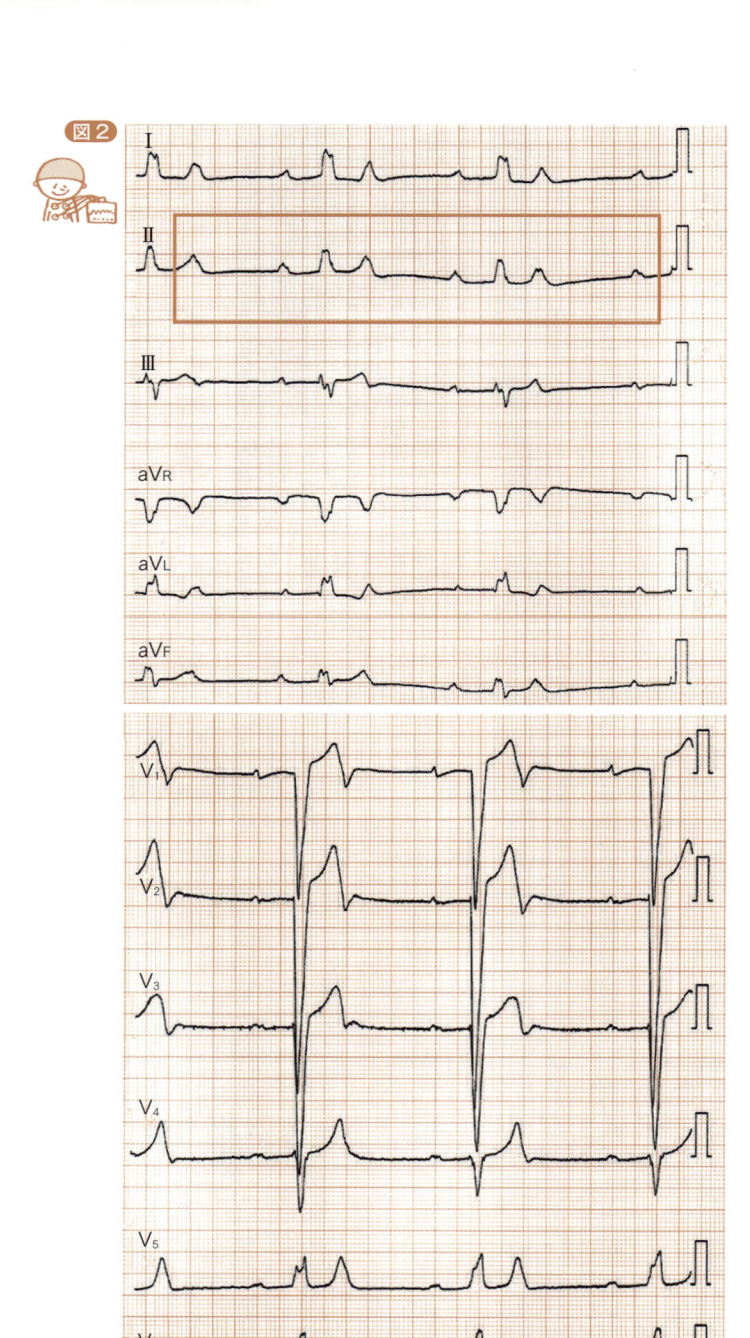

ペースメーカー適応
5 時には無症状でも入れなきゃ

👓 ということは，徐脈の原因は洞不全症候群になるのかな？

🔰 はい…違います？　でも前回の話（⇨ 4 章）では"洞不全症候群は死なないから緊急性はない"って習ったのにおかしいな．今回はなぜ緊急入院になるのですか？

👓 それはズバリ，残念ながら君の心電図の読みが間違っているからだよ．病歴には"2：1 房室ブロック"とあるのに急に洞不全症候群っておかしくない？

かくれた P 波を探せ！

🔰 房室ブロックは"P 波のある徐脈"でしたよね？　いますか P 波？

👓 R-R 間隔が伸びた部分に P 波がいるかどうかは，非常に重要な視点だね．実はこの心電図の正しい読みは2：1 房室ブロックを伴う洞調律，完全左脚ブロックとなるんだ．わかりづらいけれど II 誘導に注目してみると，T 波の形が変じゃない？

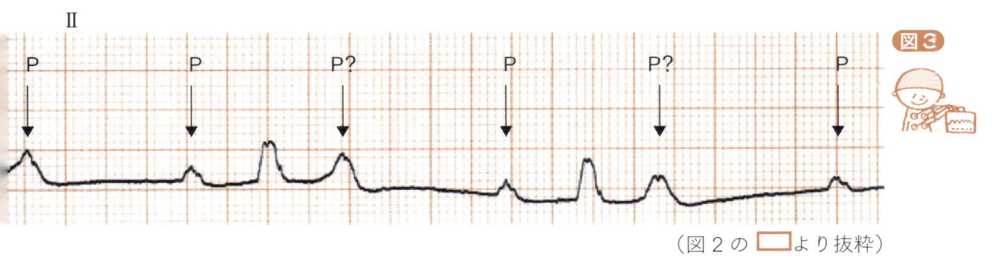

（図 2 の □ より抜粋）　図❸

🔰 そう言われると T 波が滑らかな曲線じゃなくて頂上付近がギザッとしてます．

👓 気づいたね．さらにヒントをあげると P 波自体もギザッとしてないかい？

🔰 そうか！　T 波の上に P 波が重なっているんですか？

👓 そう，ギザギザの間をキャリパーで測ってみて．キャリパーっていうのは両方に針のついたコンパスのようなもので不整脈の解析に使う道具だよ（⇨ 10 章図 4）．等間隔になるでしょ（図 4）．これが本当の P-P 間隔で，レートで言うと約 75/分だね．

図4

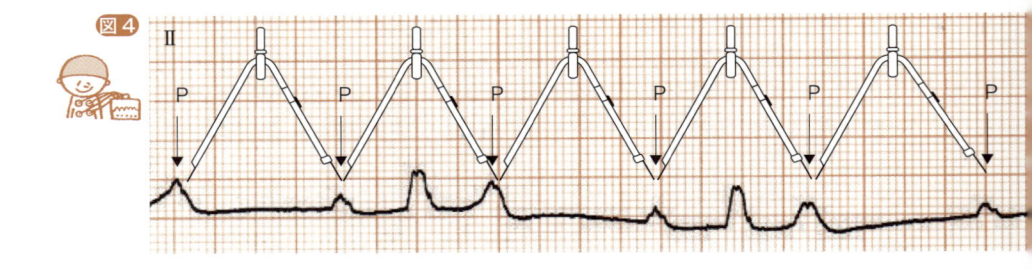

🛡️ なるほど,紛らわしいけれどP波の"ある"徐脈なんですね,これは.

👓 徐脈を見た時,いつも空いたスペースにP波が隠れていないか探してやるぜ! という気概でいれば,見つけるのはそれほど難しくないよ.さて,次の心電図(図5)も見て.これはさっきの心電図(図2)の直後にとられた波形の一部なんだ.

wide QRS は危険!

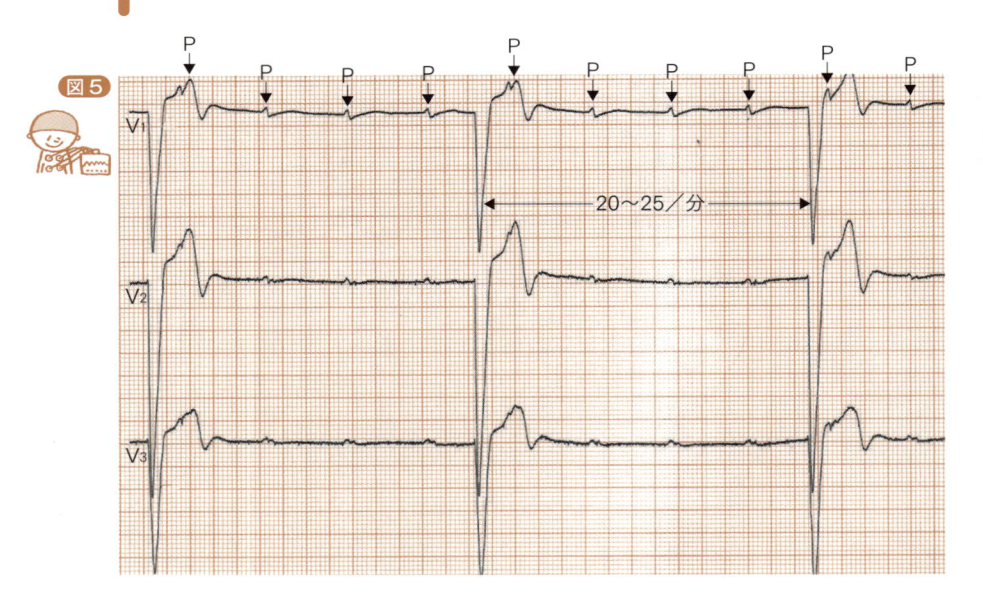

図5

20〜25/分

🛡️ これならわかりやすいです.P波の"ある"徐脈です.ここでもP波がT波に重なっています.4つのPにQRSがついているようなので4:1房室ブロックですか?

> ペースメーカー適応
> **5** 時には無症状でも入れなきゃ

🧐 惜しい！ 2拍目も3拍目のQRS波も，どちらも直前のP波とは"つながっていない"んだ．だから，高度（4：1）じゃないよ，正確には．

🛡 では完全房室ブロックですか？

🧐 そう．しかも本症例ではR-R間隔は20〜25/分とすごい遅くて補充中枢は心室の下の方だ．補充調律の場所は下部，すなわち心室側になればなるほどQRS幅はワイドで心拍数も遅くなり，しかも不安定になって超危険なんだよ．左脚ブロックがもともとあるのでちょっと難しいから，今の時点では忘れてもOKだけれど．（⇨詳細は6章参照）

🛡 ……??　不安定なのでいつ止まってしまうかわからないということですか？　ピンチ!!

🧐 止まると心臓突然死になるから怖いんだ．だからこんな心電図を見た場合には，たとえ若くて無症状でも可及的速やかにペースメーカーを入れる必要があるよ．この場合も，本人と家族に危険性を十分に説明してから，入院当日にペースメーカー手術をしたよ．一般的な施設ではまず内頸静脈から一時的ペースメーカーを入れて，後日，恒久的ペースメーカーを植える場合が多いかな．

🛡 ようやく"緊急"の意味がわかりました．

🧐 徐脈に対するペースメーカー適応の基本は症状があることだけれど，無症状の場合でも致命的になる可能性があれば，ペースメーカー適応になる場合があるんだ．完全房室ブロックの例に多いね．実は，この患者さんは後でよく聞くと入院一週間前に失神してたんだけど．仕事の疲れかと思ったんだって．

🛡 ところで先生，患者さんは42歳とかなり若いですよね．基礎心疾患の検索をする必要はありますか？

🧐 それはナイスな視点だよ．虚血性心疾患はもちろんだけど，何らかの心筋症，特にサルコイドーシスなどを鑑別する必要があるね．この患者さんは一般的な検査では心電図所見以外に異常はなかったけれど，心臓MRIでは左室前壁に遅延造影（delayed enhancement）が見られたんだ．

🛡 冠動脈造影はどうでしたか？

👓 3本とも有意狭窄はなかったよ．心筋生検も行ったけれど，心筋線維の軽度肥大のみでサルコイドーシスを示唆する所見は得られなかったよ．X線でも肺門リンパ節も腫れていないよね．もちろん完全には否定できないけれど．
また，胸部CTやガリウムシンチにも特別な所見はなかったし，眼科も受診してもらったけれど，これも正常だったんだ．

📕 結局，最終的な診断は闇の中ですね．

👓 実際の臨床現場ではこういうことも少なくないんだ．その後，β遮断薬とACE阻害薬の内服にて外来で経過観察されているけれど，特に変化なく順調なようだよ．

📕 無症状でも急いでペースメーカーを入れなくてはいけない危険な症例もあるんですね．こういう時は絶対に帰してはダメですね．

サマリー

- ☑ T波に"埋もれた"P波を見逃さないようにしよう（他と違う波形のT波がないかをチェックしよう）．
- ☑ 不整脈の心電図を読む時にはキャリパーを使おう．
- ☑ 完全房室ブロックは無症状でも致命的となることもあり要注意！
- ☑ 房室ブロックに対するペースメーカー適応では症候性か否かに加えて完全房室ブロックへの移行性（危険度）の考慮が必要になることを知っておこう．

房室ブロック

6 房室ブロックに対するペースメーカー
── PとQRSの"つながり"とは？

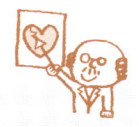

【症例】59歳，男性．
【現病歴】近医にて数年前より高血圧にて内服加療中であり，毎朝，血圧測定する習慣があった．2007年6月ごろ，血圧測定時の脈拍数が40/分台となったが無症状であり1週間で自然軽快したため放置していた．同年10月中旬より再び30〜40/分の徐脈が見られ持続した．徐々に労作時呼吸困難や歩行時倦怠感が出現し増悪傾向を認めたこともあり，近医受診したところ当院を紹介された．11月初旬の外来初診時には著明な徐脈を認めており，精査・加療目的にて即日入院となった．
【生活歴】喫煙：なし，飲酒：焼酎1杯/日・ビール2杯/日．
【家族歴】特記事項なし．
【理学所見】体温36.1℃，血圧136/68 mmHg，脈拍36/分・整，酸素飽和度98%（室内気），全身に明らかなリンパ節腫脹なし，心雑音：なし，肺ラ音：なし，下腿浮腫：ごく軽度．
【血液検査所見】WBC 6,200/μL，Hb 14.9 g/dL，Plt 22.6×10^4/μL，PT-INR 0.96，APTT 30.3 sec，Alb 4.3 g/dL，BUN 16.7 mg/dL，Cre 0.91 mg/dL，UA 6.6 mg/dL，Na 142 mEq/L，K 3.9 mEq/L，Cl 106 mEq/L，GOT 119 IU/L，GPT 285 IU/L，ALP 225 IU/L，γ-GTP 269 IU/L，LDH 400 IU/L，CK 182 IU/L，CRP<0.2 mg/dL，BS 110 mg/dL，HbA$_{1c}$ 5.3%，ACE 15.4 IU/L（基準値：7.7〜29.4），リゾチーム 6.7 μg/mL（基準値：4.2〜11.5）．
【胸部X線】図1
【心電図】図2
【心エコー所見】IVST/PWT 12/8 mm，LVDd/Ds 52/29 mm，FS 44%，EF 75%（Teichholz法），LAD 43 mm，AoD 37 mm，RVD 31 mm，MR(1+)，AR(−)，TR(2+)，RVSP 33 mmHg，PR(1+)，左室壁運動：正常，心室中隔基部肥大（軽度）．
【内服】アダラートCR 40 mg 1×，ディオバン 80 mg 1×．

図1

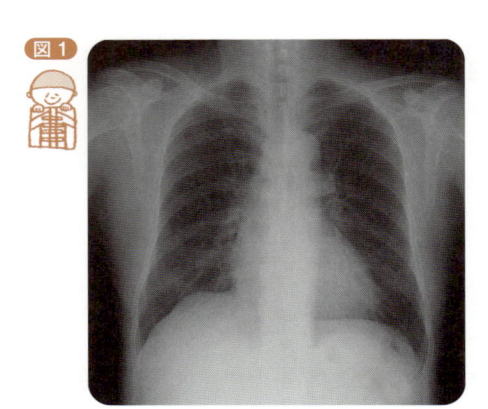

これからは具体的な症例を通してペースメーカーに関する理解を深めていこう．まずは高血圧治療中の男性に生じたこの徐脈を検討しよう．次の3点に注意して心電図（**図2**）から読んでみて．

不整脈心電図の読み方のポイント

> 1）QRS 波のレート（R-R 間隔）は？
> 2）P 波のレート（P-P 間隔）は？
> 3）P 波と QRS 波の"つながり"は？

病歴どおりかなりの徐脈です．1）の R-R 間隔は 8 "マス" ちょっとですから，約 35/分です．

次に 2）の P 波はどうだろう？ まず P 波の極性は Ⅰ，Ⅱ，aVF で上向きで aVR で下向きだから洞調律だよ．じゃあ P-P 間隔は？ ここでは説明の都合で Ⅱ 誘導に注目しよう（**図3**）．

P 波のレートは 4 "マス" に 3 "目盛り" 足りないから 75 ＋ 5 × 3 でだいたい 90/分ぐらいですね．

OK．では最後に 3）の P 波と QRS 波との"つながり"はどう？

先生．"つながり"って何ですか？

房室ブロック
6 房室ブロックに対するペースメーカー

図2

図3

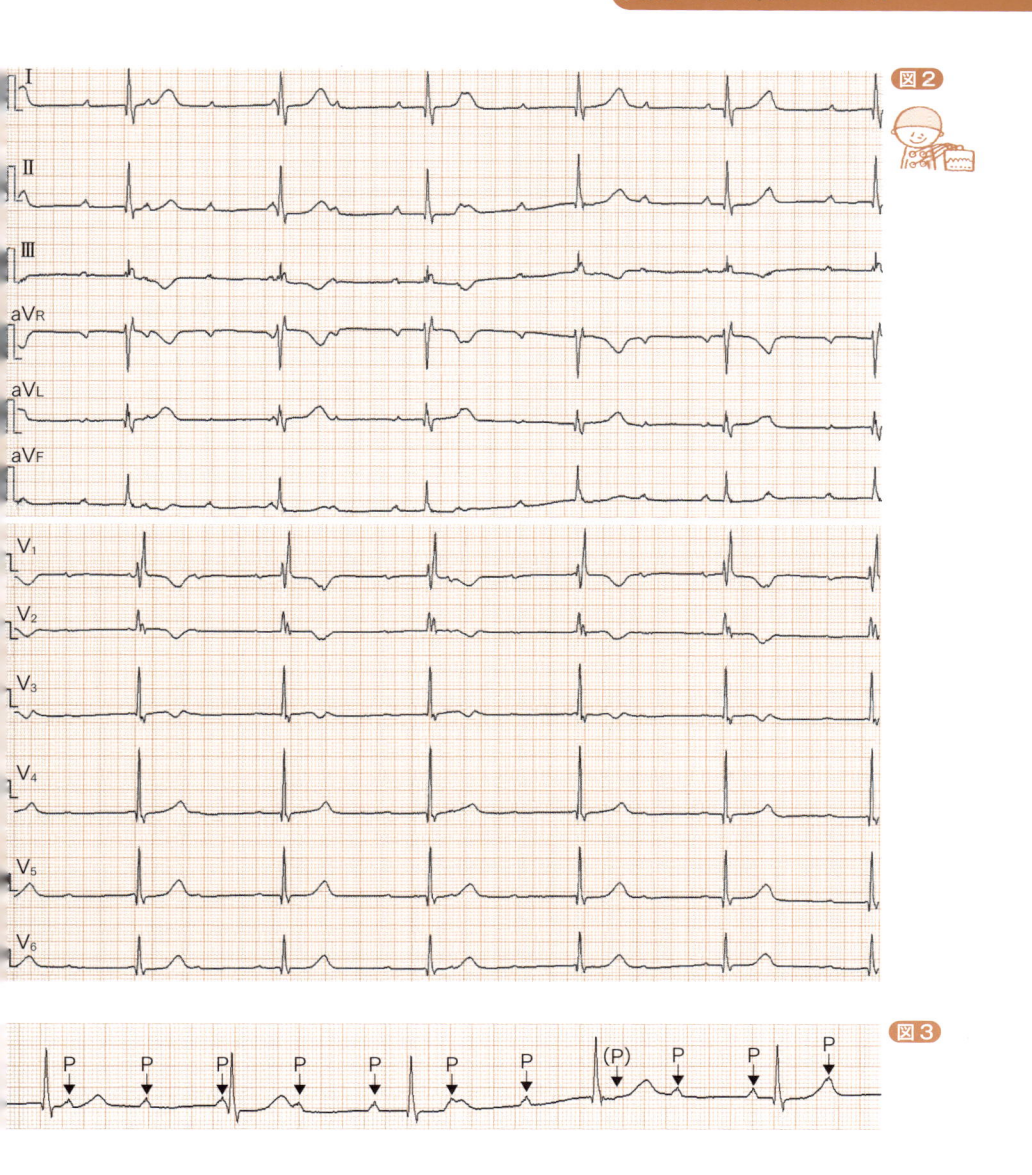

🧑‍⚕️ たしかにね．これは私が勝手に名付けた言葉だけど，基本的には房室伝導に関する言葉なんだ．心電図での房室伝導というのは PQ(R) 間隔のことで，大部分が房室結節で消費されるんだけど．

P波とQRS波の"つながり"とは

> 1つのP波に対して0.20秒以内（基本的に一定）にQRS波が1個ついているのが正常な"つながり"

ということ．正常なら一定の間隔で P-QRS → P-QRS → P-QRS…と交互に繰り返すはずだよ．

📖 この患者さんの心電図では，P波の数のほうがQRS波より多くて1:1対応はしていないから，正常な"つながり"ではないと思います．

👓 そうだね．P波とQRS波の"つながり"が正常でない時に房室ブロックがあると言うんだ．心"房"と心"室"の間に伝導ブロックがあるからP＞QRSとなるわけで，本当は房室"間"ブロックと言うべきなんだよ．

📖 なるほど．"間"が省略されているんですね．

完全房室ブロックの心電図

👓 本症例のように，PQ(R)間隔は一定の規則もなくバラバラで，R-R間隔（遅い）とP-P間隔が一定であるような時に，完全房室ブロックまたは3度房室ブロックというよ．完全房室ブロックの時には心房と心室の間の"導線"が切れていて，心房は洞結節からの刺激で捕捉される（収縮する）けど，心室はどうだろう？

📖 補充調律によって捕捉されます．

👓 そのとおり．ここでまとめをどうぞ．

> - 完全（3度）房室ブロック時には心室収縮（QRS波）は補充調律で作られる
> - 補充調律を出す部分（補充中枢）は主に2か所ある
>   房室接合部性：QRS幅正常（narrow），40～60/分，安定
>   心室性：QRS幅広い（wide），30～40/分，不安定

🛡 この症例は心室性補充調律ですね．QRS 幅がワイド（wide）ですから．

👓 35/分とレートもかなり遅いよね．一般的に補充中枢が下位，すなわち刺激伝導系の末梢側にいけばいく程，QRS 幅は広くレートは遅く，不安定になると言われているんだ．

🛡 不安定というのは，補充調律部位からの刺激が出なくなり心停止になることでしたね（⇒ 5 章 35 ページ）．

👓 危険だから心臓が止まってしまう前にペースメーカーを早急に入れなさい，という 1 つのサインだったね．この症例は右脚ブロック型の wide QRS で補充調律のレートも遅いから，あまり悠長に構えていられないわけだ．

🛡 本症例は完全房室ブロックで，心停止により命に関わるし，また徐脈によると思われる明らかな労作時息切れもあるから，ペースメーカー適応で良いですかね．

房室ブロックに対するペースメーカー適応ガイドライン

Class I：
1. ブロック部位に関わらず，徐脈による明らかな臨床症状を有する第 2 度，高度または第 3 度房室ブロック
2. ブロック部位に関わらず，高度または第 3 度房室ブロックで以下のいずれかを伴う場合
   ① 投与不可欠な薬剤によるもの
   ② 改善の予測が不可能な術後房室ブロック
   ③ 房室接合部のカテーテルアブレーション後
   ④ 進行性の神経筋疾患に伴う房室ブロック
   ⑤ 覚醒時に著明な徐脈や長時間の心室停止を示すもの

Class IIa：
1. 症状のない第 2 度，高度または第 3 度房室ブロックで，以下のいずれかを伴う場合
   ① ブロック部位が His 束内または His 束下のもの
   ② 徐脈による進行性の心拡大を伴うもの
   ③ 運動または硫酸アトロピン負荷で伝導が不変もしくは悪化するもの
2. 徐脈によると思われる症状があり，他に原因のない第 1 度房室ブロックで，ブロック部位が His 束内または His 束下のもの

Class IIb：
1. 症状のない高度または第3度房室ブロックで，覚醒時に著明な徐脈や長時間の心室停止がない場合
2. 至適房室間隔設定により血行動態の改善が期待できる心不全を伴う第1度房室ブロック

Class III：
1. 症状のない第1度房室ブロック（脚ブロックを有するものを含む）
2. 症状のない Wenckebach 型第2度房室ブロック
3. 一過性で，原因を取り除くことにより改善し，かつ再発もしないと思われる房室ブロック（薬剤性など）

〔日本循環器学会：不整脈の非薬物治療ガイドライン（2006年改訂版）．循環器病の診断と治療に関するガイドライン，2005年度合同研究会報告，p10，2006〕

🤓 そうだね．じゃあ，本題のペースメーカーの話に入ろうか．
その前に日本循環器学会のガイドラインも確認しておこう．ガイドラインの見方としては，"絶対にやるべき"という意味の Class I と，"やったほうが良い"という Class IIa と，"絶対にやったらダメ"（禁忌）という Class III を中心に見るといいよ．

📘 はい．この症例は Class I の1になりますね．"ペースメーカーを入れちゃダメ"という Class III は，無症状の1度と，2度でもウェンケバッハ型などですね．覚えておきます．

🤓 ともに"良性"の房室ブロックの代表だし，無症状ならなおさらだね．さて，完全房室ブロックのことだけど，エコーで心機能良好，さらにX線でも心不全ではないようだけど，この症例にはどんなペースメーカーを入れますか？

リードのデザインは？── 心室だけではダメ

📘 リードを何本入れるかとか，どこに入れるかとかですか？　正直わかりません．

🤓 そんなに難しく考えなくていいよ．房室ブロックでは刺激伝導はどこで"ブロック"されるの？

📘 心房と心室の"間"でした．

> そうだね．洞結節からの刺激は普通に心房筋を興奮させて P 波を作るね．でも房室ブロックでは電気刺激が房室結節を通って心室筋まで伝わることができないから，まずはペーシングリードを**心室**（基本は**右室**）に置いて代わりに電気を流してあげなくちゃいけないね．

> はい．そこまではわかります．

> もちろん完全房室ブロックでも心室にリードを置いてしまえば，最低限設定したレートでペーシングがなされて QRS 波が作られるから心停止にはならないよね．心臓突然死の予防という観点ではそれでいいけれど…

> 他に何がまずいんですか？

> たとえば，この患者さんで右室のみにリードを入れて 70/分にレート設定するとどうなる？

> 心房は洞結節により興奮してそれが下には伝わらないから，心室は常に 70/分のペーシング調律になるはずです．あっ！ これだと心房レートが変わっても心室レートはいつも 70/分でバラバラになってしまいますね！ 心房と心室のペースを揃えてあげなきゃ．

> いいところに気づきつつあるよ．心房と心室の収縮タイミングはどうだろうか？ 正常の心臓では心房が収縮してちょっと遅れて心室が収縮することで，血液を心房→心室→肺動脈ないし大動脈と順序良く送り出すわけだよね．

> そうですね．

> 完全房室ブロックでもこの血液の円滑な流れは壊したくないから，なるべく正常に近づける工夫をする必要があるんだ．具体的には，**心房興奮のペースを常に"監視"**しておいて，正常房室伝導時間〔PQ(R) 間隔〕と同じくらいのタイミングで少しだけ（0.1〜0.2 秒）遅らせて心室リードでペーシングしてあげるんだ．

> なるほど．状況によって変化する心房レートをモニタリングして，それに足並み揃えて心室を打つために，**心房**にも**"お目付け役"**のためのリードを入れれば良いですね．

👓 そのとおり！　もちろん，本症例のP波は90/分だから洞不全症候群の合併はなさそうだけれど，房室ブロックに洞不全症候群を合併している症例があれば心房ペーシングする必要もあるだろうから，それにも対応できるよ．つまり房室ブロックに対するペースメーカーのデザインをまとめると，

> 心室には必ずリードを入れて，洞調律なら心房にもリードを入れる（心房細動・粗動なら不要）．

📖 なるほど．"目からウロコ"です．こんなに簡単なことが，なんで今までわからなかったのかという感じです．

👓 そのうち話すけれど，心房細動の既往が長期間ある人が完全房室ブロックになったときには，心房リードは基本的に入れず心室リード1本でいいよ（⇒8章参照）．もちろんもう洞調律には戻らないという前提での話だけど．

📖 慢性心房細動の完全房室ブロックでは心室リード1本のみでよくて，それ以外でちょっとでも洞調律の時間があれば心房にもリードを入れる，ということですね．例えば発作性心房細動を持っている患者なら，心房にもリードを入れるんですね．洞調律にもなりうるから．

ペースメーカー植込み後

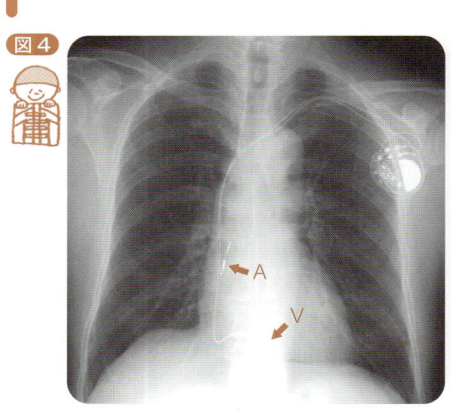

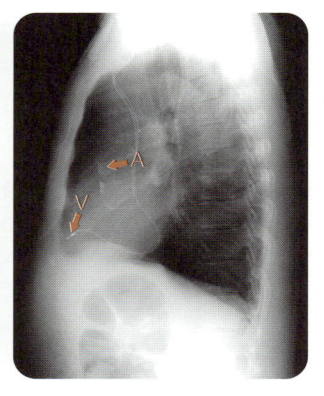

図4

👓 ペースメーカー植込み術後のX線像（図4）を見て．リードは右房（A）と右室（V）にそれぞれ留置されているよ．患者さんの自覚症状は植込み直後から著明に改善して，「昨日までの生活がウソのようで，歩

房室ブロック
6 房室ブロックに対するペースメーカー

図5

V(心室捕捉)
P P P P P
(S) ペーシング・スパイク (S) (S) (S) (S)

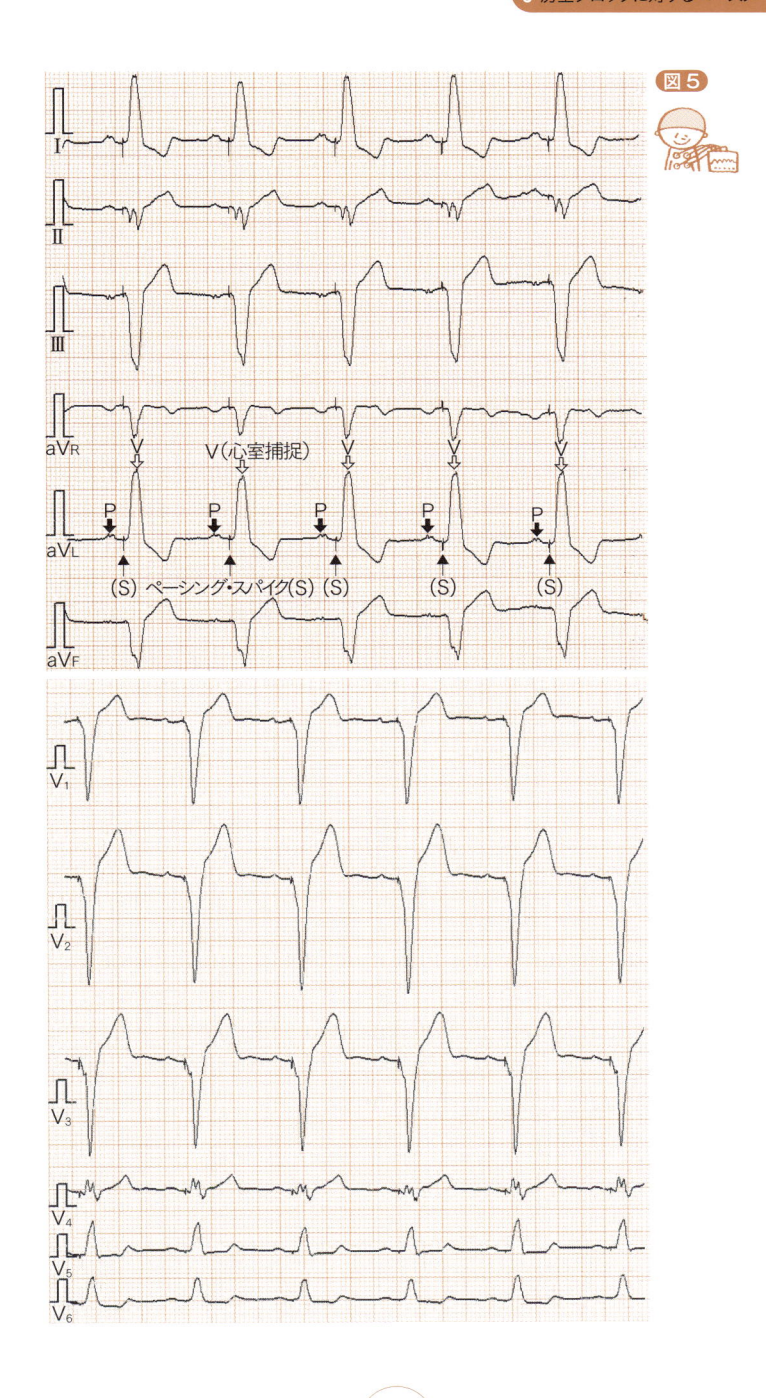

く時にも羽根が生えたみたいに体が軽くなりました」っておっしゃったよ．
術後の心電図（**図 5**）も見ると，洞調律による自己 P 波から毎回一定のタイミングでペーシングスパイクが入って心室捕捉がなされているね．

📖 患者さんも喜んでくれて，ペースメーカー治療ってすごいですね．こういう言葉を聞くと，やりがいにもつながります．

📖 あと，最初から気になっていましたが，血液検査で GOT，GPT がかなり高かったのは，なぜでしょうか？

👓 そうだね．GPT 優位の上昇だね．入院前から服用していた降圧薬による薬剤性肝障害なのか徐脈性心不全によるうっ血性肝障害なのか，また別の原因なのか判然としないけれど，ペースメーカーを入れてから 1 週間の入院期間中に降圧薬も変更して経過観察していたらトランスアミナーゼが下がってきて，退院前には GOT 14 IU/L，GPT 59 IU/L まで低下したんだ．ちなみに腹部エコーでは特別な異常所見はなかったよ．

サマリー

- ☑ P 波と QRS 波の正常な"つながり"が崩れた徐脈性不整脈が房室ブロックだと理解しよう．
- ☑ 完全（3 度）房室ブロックの診断を覚えよう．
  ①遅い心室レート（R-R 間隔）：徐脈
  ② PQ(R) 間隔がバラバラ．
  ③心房レート（P-P 間隔）が一定で心室レート（R-R 間隔）より早い．
- ☑ 房室ブロックに対するペースメーカー植込み適応ガイドラインを知っておこう．
- ☑ 房室ブロック症例におけるペースメーカー・リード留置
  ・心室リードは必須．
  ・洞調律なら心房リードも必要（慢性心房細動では不要）．

アドバンス 2

VDD リード
── 1本2役のスグレモノ

👨‍⚕️ 房室ブロックに対するペースメーカーでは，洞調律なら心房にもリードを入れるのがポイントだったよね．

👦 はい．自己P波に合わせて適切なタイミングで心室をペーシングしてあげるためでした．

👨‍⚕️ そうだね．でも洞不全症候群を合併していない限り，心房リードは基本的にペーシングの必要はないと思わない？

📖 そうですね．"見てるだけ"でOKなはずです．

👨‍⚕️ もし心室リードで心房収縮のペースが把握できれば，リードが1本ですむと思わない？

📖 たしかに．賢い発想ですね．でも，そんな便利なリードあるんですか？

👨‍⚕️ それがあるんだ．**VDDリード**といって心室リードが右室に入る前のちょうど右心房ぐらいの場所に電極がついているんだ．次の胸部X線を見てごらん．一過性ながら完全房室ブロックに対してペースメーカーとなった症例だ（**図1**）．

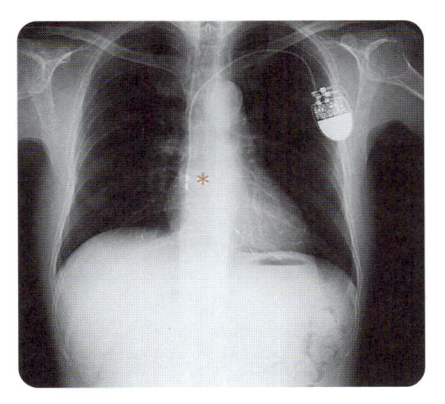

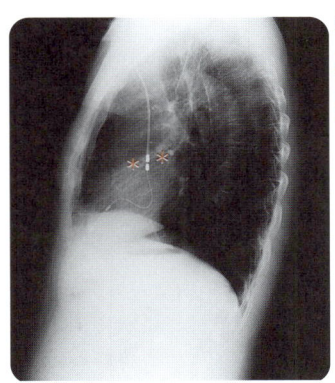

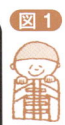

図1

🔖 ホントだ，普通の心室リードとは違って途中に電極のポッチ（図1＊）みたいなのがついていますね．この患者さんは洞調律ですか？

👓 そう．**洞調律の房室ブロック例には心房・心室の2本リードを入れるのが基本**だけれど，こういう例外もあるんだ．途中についている電極がレーダーのように心房収縮を感知して，そのペースに合わせて右室先端に電気を流して心室をペーシングするんだよ．

🔖 たしかにX線上も電極は右房付近にありそうですね．ナイス・ポジションですね．こんな便利なリードがあるなら，洞不全症候群を合併していない場合，房室ブロックに対するペースメーカーはすべてVDDリード1本でいいことになりますね．

👓 いや，それが"そうは問屋が卸さない"んだ．普通のペースメーカーのリードは，先端が心房なら心房壁，心室なら心室壁にぴったり密着してそれぞれの動向を窺うのだけれど，VDDリードの場合，右房の電極はあくまでも**心房の中で浮かんでるだけ**だから，やや正確性に劣ると言われているよ．

🔖 正確性というのは，P波をときどき見失ってしまうということですか？

👓 そうだね．特にフォロー期間に何らかの原因で右房が拡大して電極と心房壁との距離が離れたりすると，心房興奮がモニターできなくなったりするんだ．少し難しいけれど，正式にはこれを心房波の**アンダーセンシング（undersenseing）**って言うよ．

🔖 それでは困ってしまいます．どうなっちゃうんですか？

👓 もし完全房室ブロックだとするとP波とは無関係に心室ペーシングが入ることになるね．そうなると，心房と心室がバラバラに収縮するようになって収集がつかなくなってしまうよ．

🔖 それは困りますね．VDDは一見すると"1本2役"のスグレモノに見えるけれど，弱点もあるわけですね．

👓 心房のアンダーセンシングがVDDリードの最大の"泣き所"で，実際の現場でそれが起こる頻度も少なくないとされているんだ．だから**VDDペースメーカーが使われることはむしろ少ない**と思うな．でも頭の片隅には置いておいて欲しいから，今回話してみたんだ．

房室ブロック

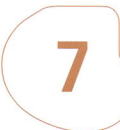

7　2度房室ブロックは難しい？
　──ウェンケバッハそれともモービッツ？

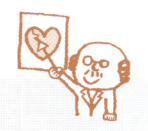

【症例】75歳，男性．
【既往歴】脳梗塞：69歳，高血圧：近医にて内服加療中．
【現病歴】2004年6月に突然の失神発作を認めたが各種検査では異常なしとされた．2005年9月に再び失神し近医へ救急搬送された．この際，心拍数30/分の著明な徐脈を認めたため，一時的体外ペースメーカーを挿入されるも数日で回復したため退院とされた．その後も時々失神発作を繰り返していたが，1分以内で軽快するため受診せず．2006年11月中旬ごろから1日で数十回の失神を認めるまでに頻度が増加し近医に入院，数秒以上のR-R間隔延長も頻繁に認めたため，徐脈によるAdams-Stokes発作として当院紹介され同日入院となった．
【生活歴】喫煙：なし，飲酒：日本酒0.5合/日．
【家族歴】特記事項なし．
【理学所見】身長170 cm，体重100 kg(BMI 34.8)，体温36.9℃，血圧168/72 mmHg，脈拍50〜70/分・不整，酸素飽和度95%(室内気)，頸部血管雑音：なし，心雑音・肺ラ音：なし，腹部：異常所見なし，下腿浮腫：なし．
【血液検査所見】WBC 5,100/μL，Hb 15.3 g/dL，Plt 17.7×10^4/μL，PT-INR 1.01，APTT 29.5 sec，Alb 3.8 g/dL，BUN 13.5 mg/dL，Cre 0.97 mg/dL，UA 6.4 mg/dL，Na 143 mEq/L，K 4.3 mEq/L，Cl 106 mEq/L，GOT 21 IU/L，GPT 20 IU/L，ALP 148 IU/L，γ-GTP 40 IU/L，LDH 389 IU/L，CK 78 IU/L，CRP＜0.2 mg/dL，HbA$_{1c}$ 6.5%，BNP 125 pg/mL．
【胸部X線】図1
【心電図】図2
【心エコー所見】IVST/PWT 10/11 mm，LVDd/Ds 51/34 mm，FS 33%，EF 62%(Teichholz法)，LAD 49 mm，AoD 39 mm，RVD 31 mm，MR(1+)，AR(−)，TR(1+)，RVSP 34 mmHg，PR(1+)，左室壁運動正常．
【内服】バイアスピリン100 mg 1x，パナルジン200 mg 2x，ブロプレス8 mg 1x，ノルバスク5 mg 1x．

図1

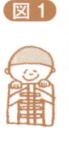

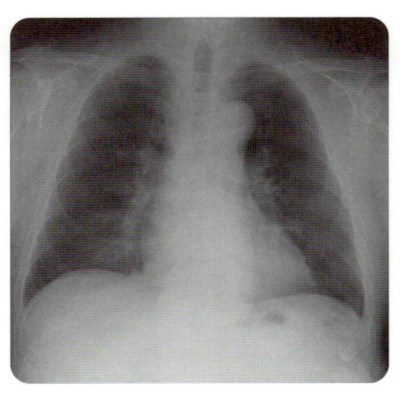

前回は完全房室ブロックだったけど今回も引き続き房室ブロックの症例で失神発作を繰り返し，いよいよ発作頻回になって紹介された男性を考えてみよう．

既往歴は高血圧と脳梗塞で，病歴を読むと数年前から間歇的に失神発作を繰り返していたようですが，一過性だったからか精査されなかったようですね．

脳梗塞の既往もあり救急搬送先は脳外科だったようだよ．徐脈もあったけれど，時間を置かずに元の心拍数に復帰したためか，電気生理学的検査や冠動脈造影もなされていないんだ．

理学所見では徐脈を認めるだけですね．血液検査は異常ありませんが，胸部X線（図1）では少し心拡大があり，また軽度ですが肺うっ血所見も見られます．BNPも少し高いので，少し心臓に負担がきてるのかな．

2度房室ブロックとは

では入院時心電図（図2）を読んでみて．胸部誘導だけだよ．

QRS波形から右脚ブロックと思われ，R-R間隔は不規則です．P波はV₁で小さいですがはっきり見えます．P-P間隔は多少変動があるけど70〜75/分ぐらいでしょうか（図3）．最初の2拍は普通（P-QRS → P-QRS）ですが，3個目のP波にはQRS波が続かず，次のP波がきています（P-P-QRS）．また2拍くらいP-QRS → P-QRSとなった後はP-P-QRS → P-P-QRSとなっています．

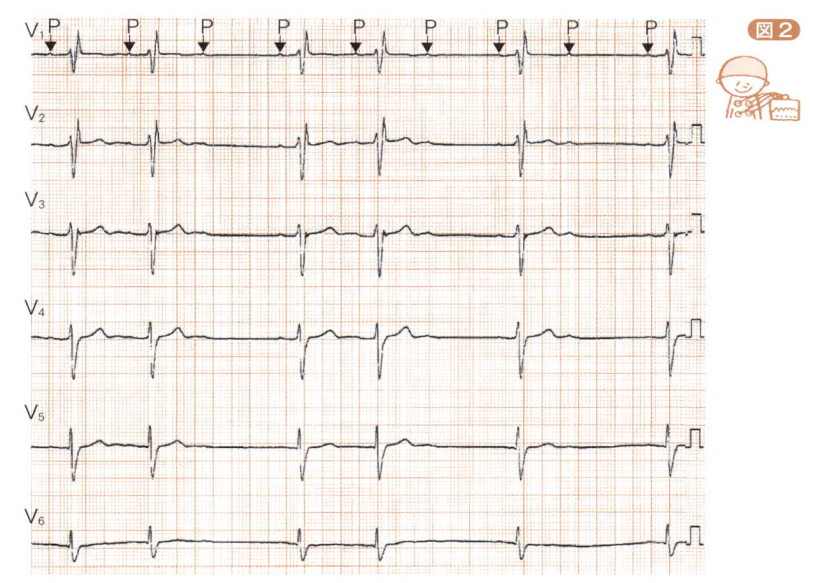

房室ブロック
7 2度房室ブロックは難しい？

図2

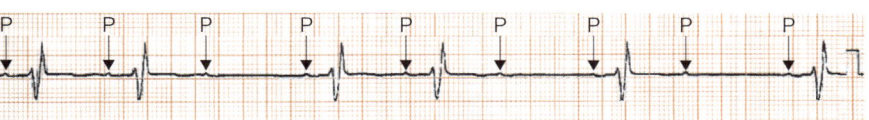

図3

👓 そのとおり．ここでも P 波と QRS 波の"つながり"に注目しようか．P 波の次に QRS 波がないということはつまり？

📖 P 波と QRS 波との間，つまり心房―心室間で電気の流れがブロックされています．つまり房室ブロックですね．

👓 そうだね．さらに，房室ブロックであれば，何度かに注目しよう．まず，ポイントから．

【房室ブロックの分類】
1度：PQ(R)延長（＞ 0.2 秒），QRS 波脱落なし（P：QRS ＝ 1：1）
3度：① R-R 間隔はレギュラー（整）で徐脈
　　　② P-P 間隔もレギュラーで心拍数が P ＞ QRS
　　　③ PQ(R)間隔はテンデンバラバラ
2度：1度でも3度でもない房室ブロック
　　　ウェンケバッハ型かモービッツⅡ型か．

📖 この房室ブロックは1度でも3度でもないから**2度房室ブロック**ですね．とするとウェンケバッハ型かモービッツ型ですね，次に問題となるのが．これが苦手なんです，僕．

👓 PQ(R)間隔で区別するんだったね（⇒アドバンス3参照）．PQ(R)間隔が徐々に延びて最後にQRS波が落ちるのが**ウェンケバッハ型**で，そういった"前兆"なく突然QRS波が出なくなるのが**モービッツ型**—正確には**モービッツⅡ型**—だ（少数だがウェンケバッハ型をモービッツⅠ型とする本もある）．

📖 この心電図では最初の2拍ではPR間隔が5"マス"ちょっと，つまり0.22秒くらいで少し長いものの**一定**で，PとQRSがつながっているんですね．次の3拍目のP波で**何の"前触れ"〔PQ(R)間隔延長傾向〕もなくQRS波が落ちていますからモービッツⅡ型**でしょうか．

👓 そのとおり．そのあと2拍だけ1:1伝導した後の6個目のP波もブロックされているけれど，これもやはりモービッツⅡ型だね．その後はどう？

📖 最後の3拍はけっこうR-R間隔が長く，またP-P-QRS→P-P-QRSとなっています．

👓 これが**2:1房室ブロック**だね．2個のPに1個の割合でQRSがくるからね．

> 【2度房室ブロックの定義】
> **複数**の心房興奮（P波）に対して**1回**の心室興奮（QRS波）が脱落する

📖 先生．この定義だと2:1房室ブロックも2度房室ブロックとしていいですか？　いつもどこに入れていいか迷ってたんです．

👓 そのとおり．2:1房室ブロックも広い意味では2度房室ブロックに入るよ．一拍つながってすぐ次のQRSが落ち，**PQ(R)間隔が延びてから落ちるのかそうでないのかがわからない**んだけれどね．

> **2:1房室ブロック**ではウェンケバッハ型かモービッツ型かはわからない．

> そういう時には臨床的により悪いほう，すなわちモービッツⅡ型として扱うのが無難だよ．この症例は前半部分できれいにモービッツⅡ型とわかるから悩まないけどね．

なるほど．2度房室ブロックもそう考えると難しくないですね．でも，さっきからこの後半の3拍が，完全房室ブロックに見えてしかたがないんです．違いますか？

PQ(R)間隔も確認しよう！

> 鋭いね．P-P間隔そしてR-R間隔も一定の徐脈だしね．ただP波にQRS波がつく時のPQ(R)間隔は一定で，1：1で房室伝導する時と同じだね．完全房室ブロックならP波とQRS波がそれぞれ好き勝手に振舞うから，PQ(R)間隔はバラバラになるからこんなふうに一致しないよ．もちろんこの2拍だけ偶然，一定になっている可能性もあるけどね．

長い時間の記録を見る必要があるってことですね．

> そうだね．では肢誘導（**図4**）を見て．これはどう？

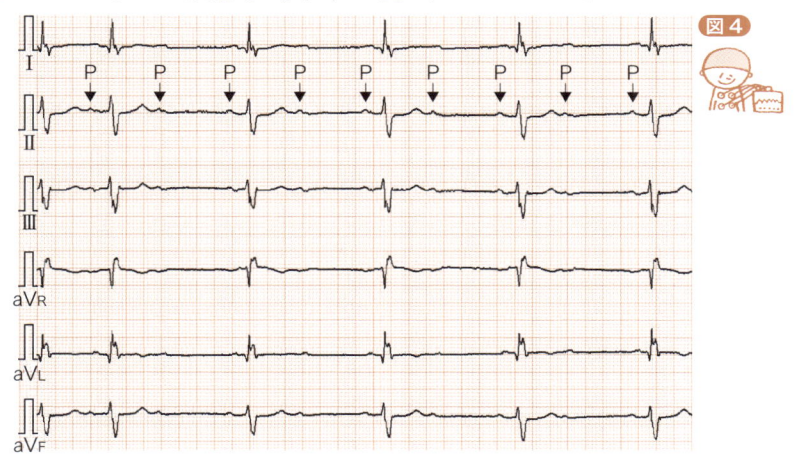

図4

P-P-QRSが規則正しく繰り返していますが，P-QRSになる時はいつも一定PQ(R)間隔ですね．だから，これも完全房室ブロックではなくて，2：1房室ブロックですね．

🤓 では心電図診断をまとめると？

📙 正常洞調律下に2度房室ブロック（モービッツⅡ型）を認め，時に2：1房室ブロックとなります．さらに完全右脚ブロックによる心室内伝導障害も推察されます．

🤓 あと**左軸偏位**ね．これは左脚の一部（前枝）にも障害があることを示唆するよ，実は．他に心エコーは大きな問題がなさそうだね．さて，長くなったけど治療方針は？

📙 この患者さんは失神以外に症状は何かありましたか？

🤓 いい観点だね．この人は入院する直前まではブロックも一過性だったためか，労作時息切れみたいな心不全症状はなかったね．ただここ最近，大好きなカラオケが1曲歌い切れなくなったといってるのは，徐脈に関連する症状かもしれないな．

📙 発作時の心電図はありませんが，失神発作も認めるわけですし，さっきの心電図の所見から有症候性2度房室ブロックとして**ペースメーカー治療の適応**（⇒6章41〜42ページ参照）だと思います．

🤓 そうだね．本人と奥さんに術前説明をしている最中にも気分が悪くなり，冷汗をかいてベッドに横になったんだ．そのときの病棟モニター心電図は約6秒の心停止を認めたよ．P-P-P-P-P-QRS というような感じでね．こういうのは**高度房室ブロック**といって，5回に1回しかPとQRSがつながらないから5：1房室ブロックともいうよ．

📙 ようやく"ホシ"（犯人）をおさえましたね．

🤓 では，ペースメーカーのデザインはどうしようか？

📙 心室に電気が伝わらないことがまずいので必ず**心室リード**は入れます．また本症例は洞調律ですから**心房リード**も入れて洞結節による心房興奮のペースにあわせて心室ペーシングをするようにします．

🤓 まったくそのとおり！　この症例は症状頻回でかわいそうだったし，入院当日に心房と心室に計2本リードを入れたよ．術後の心電図（**図5**）とX線（**図6**）を見てね．当然ながら症状はまったく消失したんだ．

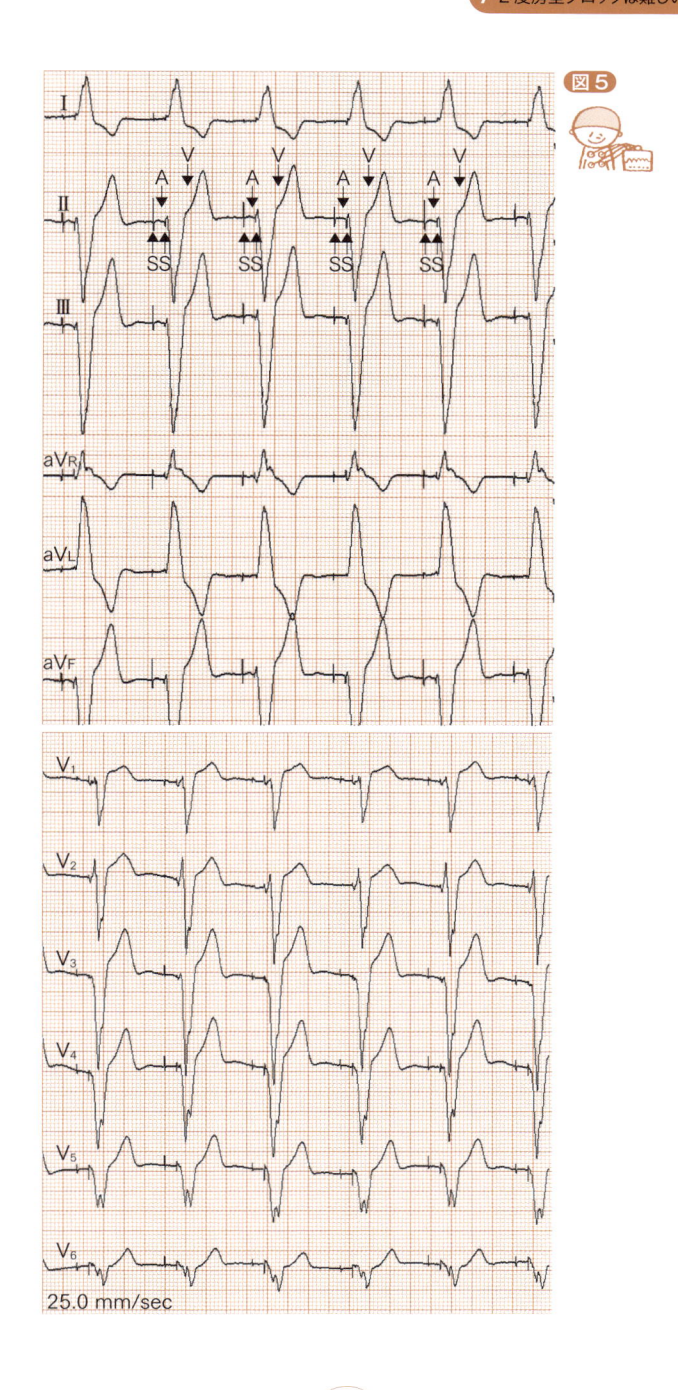

房室ブロック
7 2度房室ブロックは難しい？

図5

25.0 mm/sec

図6

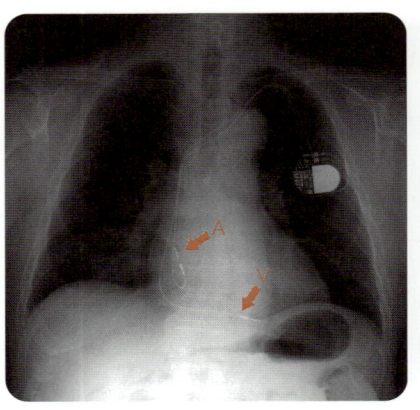

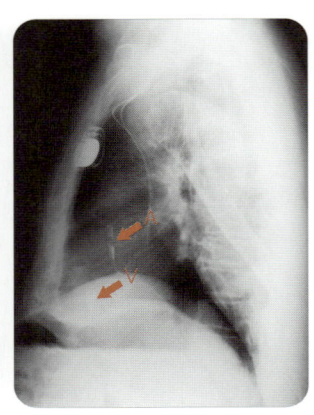

術後心電図・胸部X線

📖 心電図（**図5**）ではP波の直前にもスパイクがありますから，心房も心室もペーシングなんですね．X線（**図6**）はいつもの感じですね．ほかに追加することはありますか？

👓 この男性は理学所見のとおり，けっこうな巨漢で高血圧とか脳梗塞の既往とかがあるから，虚血性心疾患の除外も必要と考えて術後しばらくしてから負荷心筋シンチをしたけれど，虚血所見はなかったよ．

📖 房室ブロックに関してさらに理解が深まった感じがします．ありがとうございました！

房室ブロック
7 2度房室ブロックは難しい？

サマリー

- ☑ 3度（完全）でも1度でもない房室ブロックを見たら2度房室ブロックを考えるようにしよう．
- ☑ 2度房室ブロックには2種類あることを知っておこう．
  - ・PQ(R)間隔に注目：ウェンケバッハ型かモービッツⅡ型か？
  - ・モービッツⅡ型のほうが危険（完全房室ブロックへの移行性大）
- ☑ ウェンケバッハ型とモービッツⅡ型との鑑別法を知っておこう（⇨アドバンス3参照）
- ☑ 2：1房室ブロックの場合にはウェンケバッハ型かモービッツⅡ型かはわからないことに注意しよう．

アドバンス 3

2度房室ブロック完全マスター
―― ウェンケバッハの方が難しい？

👨 2度房室ブロックのうちモービッツⅡ型については今回学んだけれど，もう少し勉強してみようか．例えば次の心電図（**図1**）を見てみて．

🧑 R-R間隔はイレギュラーで，長いところは約30/分くらいの徐脈になってます．それから，軽度の左軸偏位がありますね．

👓 QRS波形は大きな異常はないけど，リズム異常があるよね．さて，ここで問題．

> 【問題】図1の心電図の正しい診断は？
> a）洞機能低下（洞不全症候群）
> b）心房期外収縮（心房性2段脈）
> c）ブロックされた心房期外収縮（blocked PAC）
> d）その他

🧑 "ぱっと見"ではb）です．心房期外収縮（PAC）の後って少しポーズ（休止期）があるんですよね．

👓 心電図の勉強を始めて間もない人に同じ質問をすると圧倒的にb）という解答が多いんだよ，実際．でも本当かな？

🧑 エッ，違うんですか？

👓 QRS波だけ見てると，例えば肢誘導の1拍目が洞調律で2拍目が心房期外収縮に見えるよね，たしかに．でも，Ⅱ誘導だけを取り出してよく見てみてよ（**図2**）．

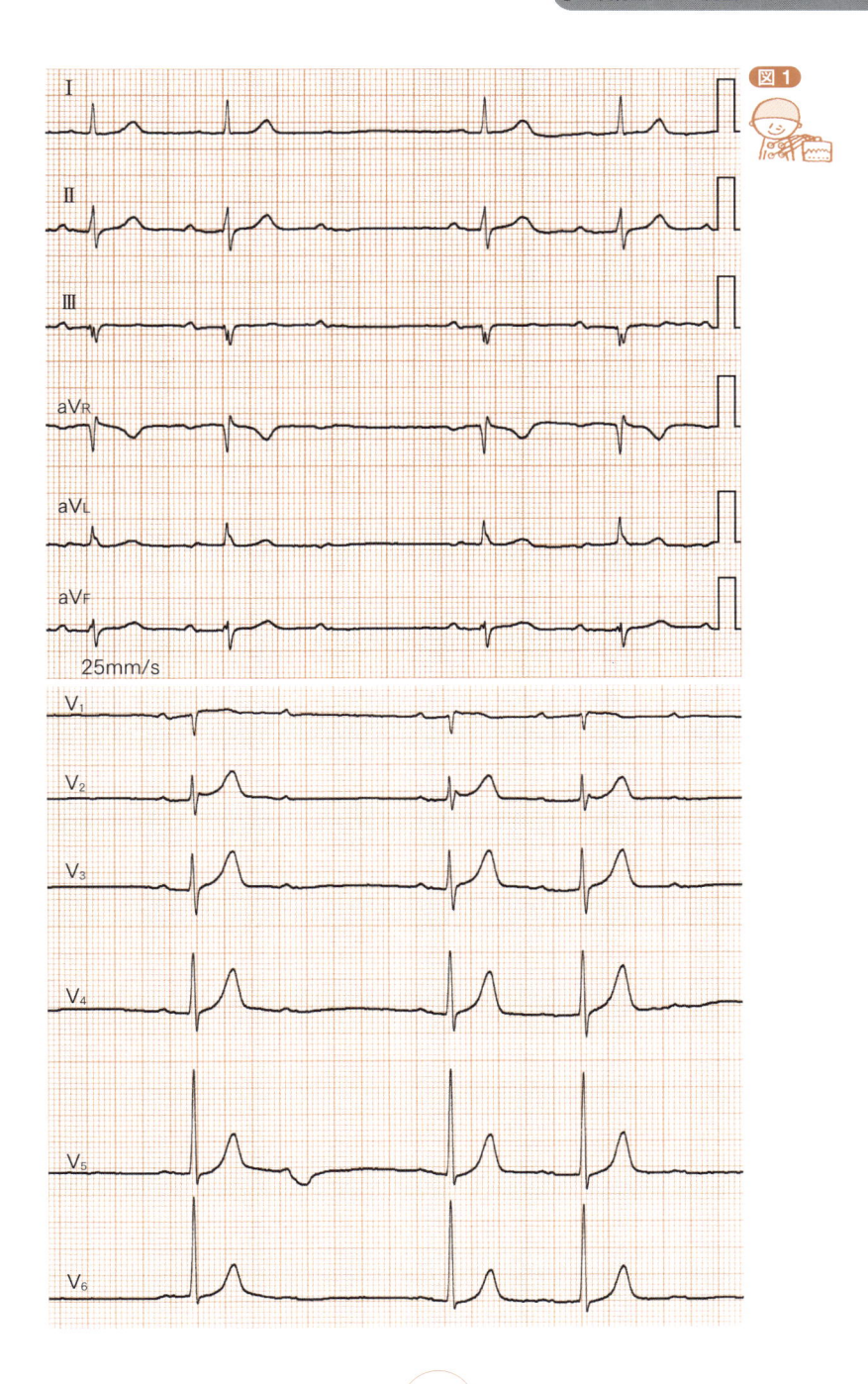

アドバンス
3 2度房室ブロック完全マスター

図1

25mm/s

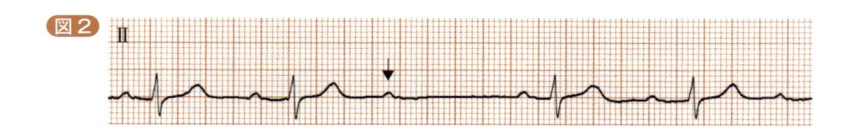

📖 たしかに間のあいた 2～3 拍目の T 波の後ろに何か（**図 2 ↓**）います！P 波ですか？

👓 そうだよ．それで？

📖 この P 波の後ろには QRS 波がなくてまた次の P 波になっています．QRS 波がないってことは心房と心室との間で電気がブロックされているはずだから…房室ブロックです．ははぁ，わかりました．左から 2 個目，3 個目の P 波は心房期外収縮の 2 連発で 2 発目がブロックされて心室に伝わらなかったんですね！

👓 つまり c) ってこと？　これはもう少し心電図を勉強した人がよくする間違いだよ．

📖 じらさないでくださいよ．R–R 間隔が伸びた徐脈の部分に P 波がいるから a) の洞不全症候群ではないとして，結局は d) ですか？

👓 不整脈の診断は P 波と QRS 波の両方が大事なんだよ．不整脈の心電図を見た時のポイントは 3 つあったでしょ（⇨ 6 章 38 ページ参照）．もう一度まとめておこう．

> 【不整脈心電図の基本的アプローチ】
> 1) P 波の認識 → P–P 間隔（心房レート）は？
> 2) QRS 波の認識 → R–R 間隔（心室レート）は？
> 3) P 波と QRS 波との関係（"つながり"）は？

📖 たしかに，たしかに．

👓 この 3 つに注意して読んでいこう．同じ人で少し長く記録した心電図（**図 3**）はどうかな？

📖 Ⅰ～Ⅲ誘導のどれで見てもいいですか？　例えば一番上の Ⅰ 誘導とか…．

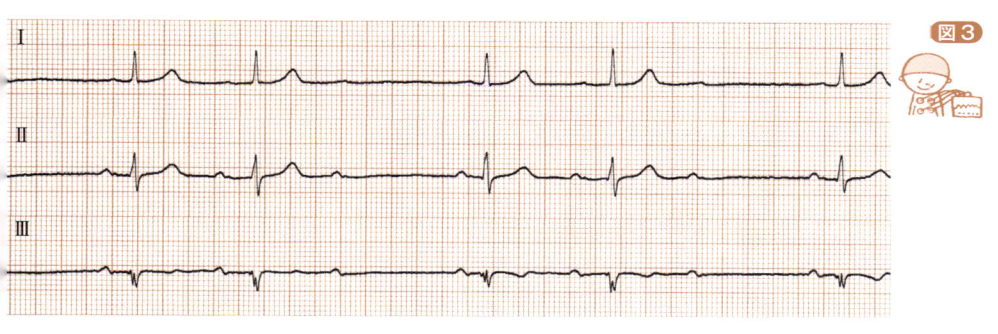

> アドバンス
> **3 2度房室ブロック完全マスター**

図3

🤓 答えはNOだよ．いきなり1）のP波の認識でつまずくでしょ？ P波はどこにいるかな？

🔰 うっすらわかりますけれど，たしかにⅠ誘導を選ぶよりは，Ⅱ誘導やⅢ誘導をチョイスするほうが良さそうですね．

🤓 よろしい．不整脈の心電図を解析する時には，QRS波は普通どの誘導でもはっきり識別できるだろうから，実は

> いかにしてP波が大きくきれいに見える誘導を見つけられるか？

が勝負の分かれ目になるんだ．一般的にはⅡ・Ⅲ・aV_F誘導とかV_1誘導とかのP波が見やすいとされるけれど，個人差もあるから

> P波がQRS波やT波からできるだけ区別しやすい誘導を選ぶ

ようにしたいね．この条件を満たせばaV_R誘導だってV_3誘導だってどこでもいいよ．

🔰 なるほど．この症例では…やっぱりⅡ誘導ですかね．T波とも意外と似ていて混乱しやすそうだから間違わないようにしなきゃ．

🤓 良いことに気づいたね．でも大事なことは，P波はいつどんなタイミングで心電図上に現れるかもしれないけれど，

> T波は必ずQRS波の直後の決まった場所にいる！

っていうことなんだ．わかりにくければこうして最初にマーキングしてしまえば後の解析がラクになるよ（**図4**）．

📕 わぁ，こうするとわかりやすいです！ 残った小さな"山"がP波ですね．P波もマーキングしちゃいます．多少の変動はありますけど，P–P間隔はおおむね一定で心房レートは60〜65/分ってところですかね（**図5**）．

図4

図5

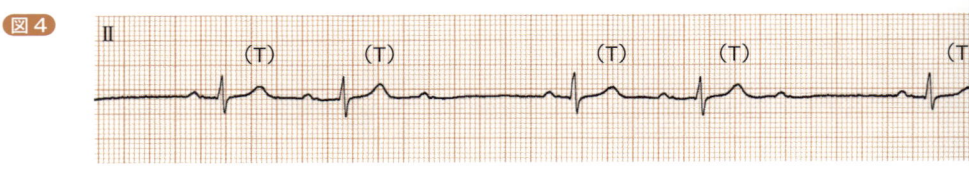

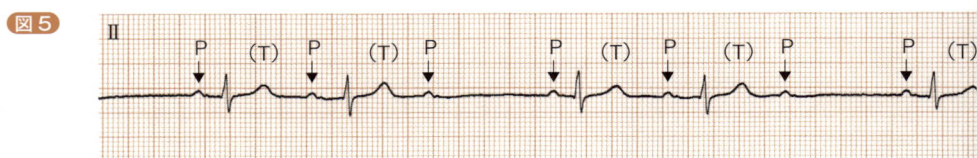

👓 P波の間隔がレギュラーだって気づけば心房期外収縮ではないってわかったよね．予定に反して早目に出るから"期外"収縮なわけでしょ？

📕 しかもよく考えるとP波の形も全部同じです．心房期外収縮なら洞調律のP波と形が違うのが原則でした．B）もC）も間違いだという理由がわかりました．

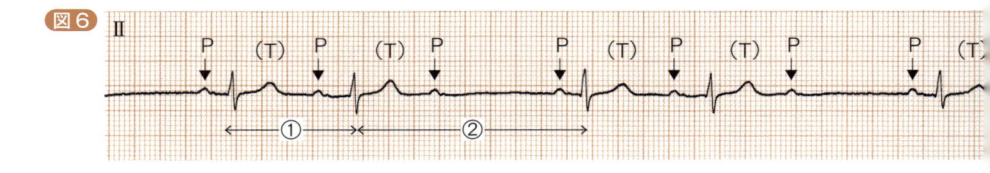

図6

👓 次に2）のQRS波については，最初に言ってくれたようにイレギュラーで約60/分（**図6**①）と約30/分（**図6**②）が交互に繰り返されているね．じゃあ，3）の"つながり"はどうか考えてみよう．P波がわかってるから，これはもうラクチンだね．1拍目からP–QRS（–T）ときて，2拍目もP–QRS（–T）ときて，3個目のP波がきてるね．

📕 この3個目のP波にはQRS波がついていません．しばらくあいた後，またP–QRS（–T）→P–QRS（–T）→P–Pとなってます．よく見るとこのサイクルの繰り返しになっているんですね（**図7**）．

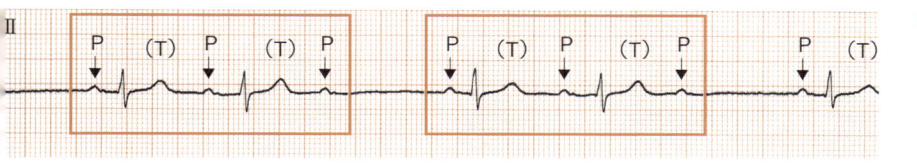

アドバンス
3 2度房室ブロック完全マスター

図7

👓 よく気づいたね．

🔰 3つ目のP波にはQRS波がつかず4つ目のP波がきてますから3つ目のP波については，心房（P波）と心室（QRS波）との"間"で房室ブロックですね，ハイ．

👓 こういうのを3：2房室ブロックと言うよ．3拍のP波のうち2拍が心室に伝わってQRS波を作る，という意味なんだ．さて，これは何度の房室ブロックでしょう？

🔰 いつもの質問ですね．いわゆる典型的な1度でも3度でもないから2度です．

👓 もうすっかりベテランの読み方だね．

> 複数のP波に対して1つだけQRS波が脱落するのが2度房室ブロック

を復習しておいてね（⇒ 7章52ページ参照）．さて，問題はウェンケバッハ型かモービッツ型かですよね．

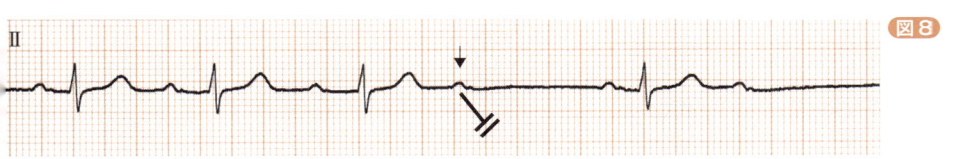

🔰 ポイントはPQ(R)間隔でした．はじめのPQ(R)間隔は6"目盛り"弱で，次のPQ(R)間隔は7.5"目盛り"にちょこっと伸びてから3個目のP波がブロックされてます．そうか…これがウェンケバッハ型？

👓 そう，これがウェンケバッハ型2度房室ブロックだよ．こういうサイクルを繰り返すのがウェンケバッハ型の特徴でもあるよ．次の心電図はどう（**図8**）？

図8

🔰 これもやはり P–P 間隔はレギュラーで，P–QRS を 3 回繰り返した後の P 波の次には QRS 波がなくて，その後は，また P–QRS になってますから 4 個目の P 波がブロックされています．PQ(R) 間隔もだんだん伸びていますから，これもウェンケバッハ型ですね．

👓 正解．4：3 房室ブロックだね．今回の心電図では比較的わかりやすい例を選んだけれど，時にはウェンケバッハ型かモービッツ型かぱっと見ただけではわからないこともあるんだ．

🔰 PQ(R) 間隔がちょっとずつしか延びない時ってこと？ 丹念に 1 個ずつ PQ(R) 間隔を測っていけって言いたいんですか？

👓 それも一案だけど．私のオススメを紹介しちゃおう．またまた"ココだけの話"だよ．

> ブロックされた P 波の前後の PQ(R) 間隔に注目せよ！

🔰 へっ，何が言いたいのですか？

👓 次のまとめの図（**図 9**）を見てみて．ウェンケバッハ型なら PQ(R) 間隔が少しずつでも伸びてから房室ブロックが起きるはずだから，**ブロックされる直前の PQ(R) 間隔が一番長い**はずでしょ？

図 9 1 度でも 3 度でもない房室ブロックは基本的に 2 度房室ブロック

ウェンケバッハ型

PR がだんだん伸びてブロック

ブロックされた P 波

最長　最短

QRS が"落ちた"前後の PR 間隔を比べてみるとわかりやすい！

モービッツ II 型
（完全房室ブロックに移行しやすくより危険）

何の"予兆"もなくブロック

ブロックされた P 波

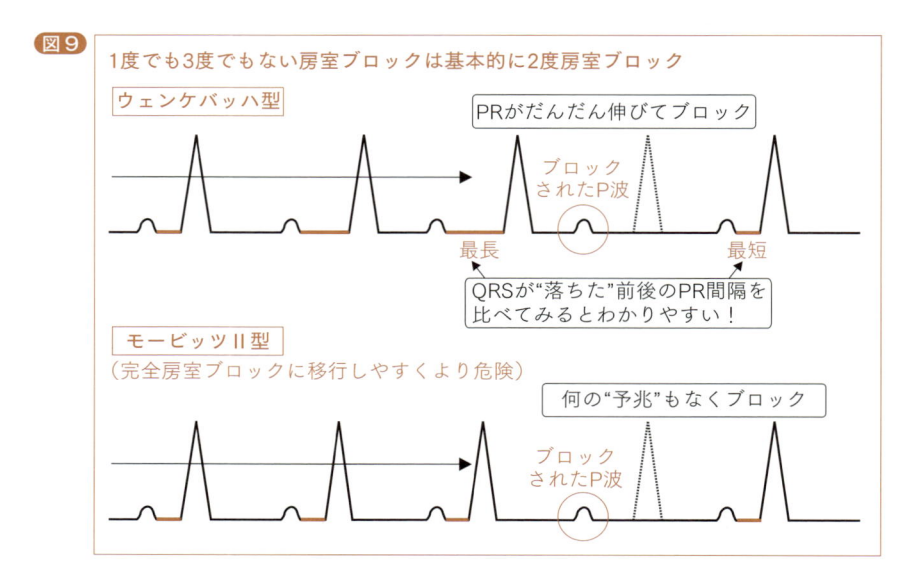

アドバンス
3 2度房室ブロック完全マスター

🛡 そうですね．

👓 ウェンケバッハ型の場合，房室ブロックを生じた後にまた何事もなかったかのように同じサイクルを繰り返すのが特徴だったから，今度はブロックされたP波の"次"のP波に対するPQ(R)間隔が一番短いはずだよ．サイクルのスタートなんだから．

🛡 だからブロックされたP波の"前後"2つのPQ(R)間隔を比べろと…．手前のほうが後ろよりいくらかでも長ければウェンケバッハ型だって話ですね．

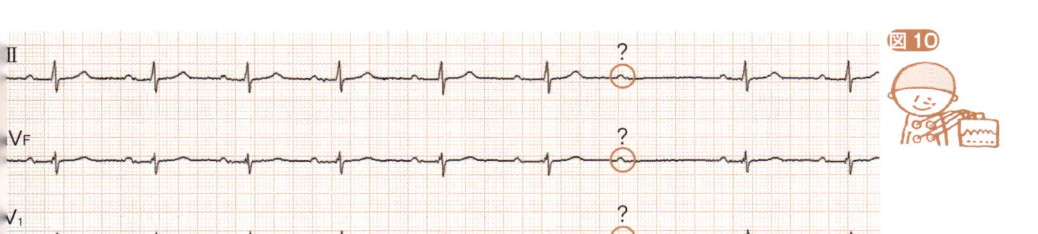

👓 格差が一番大きい2つで比べればわかりやすいでしょ？ 両者が同じならモービッツⅡ型なわけさ．例えば次の心電図（**図10**）はどうだろう？

図10

🛡 はじめのほうは1：1伝導ですが左から7つめのP波（**図10 ?**）に続くはずのQRS波が脱落しています．P波の間隔も一定で心房期外収縮でもなさそうですから房室ブロックですね．

👓 そうだね．このパターンも1度でも3度でもないから2度房室ブロックだよ．さて，これはウェンケバッハ型？ それともモービッツ型？

🛡 たしかにわかりづらいです．落ちる直前の2拍を見てもPQ(R)間隔が伸びているのか同じなのかわかりづらいです．少し伸びている気もしますが．

👓 でしょ．こういう時にブロックされたP波（**図10 ?**）の"前後"を見てごらん．PQ(R)間隔はどう？

🛡 あっ，たしかに手前の方がPQ(R)間隔が全然長いです（**図11**）．ということはウェンケバッハ型2度房室ブロックになりますか？ しかし，

この方法はすごいですね，先生．

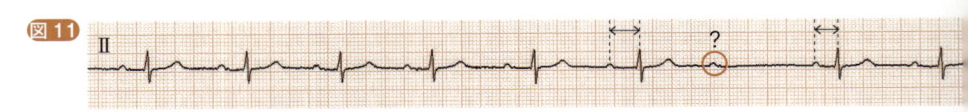

図11

ぜひ実際の現場でも活用してみてね．じゃあ最後にまとめをどうぞ．

【2度房室ブロック鑑別法】
1）正しく診断する
　（1度でも3度でもないものが2度，P/QRSの正しい認識・レート）
2）ブロックされたP波はどれか？
3）ブロックされたP波の前後のPQ(R)間隔を比べる
　（直前＞直後→ウェンケバッハ型，直前≒直後→モービッツⅡ型）

アドバンス 4

房室ブロック部位
── ヒス束との位置関係は？

👨‍⚕️ ここでは房室ブロックの分類について少し勉強しようか．じゃあ，質問です．房室ブロックはどうやって分類できるでしょう？

👩 分類ですか？ 1度とか2度のことでいいんですか？

👨‍⚕️ そう．それは最も古典的な"程度"分類というよ．一般的に房室ブロックの分類法としては次の3つがあるよ．

> 【房室ブロックの分類】
> 1）"程度"による分類
>   1度房室ブロック
>   2度房室ブロック
>   ⅰ）ウェンケバッハ型（モービッツⅠ型）
>   ⅱ）モービッツⅡ型
>   高度房室ブロック
>   3度房室ブロック（完全房室ブロック）
> 2）"経過"による分類
>   一過性房室ブロック
>   恒久性房室ブロック
> 3）"部位"による分類
>   ヒス束上（AH）ブロック
>   ヒス束内（BH）ブロック
>   ヒス束下（HV）ブロック

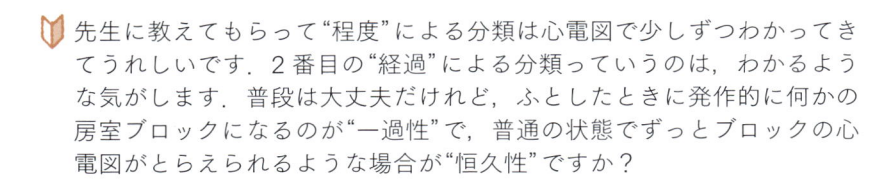

📖 先生に教えてもらって"程度"による分類は心電図で少しずつわかってきてうれしいです．2番目の"経過"による分類っていうのは，わかるような気がします．普段は大丈夫だけれど，ふとしたときに発作的に何かの房室ブロックになるのが"一過性"で，普通の状態でずっとブロックの心電図がとらえられるような場合が"恒久性"ですか？

👨‍⚕️ その通り．これもそんなに難しくないよね．では，最後の3番目はどうだろう？

📖 "部位"ですか？ ヒス束って言葉はあまり聞いたことがありません．な

んかの場所ですか？

👓 そう．ヒス（His）というのは人の名前で，心臓の中にヒス束って部分があるんだよ．

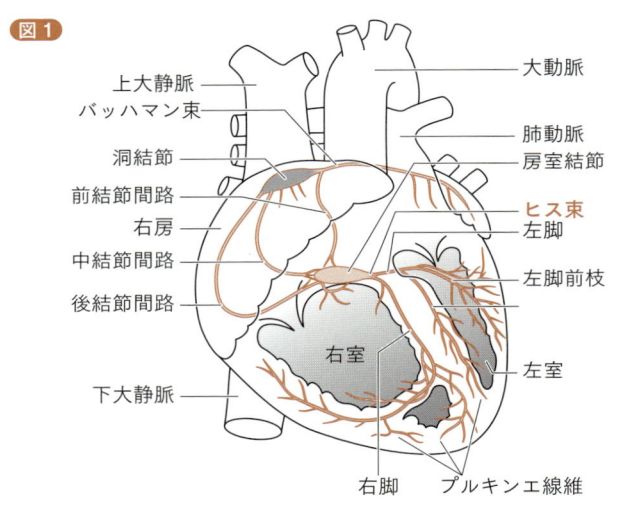

🔖 ヒス束は場所なんですね．だから"上"とか"内"とか"下"って書いてあるのかぁ．でも，ヒス束ってどこにあるんですか？

👓 次の**図1**を見て．刺激伝導系の図だけど．

図1

上大静脈
バッハマン束
洞結節
前結節間路
右房
中結節間路
後結節間路
下大静脈
大動脈
肺動脈
房室結節
ヒス束
左脚
左脚前枝
左室
右室
右脚
プルキンエ線維

🔖 たしかにヒス束と書いてありますね．房室結節から左右の脚に分かれる間にあるですか？　でも，なんでこんな場所が重要なんですか？

👓 房室ブロックというのは，この刺激伝導系の中で房室結節の近くで"導線"が切れてしまった状態だったでしょ？

🔖 そうですね．

👓 この刺激伝導系の"導線"が"どこで切れて房室ブロックになっているのか？"ってのが"部位"による分類だ．その際の目印になるのが，ここヒス束ってわけなんだ．

🔖 房室結節じゃないんですね．でも，何でですか？

アドバンス
4 房室ブロック部位

👓 房室ブロックにも"良性"と"悪性"があるというのは前にちょっと話したかもしれないけれど，"導線"がヒス束より下の部分で切れた場合は"悪性"所見なんだよ．つまりヒス束内ブロック・ヒス束下ブロックだと命に関わる心停止のリスクが高くなるってこと．完全房室ブロックになりやすいんだ．

🔖 "悪性"の房室ブロックほどペースメーカーを入れなきゃいけないわけですね．1度→2度→3度っていう流れだけでいいのかと思っていました．それで，今回はヒス束との位置関係を見分ける方法を教えてくれるわけですね．

👓 ただ，普通の12誘導心電図ではどんなに詳しく見てもヒス束より上とか下とかはわからないんだ．12誘導心電図ってのは心房活動としてのP波，心室活動のQRS波とT波だけでしょ，見えるのは．P波とQRS波の間に電気は房室結節やヒス束を通過しているはずなんだけど，体表面からの記録ではこの部分はフラットに見えるじゃない？

🔖 たしかにPQ(R)間隔はおとなしく見えますね．じゃあ，房室ブロックの部位分類はどうやってやるんですか？

👓 電気生理学的検査って知ってる？　いわゆるElectro Physiological Studyの頭文字をとってEPSって呼ばれているんだけど．

🔖 ひゃあ，キライ，キライですよー．なんか不整脈一般がマニアックな感じがするけど，特にEPSはそんな感じがします．今からEPSの話をするなら僕は失礼しますっ!!

👓 まぁ，そういいなさんな．房室ブロックの部位分類はEPSでしかできないんだよ．EPSをすべて理解するのはメチャクチャ大変だけど，ペースメーカーを理解するためだけのEPSならごくごく基本だけをおさえれば大丈夫だよ．

🔖 怖いなぁ…．はい，ではお手やわらかに．

👓 EPSというのは，電極のついたカテーテルを心臓に入れて，心臓各所の電気活動を波形に変換した心内心電図を用いて不整脈に関する解析を行う検査だよ．例えばカテーテルを心房におけば心房の心内心電図がとれるし，心室においたら心室の心内心電図がとれるわけだ．まぁ，実例を見るほうが早いね．まずは次のX線を見てよ（**図2**）．

図2

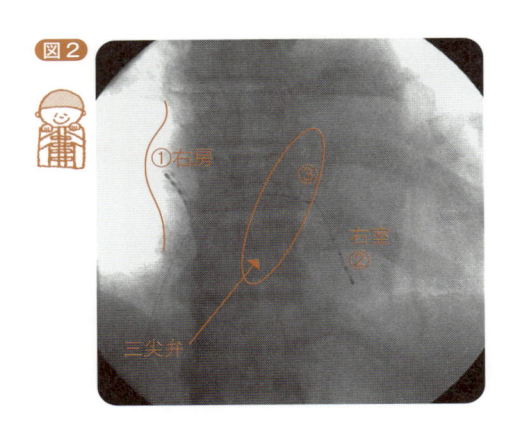

（X線透視画像：①右房、②右室、③、三尖弁のラベル）

🛡 心臓のシルエットと一緒にカテーテルが3本（①～③）ありますね．先端のポッチみたいなものが電極ですか？

👓 そう，そこが心内心電図を記録するための"目"の部分だね．電極カテーテルは大腿静脈から下大静脈を経由して右房（①），右室（②）にそれぞれ1本，残りの一本は心房と心室の間の房室結節付近（③）に置かれているよ．これはEPSの基本的なカテーテル位置で3本の電極から得られた心内心電図がこれだ（図3）．

🛡 上の3つは普通の心電図ですか？ それぞれⅡ，V_2，V_5って書いてありますけど．でも，いつも見ている心電図より波形がワイドです．

👓 普通の心電図の4倍の記録スピード（100 mm/秒）だからね．その下の"HRA"ってのが，右房の上の方（High RA），"RVA"っていうのが右室心尖部（RV apex）って言う意味で，それぞれの波がカテーテルが留置されている付近の心房筋あるいは心室筋の興奮を表しているよ．それぞれ2か所ずつあるね．

🛡 じゃあ，真ん中の"HIS"っていうのがヒス束の興奮ですか？

👓 惜しい．"HIS"は心房から心室に移行していく"境界部"を表していて，ここでは心房，心室および房室結節付近の興奮がすべて記録できるよ．よく見ると波が3つあるでしょ．

🛡 たしかに．電気の流れに沿って"心房→房室結節→心室"に興奮を表してると思っていいですか？

アドバンス
4 房室ブロック部位

図3

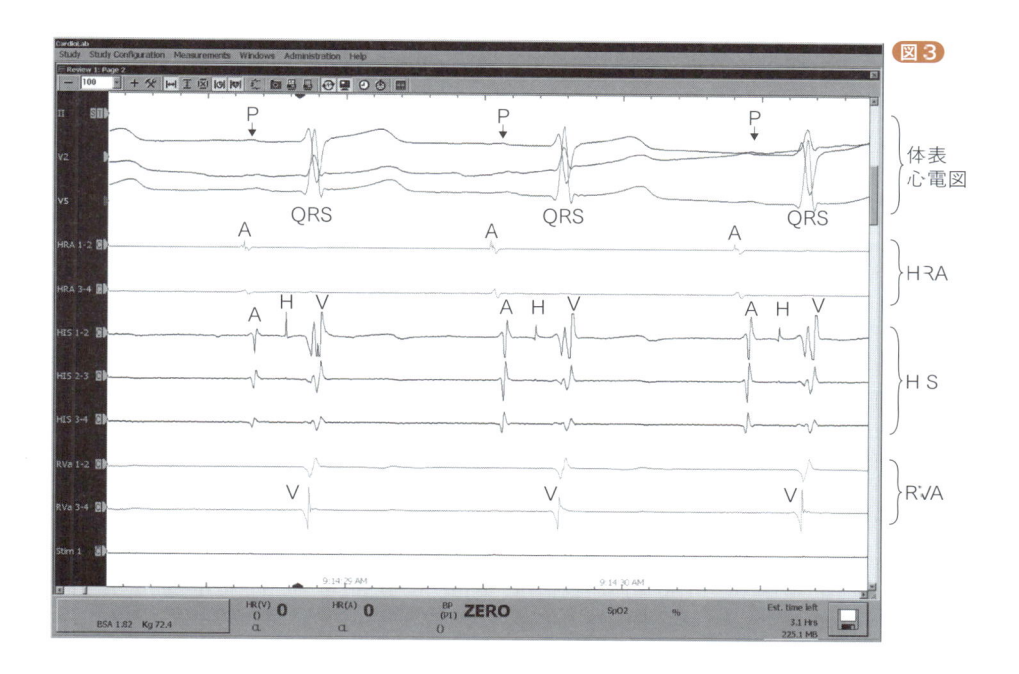

🐟 惜しいね．心房と心室は正解．心房の波をA波，心室の波をV波というよ．実はEPSでの局所心電図でも房室結節の興奮は記録できません．

🛡 じゃあ，A波とV波の間にあるスパイク状の波は何ですか？

🐟 実はこれがヒス束の電位なんだよ．H波っていうよ．これは大事，大事，大事だよ．

🛡 何回も言わなくてもわかりますよ．

🐟 房室ブロックの"部位"を知りたいなら，このヒス束電位が記録される心内心電図（ヒス束心電図）だけ見てればいいワケ．つまり，房室ブロックが起こっている時にヒス束心電図の3つの波形がどこまで記録できるかで場所を言うわけさ．例えば次のEPS記録（**図4**）を見てごらん．まず，12誘導心電図はどうかしら？

🛡 ウェンケバッハ型房室ブロックですか？　徐々にPQ(R)間隔が延びていって4個目のP波にQRS波がつかずにブロックされてますね．

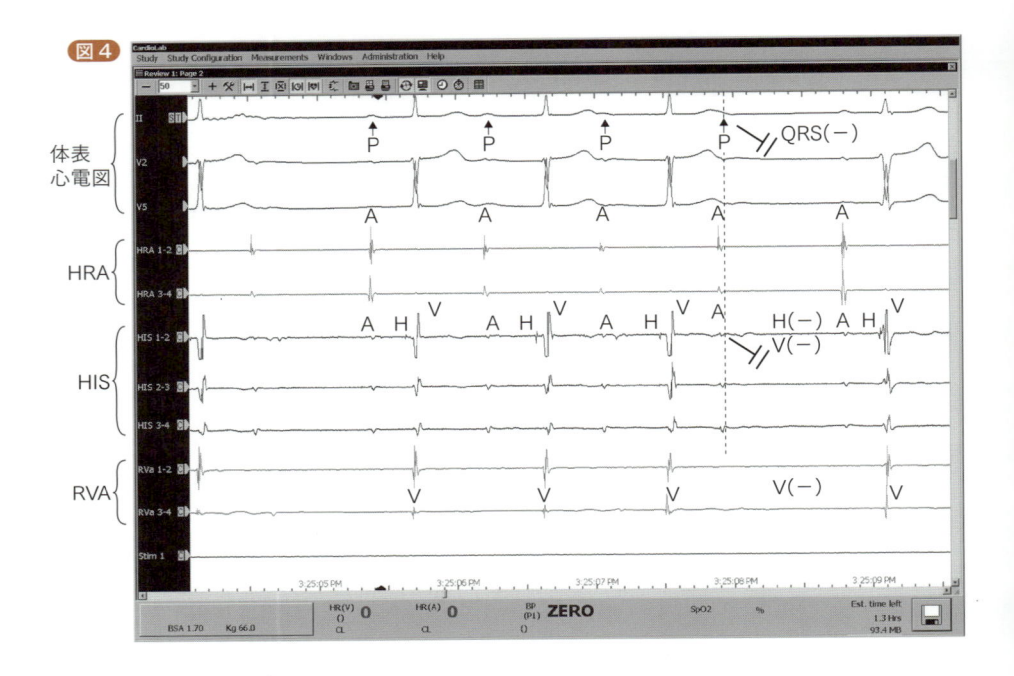

図4

体表心電図: II, V2, V5
HRA: HRA 1-2, HRA 3-4
HIS: HIS 1-2, HIS 2-3, HIS 3-4
RVA: RVa 1-2, RVa 3-4

ラベル: P, P, P, P / QRS(−) / A, A, A, A, A / A H V, A H V, A H V, A H V, H(−) A H V / V(−) / V, V, V, V(−), V

👓 そうだね．では，心内心電図はどうだろう？

📘 これがホントにわからない．P波に相当するのがA波で，QRS波がV波で"HIS"のところには心房と心室があって，間にH波がいるんですよね．

👓 そう．いい感じじゃない．注目するのは中段のヒス束心電図でいいよ．房室ブロックってのは房室"間"ブロックだからA波に続くV波が消えてるはずでしょ？ そこを探してごらんよ．

📘 なるほど．ブロックされたP波の真下にあるのがこれに相当するA波ですね（**図4** 点線）．たしかに，HISではこのA波の後にはV波がなくて次のA波になっていますね．

👓 そう！ 房室ブロックのEPSのポイントなんてカンタンで，要は

> ブロックされた時にヒス束電位（H波）があるかないか

だけなんだ．

アドバンス
4 房室ブロック部位

🔰 へっ？ どういうこと？

🤓 A波の後にV波が消失しているわけだけど，H波もなくてフラットになっていれば"導線"はヒス束の手前で切れてると診断できるじゃない．

🔰 なるほど．ヒス束の先で導線が切れているならH波が記録されるハズですからね．

🤓 ヒス束の手前で房室ブロックを生じた場合，これをヒス束上ブロックというんだ．A波とH波の間でブロックが生じているからAHブロックとも言われるけれど，基本的に房室結節内で生じるブロックで"良性"のことが多いんだよ．

🔰 ふむふむ．じゃあ，ヒス束より下のブロックの場合には"A波とH波はあるけれどV波がない"っていうパターンになりますか？

🤓 その通り．それはHVブロックまたはヒス束下ブロックといわれていて，さっき言ったとおり"危険信号"だね．"悪性"の房室ブロックなんだ．

🔰 あと一つ，"ヒス束内ブロック"って書いてありましたけど，これは？

🤓 ヒス束は"Bundle of His"っていわれるからBHブロックっていわれてるけど，H波が"分身の術"で2つに割れて見えたり，片方だけが見えたりするんだよ．

🔰 えー，H波が2つあるですか？

🤓 すごく珍しいんだけどね．まぁ，今日は入門編だから深入りはせずに次の例にいきましょう．次のEPS記録（**図5**）を読んでみてよ．

🔰 ええい，今度こそ．まず，最初のP波がいきなりブロックされていて，次はP-QRSとつながって，その後にはP-P…ってなっています．高度房室ブロックですね．

🤓 その通り．心内はどうかな？

🔰 ヒス束心電図を見ればいいんでしたね．1拍だけつながったところはA→H→Vになってます．それ以外のブロックされたP波の真下にあるのがA波で…あっ，H波がありますよ，これは確実に．

図5

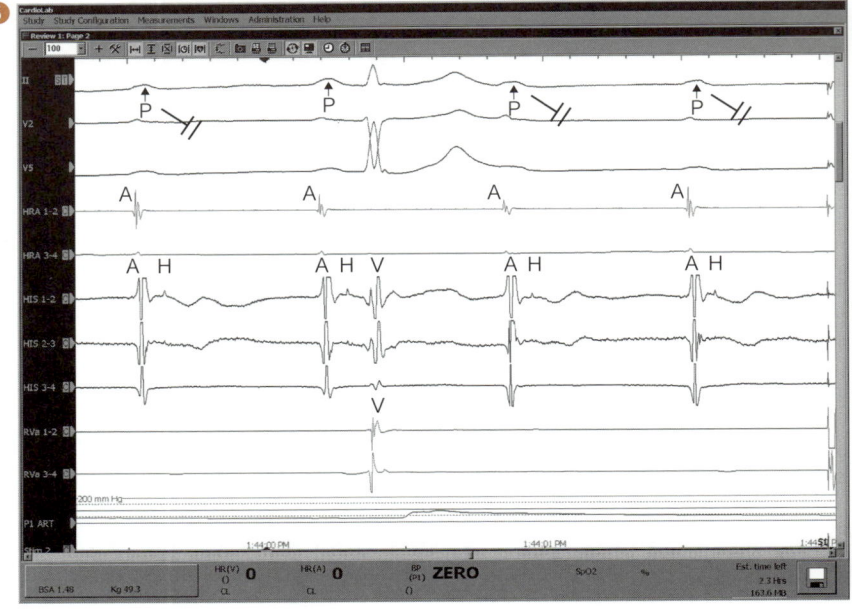

👓 ということは？

📖 V波はないから"導線"がヒス束の先で切れてるわけで，つまり HV ブロックですか，これが？

👓 まったくその通り！

📖 こういう症例はペースメーカー適応になるわけですね．EPS の考え方がだんだんわかってきました．

👓 そうだね．でも，感動しているところを悪いんだけれど，ブロックの人にわざわざ入院してもらって EPS をするというのも大変だと思わない？ 徐脈に関する EPS だけなら 30 分ぐらいしかかからないけど侵襲的検査でしょ，一応．

📖 確かに．カテーテル室に行かなくてもヒス束の情報を知れるヒントが欲しいところです．ちょっと贅沢すぎるかなぁ？

👓 実はそうでもないんだよ．もちろん正式な診断は EPS をやってヒス束

アドバンス
4 房室ブロック部位

心電図を記録しなければならないけれど，ヒス束以下のブロックを示唆する所見として，

1）運動負荷（トレッドミル検査など）による増悪
2）薬物投与（硫酸アトロピン静注など）による増悪

っていうのは知っておいて損はないかもしれないね．

🔻 増悪？　ブロックが悪くなるってことですか？

👓 そう．普通は運動したり硫酸アトロピンを静注したりすると心拍数が増えるわけだけど，"悪性"の房室ブロックの場合には心房レートが早くなっても心室が追従できなくて房室ブロックが増悪するために，心拍数が減ってしまうことがあるんだ．

🔻 運動して脈拍が減るなんて不思議．

👓 たとえば，この例を見てごらん（**図6**）．

🔻 モニター心電図ですか？　上段は2：1房室ブロックですね．心拍数は約7"マス"半で約40/分ですね．

👓 そう．2：1房室ブロックで精査入院となった82歳の女性の心電図だよ．この患者さんは80歳を越えてて膝も少し痛いっていうから，トレッドミル検査は酷かなぁということで心電図モニターをつけながら病棟を私と一緒に2〜3周したんだよ．多少疲れるぐらい歩いてもらってからの

図6

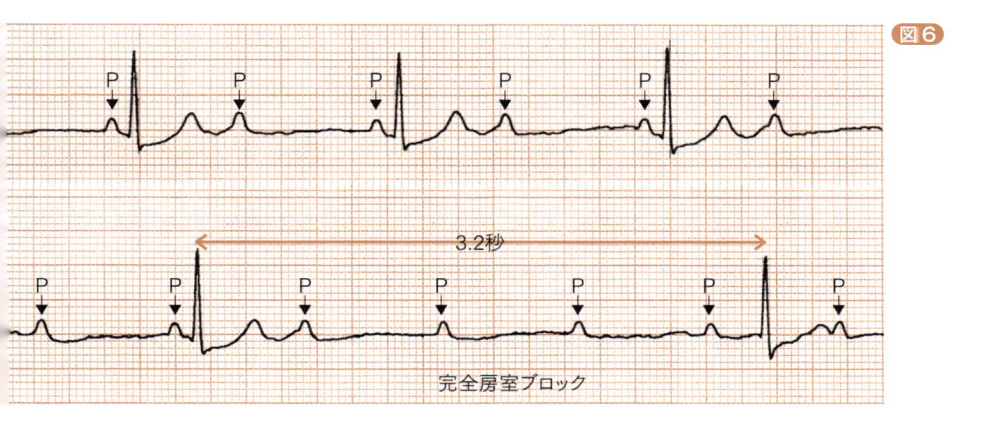

3.2秒

完全房室ブロック

モニター心電図が下段だけれど，どうかな？

📘 最初の2つのP波は2：1房室ブロックの時と同じようですが……あっ!!　次はP–P–P–P–QRSになってますね．高度房室ブロックですか？

👓 いや，6個目のP波とQRS波もつながっていなくて補充収縮だから，正しくは完全房室ブロックなんだよ．

📘 なるほど，運動しただけで2：1が完全房室ブロックになっちゃいましたよ．何かマジックみたいですね．

👓 こういう時に**HVブロック**じゃないかな，って推察できるわけ．当然，EPSはせずに直接ペースメーカー植込みとしたよ．

📘 すごいですよ，先生．EPSをしないでもブロックの場所がわかるなんて．

👓 もちろん全例でこんな風にうまくいくわけでもないし，こうやって運動する余裕すらない状況もあるからね．一方，"良性"の**AHブロック**では**運動とともに房室伝導も良くなって心拍数がちゃんと増えてくることが多い**とされてるよ．

📘 なるほど，なるほど．"ベッドサイドの知恵"ですね，まさに．

房室ブロック

8 心房細動中のレギュラーな徐脈
― 絶対に見逃しちゃダメ！

【症例】73歳，男性．
【既往歴】糖尿病，慢性心房細動：ともに65歳ごろから．
【現病歴】7～8年前より糖尿病，心房細動と診断され他院にて血糖降下薬，抗血小板薬にてフォロー中であった．2005年末，突然大量の下血を認めたため近医を受診．受診時には下血なく鉄剤を処方され経過観察とされた．その後，下腿浮腫・易疲労感などが出現したため2006年1月初旬に近医再診．貧血，心不全の診断でジギタリス製剤などを追加され，精査が必要とされた．1月下旬の受診時には貧血著明(Hb～5 g/dL)であり，輸血施行．上部消化管内視鏡では胃幽門輪に小潰瘍のみ．さらなる精査が予定されていたが，歩行時息切れ出現，下腿浮腫増悪をみたため1月末に当院外来受診．貧血，心不全の精査・加療目的にて入院となった．
【生活歴】喫煙：20本/日×30年(現在は禁煙中)，飲酒：日本酒1合/週．
【家族歴】父母：結核，弟：肝硬変．
【理学所見】身長176 cm，体重72 kg，体温36.9℃，血圧132/60 mmHg，脈拍44/分・整，酸素飽和度92%(室内気)，心雑音：なし，肺ラ音：両側中～下肺に捻髪音聴取，下腿浮腫：両側とも著明．
【血液検査所見】WBC 5,100/μL, Hb 7.2 g/dL, Plt 23.8×10^4/μL, PT-INR 1.20, APTT 28.5 sec, Alb 3.1 g/dL, BUN 12.2 mg/dL, Cre 0.91 mg/dL, UA 4.0 mg/dL, Na 140 mEq/L, K 4.7 mEq/L, Cl 106 mEq/L, GOT 16 IU/L, GPT 12 IU/L, ALP 139 IU/L, γ-GTP 22 IU/L, LDH 437 IU/L, CK 20 IU/L, CRP 0.6 mg/dL, Fe 19 μg/dL, UIBC 405 μg/dL, Ferritin 9.9 ng/mL, HbA$_{1c}$ 6.8%, BNP 492 pg/mL.
【血液ガス】(室内気)pH 7.490, PaCO$_2$ 37.2 mmHg, PaO$_2$ 65.7 mmHg, SaO$_2$ 93.4%, HCO$_3$ 28.1 mEq/L.
【胸部X線】図1　【心電図】図2
【心エコー所見】IVST/PWT 11/10 mm, LVDd/Ds 50/26 mm, FS 48%, EF 79%(Teichholz法), LAD 47 mm, AoD 35 mm, RVD 23 mm, MR(2+), AR(-), TR(3+), RVSP 40 mmHg, PR(1+), LV wall motion: hyperkinetic.
【内服】ベイスンOD 0.6 mg 3x, メルビン500 mg 2x, バイアスピリン100 mg 1x, パリエット10 mg 1x, フェロミア100 mg 2x, ジギトキシン0.3 mg 3x.

🧑‍🦲 さて，この症例をどう考えるかい？

👨‍⚕️ 身体所見は脈が少し遅くて酸素飽和度も低めです．あと，足がひどくむくんでいるようです．血液検査ではHbが7.2 g/dLで明らかな貧血を認めます．HbA$_{1c}$は糖尿病のため高値です．血液ガスではPaO$_2$，SaO$_2$ともに低く，BNP高値と胸部X線（**図1**）での心拡大，肺うっ血があり，浮腫と合わせてうっ血性心不全で説明できると思います．

図1

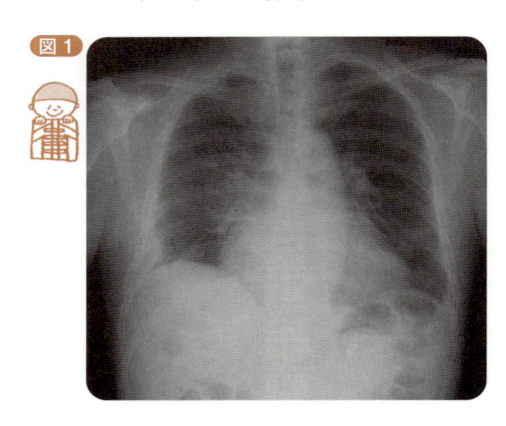

🧑‍🦲 そうだね．心エコーでは，心房は左右とも拡大して左室も少し大きいけれど，左室収縮は良好だね．心房拡大は長年の心房細動と僧帽弁閉鎖不全，三尖弁閉鎖不全で説明できるね．次に心電図（**図2**）を読んでみて．

👨‍⚕️ 40〜45/分くらいで脈拍が遅く，肢誘導で低電位差（low voltage in limb-leads）があると思います．

🧑‍🦲 それだけ？　調律はどう？　一番の基本だよ．

👨‍⚕️ 基本調律は…R-R間隔はレギュラーで40/分くらいですから洞性徐脈です．

🧑‍🦲 ちょっと待って，"洞性"徐脈の証拠は？　前にやった洞調律の定義（⇒2章14ページ参照）を見直してよ．それに病歴も読み返して．少なくともここ7〜8年はずっと心房細動でしょ．

👨‍⚕️ I，II，aV$_F$とaV$_R$誘導でP波を見るんでした．そういえばP波がない！　心房細動ですか？　しかも徐脈です．

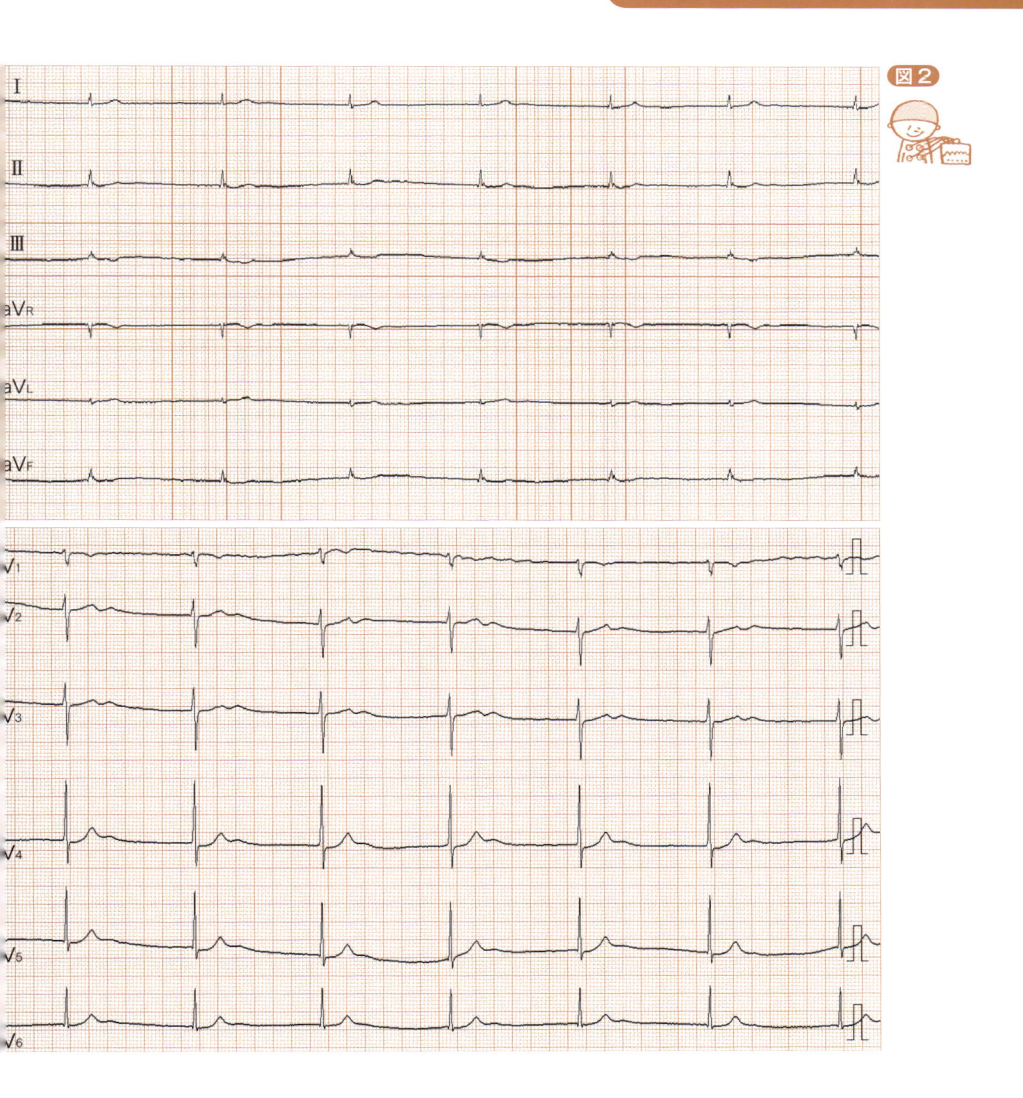

房室ブロック
8 心房細動中のレギュラーな徐脈

図2

👓 少し近づいたけどまだ間違い．心房細動の心電図診断は？

🛡 P波がない代わりに細動波（f波）があってR-R間隔がイレギュラーです．また一般的に心房細動は頻脈傾向であるはずですが，本症例は徐脈である点が気になります．

👓 いい点に気づいたね．心房細動は絶対性不整脈といわれるだけあって，

R-R 間隔はバラバラであるはずなんだ．1～2 拍は同じ間隔に見えたとしても 10 拍分とか見れば必ずズレるよ．それなのにこの症例はきれいに R-R 間隔が揃っているよ．しかも心拍数が遅いよね？
こういう時には完全房室ブロックをまず考えよう．心房細動は P 波がないから，P と QRS の関係で決まる 1 度とか 2 度の房室ブロックは診断できなくて，心房細動で唯一診断できる房室ブロックが完全房室ブロックなんだよ．

> （慢性）心房細動の経過中にレギュラーな徐脈を見たら，まず完全房室ブロックを疑え

🛡 へぇー．では普通の完全房室ブロックのように QRS 波は補充調律で作られるのですね．レートは 40～45/分で QRS 幅も正常（narrow）なので房室接合部性だと思います．あと，よく見ると V_1 誘導にわずかですが f 波らしきものが見えてきました．やっぱ心房細動なんですね．

👓 そうだね．診断をまとめるとどうなる？

🛡 完全房室ブロックを伴う心房細動と読むのが正解ですね．奥が深い．この症例は徐脈性心不全ですね，ようやくわかりました．

👓 他におそらく消化管出血を疑わせる貧血，鉄やフェリチン値から鉄欠乏性貧血がわかったので単純な徐脈性心不全ではないけれどね．

🛡 治療は，心不全ですので安静にして酸素吸入，利尿剤を注射します．貧血に対しては，鉄剤を使いつつ必要であれば輸血します．ボリューム負荷で心不全が悪くならないように注意しながらですが．

👓 一般的にはそれでいいよ．でも心不全は原因が大事．この症例では完全房室ブロックによる徐脈性心不全だから…

🛡 ペースメーカーですか？　ようやく本題になったという感じです．

👓 通常ならそれでいいよ．慢性心房細動の完全房室ブロック例では右室にリードを一本入れるのが基本とされるんだったね（⇒ 6 章 44 ページ参照）．でもその前によく考えて，この完全房室ブロックがどうして生じたのかを．ヒントは内服薬をよく見て．

🛡 完全房室ブロックはほとんど加齢で生じるので，それ以外の理由はない

と思うのですが？　あっ，ジギトキシンを内服しているので，これが房室伝導を抑制しますね．いわゆるジギタリス製剤ですよね．

👓 よく知ってるね．ジギトキシンは今ではあまり使われない古い薬だけれど，同じグループのジゴキシンなんかは心房細動を伴った心不全例では現在も頻回に使われるんだよ．ちなみに一般的なジギトキシンの常用量は 0.05～0.1 mg/日 とされるけど，本症例では 0.3 mg 3x と 3～6 倍処方されていたんだよ．それで完全房室ブロックになったと思われるんだ．

📖 房室ブロックが薬剤性ってこと？　血中濃度はどうですか？

👓 入院前の数日は調子が悪くて食事も薬も飲めなかったそうだけど，入院時は 34 ng/mL だったよ．正常範囲が 10～25 ng/mL だからたしかに高値だよね．いわゆるジギタリス中毒による薬剤性房室ブロックなんだ．

📖 全然気づきませんでした．反省（泣）．

👓 この男性は 73 歳だけど大変にお元気で，下血の件の直前までは毎日スポーツジムに通って，運動後に血圧と脈拍を測っていて心拍数も 100/分くらいまで上がってたというから，もともとの房室伝導はそんなに悪くなさそうなんだ．だから，私はジギトキシンが体から抜けていけば元に戻ると考えてペースメーカーは入れずにねばったんだ．
幸い利尿剤，輸血で著明な改善が得られて，10 日間で体重が 7 kg も減って下腿浮腫もなくなり息切れも改善したのさ．

📖 それで速やかに脈拍も戻ったんですね．

👓 いや．入院約 2 週間後にはジギトキシン血中濃度が正常範囲の 8.6 ng/mL にまで低下したけれど，心電図では徐脈性心房細動のままで完全房室ブロックのこともあったんだ．ジギトキシンはジゴキシンと違って半減期が長いので仕方ないとは思ったけれど．やはり房室伝導が悪くなった可能性も否定できないから外来でしばらく見て房室ブロックが遷延するようならペースメーカー植込みになるかもしれないとはお話ししていたんだけれど．

📖 ジギタリス中毒は初めて見ました．そういえば悪心・嘔吐や食思不振などの消化器症状が出ると教科書で読んだことがあります．

👓 本症例での食思不振は心不全，ジギタリス中毒に加えて抗血小板薬投与

の副作用としての消化管出血も絡んでいるかもしれないね．結局，後になって大腸憩室からの出血と判明したんだ．糖尿病や年齢も考慮してワーファリンによる脳梗塞予防を開始してアスピリンは中止したよ．欧米に比較して日本人は易出血性といわれているから注意しないといけないね．

🔰 なるほど．すべてが一本の糸でつながった感じで気持ちがいいです．

👓 ガイドラインによれば完全房室ブロックの多くはペースメーカー適応だし，本症例のように徐脈性心不全を呈する場合にはなおさらそう思いがちだけれど，事前によく考えないといけないね．今回の薬剤性房室ブロックは，もちろんClass Ⅲ（適応禁忌）なワケ．

🔰 薬をやめれば元に戻るはずですからね．でも，一歩間違えるとペースメーカーを入れてしまいますね．気をつけなきゃ．

👓 また，ジギトキシンは非常に半減期が長いから時間はかかったけど，退院後の外来では心拍数が徐々に回復してきたよ．例えば外来でとった心電図（図3）を見て．房室伝導は少し悪いけれど心不全の症状もないので，現時点でもペースメーカーは入れていないよ．ちなみに，徐脈性心房細動に対するペースメーカー適応のガイドラインも見ておいてね．

徐脈性心房細動に対するペースメーカー適応

Class Ⅰ：
1. 失神，痙攣，眼前暗黒感，めまい，息切れ，易疲労感などの症状あるいは心不全があり，それが徐脈や心室停止によるものであることが確認された場合．それが長期間の必要不可欠な薬剤投与による場合を含む

Class Ⅱa：
1. 上記の症状があり，徐脈や心室停止を認めるが，両者の関連が明確でない場合

Class Ⅱb： なし

Class Ⅲ：
1. 症状のない徐脈性心房細動

〔日本循環器学会：不整脈の非薬物治療ガイドライン（2006年改訂版）．循環器病の診断と治療に関するガイドライン（2005年度合同研究班報告）．p11-12, 2006〕

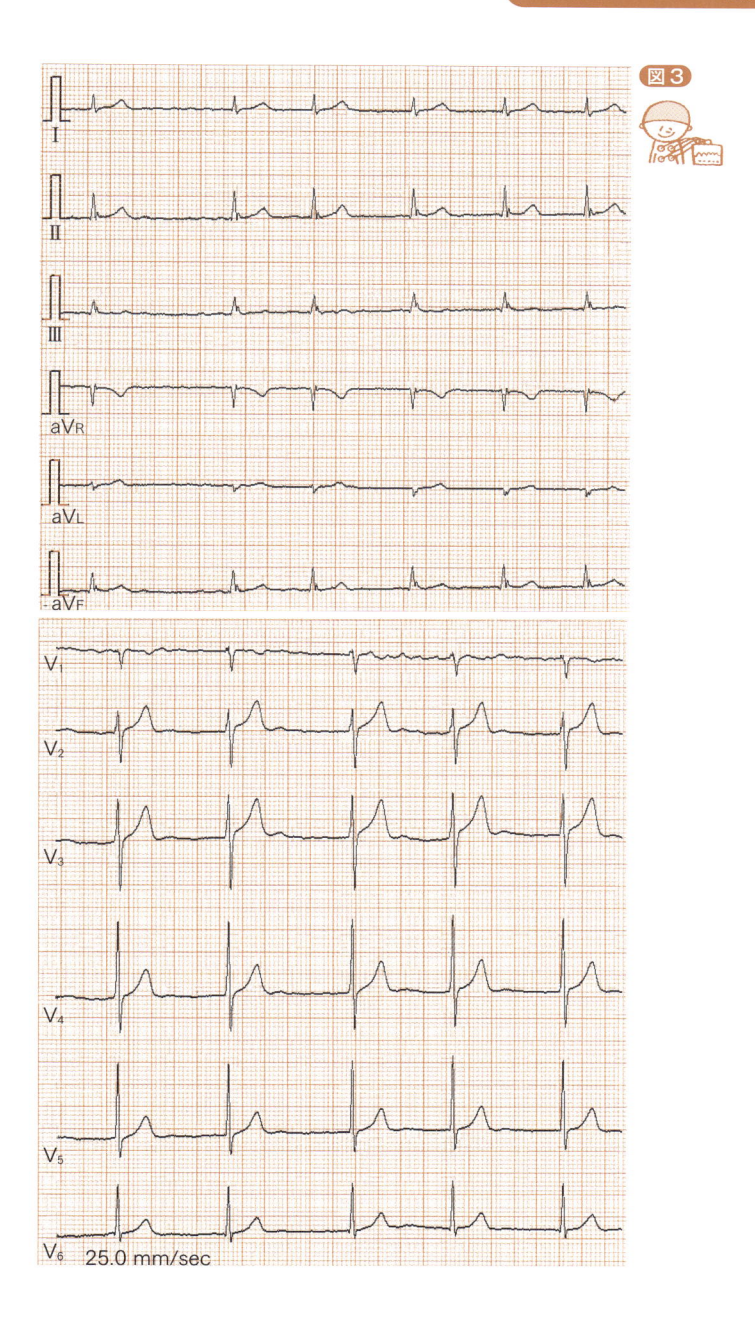

房室ブロック

8 心房細動中のレギュラーな徐脈

図3

25.0 mm/sec

▌徐脈性心房細動の時も脳虚血症状か心不全がある場合がペースメーカー適応で，逆に無症状の場合には入れてはダメなんですね．

サマリー

- ☑ 心房細動の経過中にR-R間隔がレギュラー（規則的）な徐脈を見たら完全房室ブロックを第一に疑おう（⇨アドバンス5参照）．
- ☑ 徐脈性心房細動に対するペースメーカー植込み適応ガイドラインを理解しておこう．
- ☑ 徐脈が可逆的原因（薬剤，電解質異常など）によるものでないか十分に検討してからペースメーカー植込みを決定しよう．
- ☑ ジギタリス中毒で見られる不整脈を復習しておこう．

アドバンス 5

心房静止
―― 心房筋の"慢性疲労"

👨‍⚕️ 心房細動の経過中にR-R間隔がレギュラーな徐脈になった時には<u>完全房室ブロック</u>を考えろ，って話をしたでしょ？

👩 はい．普段イレギュラーなはずの心房細動でR-R間隔がレギュラーとなるのは補充調律のためでした．普通は房室接合部性で心拍数は50/分前後でした．

👨‍⚕️ もう一つ，同じ状況で完全房室ブロック以外に考えておかなければいけない病態があるんだけど，知ってるかな？

👩 いえ，知りません．

👨‍⚕️ そうだよね．じゃあ，長い間ずっと心房細動が続いていると，f波の"震え"の幅，というか波の高さが時とともに小さくなってくる，というのは聞いたことある？

👩 f波が元気なくなってしまうんですね．でも，なぜでしょう？

👨‍⚕️ 心房細動では心房筋は400回/分以上のペースで収縮しているといわれていて，そんな異常なペースで何年，何十年も細かく痙攣しているうちにだんだん疲れてきて"勢い"がなくなると思っておけばよいよ．そして，ついには心房収縮がまったく停止してしまうことがあるんだ．正式な用語は<u>心房静止（atrial standstill）</u>というんだけれど．

👩 疲労蓄積でついにダウン，みたいな感じですか？

👨‍⚕️ そう．まさに"慢性疲労"で疲れ果てるっていう感じかな．外科の先生に聞くと，長年の心房細動持ちの弁膜症の患者さんの手術をしていると，術中に心房静止になっている人がいて，その時は文字通り心房が全く動いてないように見えるらしいよ．まさに静止だよね．

👩 へぇー．なるほど．では，心房の細かい"震え"を表すf波は…

👨‍⚕️ 完全になくなって平坦（フラット）になるはずだね．収縮しないからね．

📙 じゃあ，先生．心房が動かないわけだから，房室伝導はどうなるんですか？　心室も一緒に止まってしまうと大変です．心房細動が長く続いた人たちはみな突然死ってことになっちゃいますよー．

👓 鋭いね．実際はそうではないよね．このときも活躍するのは房室接合部や心室などからの補充調律なんだ．

📙 なるほど！　"もしも"の時の安全網なんですね．じゃあ，やはり心房静止でも

> 心房細動の経過中に突然遅くてR-R間隔がレギュラーな調律になる

っていう形をとるんですね．

👓 しかもf波がなく基線はフラットさ．完全房室ブロックとの違いは，このf波の有無が最大のポイントになるんだよ．これをまとめるね．これをふまえて次の症例を見てみよう．

> 【慢性心房細動経過中に生じたレギュラーな徐脈】
> ・f波あり→完全房室ブロック
> ・f波なし→心房静止

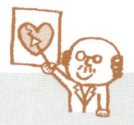

【症例】62歳，女性．
【現病歴】約20年前にリウマチ性弁膜症の診断で僧帽弁置換術（生体弁）を受けて，ここ10年くらいで心房細動が出現し慢性化していた．その後，生体弁劣化による僧帽弁閉鎖不全症で心不全増悪を繰り返したため2度目の僧帽弁置換術を施行された．この時，心房細動に対するメイズ（maze）手術も施行されたが術後も心房細動は持続していた．術後は比較的順調に経過し退院となったが，2週間後，椅子で読書をしている途中に"めまいがする"と言った直後に意識消失，床へ転落し顔面を強打した．その後，意識回復したものの家族が救急要請し当院へ緊急搬送された．

アドバンス
5 心房静止

📕 2回目の僧帽弁置換術で，少なくとも10年以上の心房細動で…．退院して2週間で失神しちゃったんですね？

👓 そう．手術した僧帽弁は問題なかったし，頭部CT・MRIも問題なしだったんだ．やはり，心電図がキーだったんだけど，入院時の心電図（**図1**）はどうだろうか？

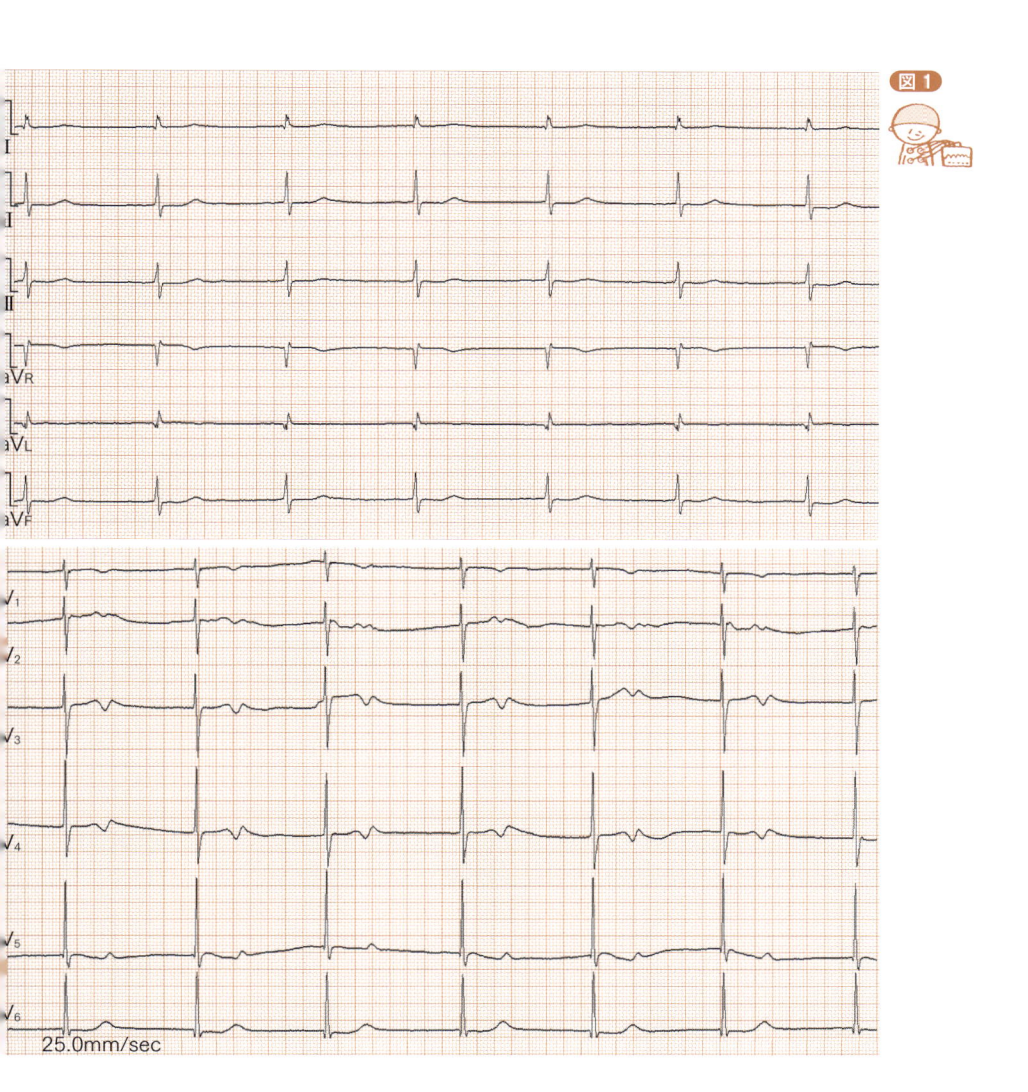

図1

25.0mm/sec

📖 長期の心房細動だった人が今回は**レギュラーな徐脈**になってます．R-R間隔は約 40/分で narrow QRS ですから**房室接合部補充調律**ですね．考えられるのは完全房室ブロックか心房静止ですね．QRS 波の間には f 波はまったくといっていいほど見えませんから**心房静止**でいいですかね．

👓 いやぁ，素晴らしい．まったくその通り．ちなみにこの症例はジギタリスやβ遮断薬などの房室伝導を抑える薬も飲んでいなかったよ．ちなみに 2 日前に外来に来ていた時の心電図（**図 2**）を示そうか．これはどう？

📖 R-R 間隔はバラバラで明らかな P 波もありませんから，この時は心房細動でいいですか．この時から f 波は痕跡程度にしかわかりません．

👓 少なくとも 10 年以上の"ビンテージ（vintage）"級の心房細動だからね．あと，この患者さんは僧帽弁手術の際に心房細動を抑えるために心房筋に傷をつけるメイズ手術ってのを一緒にやってるんだけど，そのことも多少影響して心房静止になったのかもしれないね．

📖 なるほど．いずれにしろ失神，転倒の原因は心房静止ですね．治療は**ペースメーカー植込み**でいいですか？

👓 そうだね．通常は右室にリード線を一本入れるのが普通だね．ちなみに，この患者さんは入院して数時間でペースメーカー手術をしたんだけど，それまでの間に病棟モニターで 10 秒くらいの心停止があって，もう一度失神されてヒヤヒヤさせられた症例だったなぁ．

📖 ひゃー，怖い．なるほど．

> 慢性心房細動患者の突然のレギュラーな徐脈

に関して頭の中が大分整理されてきました．

👓 それは良かった．でも，心房細動の患者さんはとても多いし，もともとそれ自体では命を奪うような不整脈じゃないから自然と経過が長くなる傾向にあるけれど，こういったケースでは，心電図だけじゃなくて心房細動の罹患年数や基礎疾患，手術経過，飲んでいる薬などの情報を統合して"完全房室ブロックらしい"とか"心房静止っぽい"とか判断しなくちゃならないんだよ．

アドバンス
5 心房静止

🔰 なるほど臨床って難しい！ でも，タメになるお話でした．

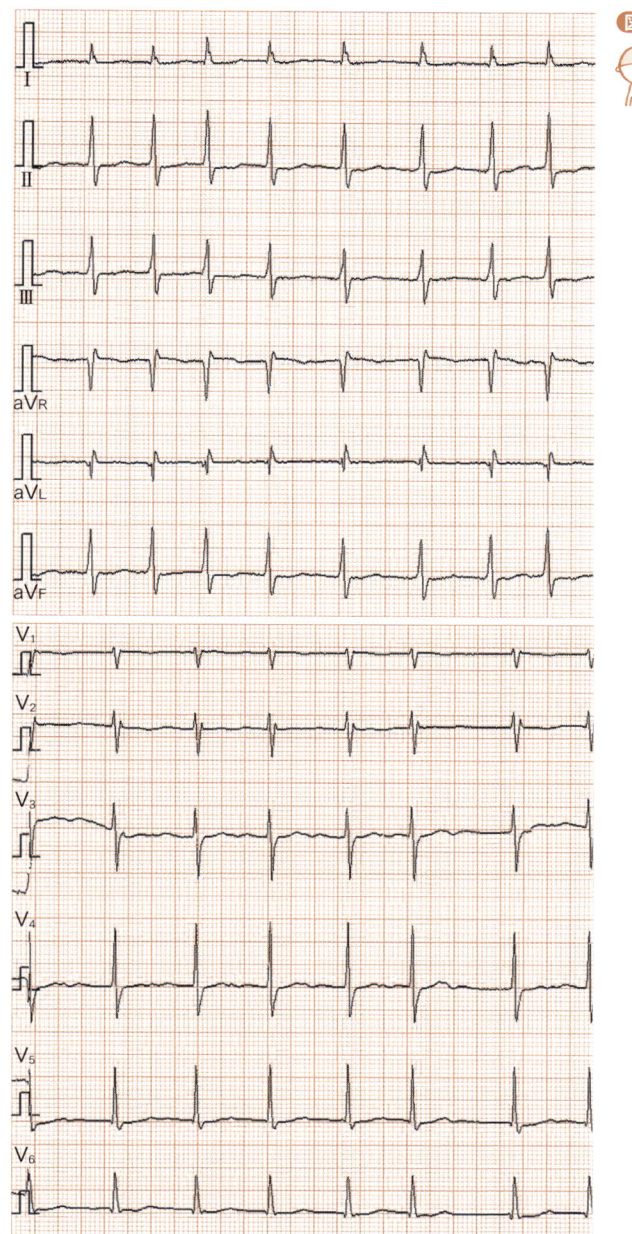

図2

洞不全症候群

9 洞不全症候群に対するペースメーカー
―― 洞不全症候群は疲弊したボクサー？

【症例】66歳，女性．
【既往歴】虫垂炎：25歳時手術．
【主訴】動悸発作と眼前暗黒感．
【現病歴】1992年に突然始まる動悸発作を自覚し，発作性心房細動と診断された．以後，リスモダンによる洞調律維持およびワーファリン内服で外来フォローされていた．2005年9月ごろより動悸発作の頻度が増加し，それに伴い停止時にふらつきや"脳貧血"のような症状が出現するようになった．外来にて数回ホルター心電図検査を繰り返すも発作はとらえられず，また患者の抗不整脈薬中止への不安も強くリスモダン内服は継続とされていた．2006年9月には同様の動悸発作と停止直後に失神発作を認めたため精査・加療目的にて入院となった．
【生活歴】喫煙：なし，飲酒：なし．
【家族歴】特記事項なし．
【理学所見】体温36.7℃，血圧136/70 mmHg，脈拍73/分・整，酸素飽和度96%，心雑音：なし，肺ラ音：なし，下腿浮腫：なし，その他：特記すべき異常所見なし．
【血液検査所見】WBC 5,900/µL，Hb 12.4 g/dL，Plt 22.4×10^4/µL，PT-INR 2.55（ワーファリン2.5 mg/日），APTT 52.1 sec，Alb 3.9 g/dL，BUN 19.8 mg/dL，Cre 0.94 mg/dL，UA 5.2 mg/dL，Na 141 mEq/L，K 4.3 mEq/L，Cl 106 mEq/L，GOT 23 IU/L，GPT 11 IU/L，ALP 119 IU/L，γ-GTP 20 IU/L，LDH 368 IU/L，CK 93 IU/L，CRP＜0.2 mg/dL，BS 83 mg/dL，HbA_{1c} 5.5%．
【胸部X線】図1
【心電図】図2
【心エコー所見】IVST/PWT 14/8 mm，LVDd/Ds 38/21 mm，FS 45%，EF 77%（Teichholz法），LAD 40 mm，AoD 36 mm，RVD 18 mm，MR（1＋），AR（1＋），TR（1＋），RVSP 27 mmHg，PR（1＋），LV wall motion：normal．
【内服】リスモダンR 150 mg 1x，ワーファリン2.5 mg 1x．

洞不全症候群
9 洞不全症候群に対するペースメーカー

今回から洞不全症候群について勉強していくよ．この症例を見ていこう．

主訴は動悸発作とふらつきですね．動悸発作は発作性心房細動でしょうけど，停止後のふらつきは…これは前にも出てきたルーベンシュタイン（Rubenstein）分類でⅢ型の徐脈頻脈症候群ではないですか？ 頻脈と徐脈って裏腹で一人の人に共存することも多いんですよね．

表1　ルーベンシュタイン分類

Ⅰ型	原因不明の持続性洞性徐脈（心拍数 50/分以下）
Ⅱ型	洞停止，洞房ブロック
Ⅲ型	徐脈頻脈症候群

(Rubenstein JJ et al, Circulation 46: 5, 1972)

勘が鋭いね．ただ本症例ではホルター心電図など何度か繰り返されたけど，そういう時に限って発作は起きないから"現場"は捕らえられていないけど．

たしかに3日に1回しか起きない発作であれば，24時間連続で心電図記録しても，運が悪ければ発作がキャッチできないこともありますよね．

とはいっても徐脈頻脈症候群が疑われたから，抗不整脈薬が徐脈に悪さをしている可能性も考えて，外来でリスモダンを中止しようとしたんだけど，患者さんは動悸発作が増えるのもイヤだから中止したくないって言うんだ．

なるほど．そうこうしているうちに失神しちゃったんですね．
さて検査所見ですが，入院時の血液検査，胸部X線（図1），心エコーに大きな異常はありません．

心電図（図2）は？

心拍数が約70/分の洞調律で軸も移行帯も正常です．ほかにaVLのq波がやや深くてⅠ，Ⅱ，aVFのSTも少し変な形ですがメチャクチャ異常という感じではないです．

トータルで見ると"正常範囲内"で良さそうだね．

でも失神してしまうんですよね．

図1

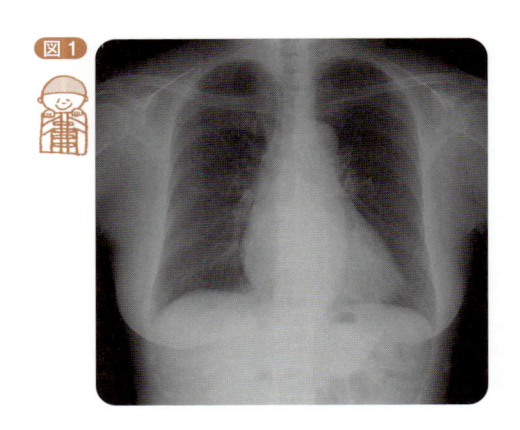

👓 そう．私は患者さんに，「不整脈の薬が洞結節の機能を悪くしていて，徐脈頻脈症候群で失神までしていますから，抗不整脈薬を飲み続けるならペースメーカーを入れないと危険なことが起こりますよ」と説明したんだ．でも，患者さんは，「普段は何ともないし，先生は脈が延びているはずだといいますが，心電図で実際に脈が遅くなった時がつかまってないからペースメーカーの踏ん切りがつきません」と言うんだ．

📕 なるほど"証拠を示せ"ってわけですね．

👓 それで，患者さんと相談して電気生理学的検査（EPS）をすることにしたよ．今回のケースは日本循環器学会ガイドラインの Class I に相当するからね（⇨94ページ参照）．

📕 徐脈と症状の関連性がいま一つはっきりしない時が，EPS を考慮する状況なんですね．

👓 EPS の詳細が今回の本題ではないから，ここでは代表的な洞結節機能評価であるオーバードライブ抑制試験だけ説明しよう．

オーバードライブ抑制試験

👓 洞結節の自然発火のペースはどれくらいかな？

📕 正常洞調律の心拍数と同じ 50〜100/分くらいですか？

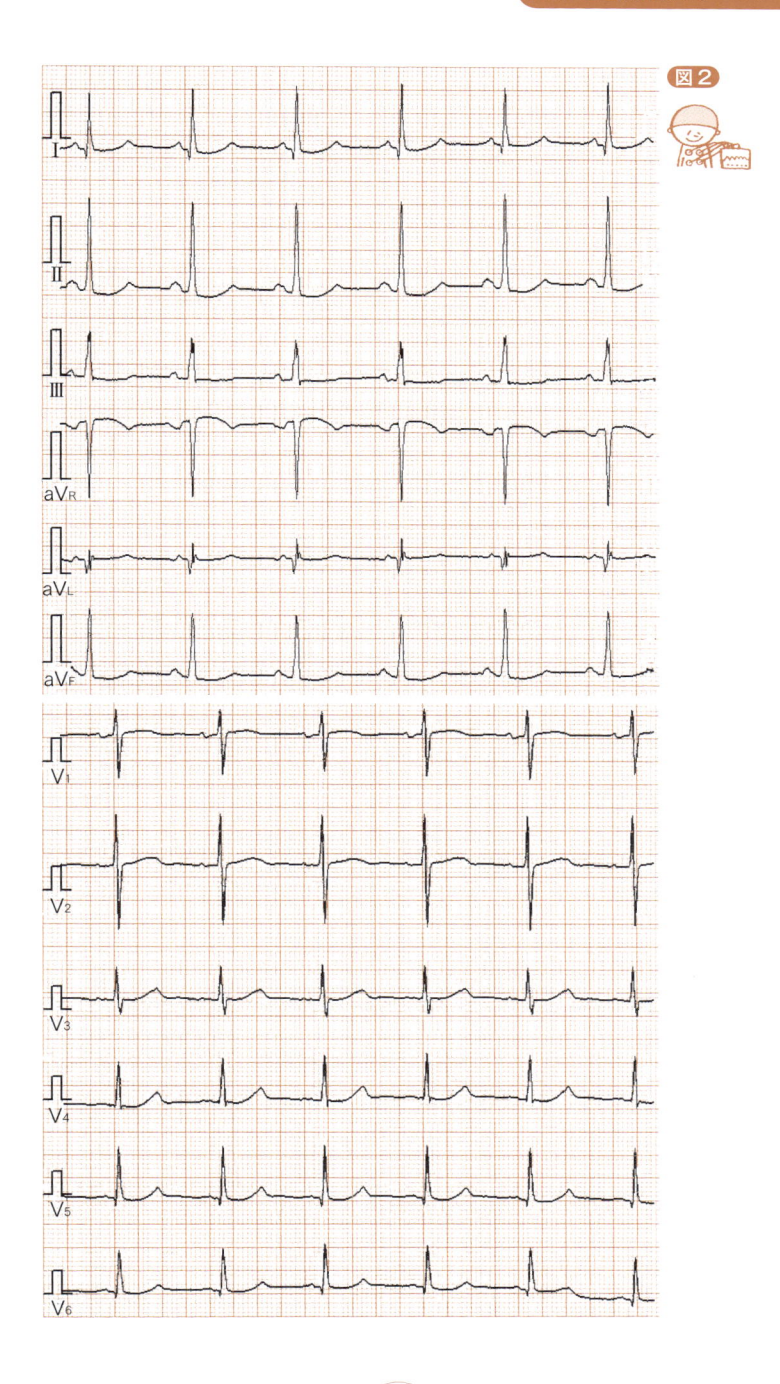

洞不全症候群
9 洞不全症候群に対するペースメーカー

図2

🤓 そうだね．心臓は一番早いペースで興奮する部分からの"号令"に合わせて，他の"部署"が働くという"ルール"があるんだ．通常は洞結節のペースが一番早いから洞調律が心臓全体を統率しているんだ．今，たとえば洞結節が 70/分で興奮しているところに，心房内に挿入した電極カテーテルから 120/分のペースで電気刺激をするとどうなると思う？

📕 異所性心房頻拍が起こったような状態ですね．この場合は"下克上"が起こって心臓全体が毎分 120/分で興奮しようとするので，洞結節の出る幕はなくなるのではないですか？

🤓 そう．洞結節は"非番"になるワケ．では，この状態を 30 秒くらい続けて，

洞機能不全に対する電気生理学的検査（EPS）の適応

クラス I
1. 失神，めまい，眼前暗黒感などの症状を有する洞結節機能不全で，症状との関連が心電図，ホルター心電図などの非侵襲的検査では証明できない患者

クラス IIa
1. 失神，めまい，眼前暗黒感などの症状を有する洞結節機能不全で，症状との関連が心電図，ホルター心電図などの非侵襲的検査によって証明されており，他に房室伝導障害あるいは頻拍症などを合併する患者
2. 徐脈頻脈症候群で頻脈に対する必要不可欠な薬剤により徐脈の悪化をきたす患者
3. 無症状の洞機能不全で洞機能不全を増悪させるおそれのある薬剤の投与が必要な場合

クラス IIb
1. 失神，めまい，眼前暗黒感などの症状を有する洞結節機能不全で，症状との関連が心電図，ホルター心電図などの非侵襲的な検査によって証明されており，その原因が他の疾患に対する薬物治療の影響であることが疑われる患者
2. 洞結節機能不全が疑われる患者で，抗不整脈の投与により，洞結節機能の低下が顕在化できると考えられるもの

クラス III
1. 失神，めまい，眼前暗黒感などの症状を有する洞結節機能不全で，症状との関連が心電図，ホルター心電図などの非侵襲的検査によって証明され，他に房室伝導障害あるいは頻拍症などを合併していない患者
2. 無症状の洞性徐脈

（日本循環器学会：臨床心臓電気生理検査に関するガイドライン．Circ J；70 Suppl IV：1465，2006）

🛡 いきなりペーシングを止めたらどうなるでしょう？

🛡 外部からの人工的な刺激がなければ基本的に洞結節の"天下"ですから，また洞結節のペース70/分で間髪を入れずに刺激が出ると思います．

👓 そうだね．洞結節の機能が正常の場合には，1～1.5秒以内に本来のペースで自分の仕事を再開するんだ．でも，洞機能不全の場合にはその出足が遅れるんだ．

🛡 そうなんですか．

👓 例えばボクサーを30秒間殴り続けて何秒で立ち上がるかを見るとしよう．普段からトレーニングして体力十分なボクサーなら1秒かそこらで這い上がってくるだろうけれど，ボロボロに疲れ果てたボクサーだと，殴られ続けてダウンした後に立ち上がるのに何秒もかかってしまう…

🛡 洞不全症候群は疲れきったボクサーですか？　わかりやすいたとえですね！

👓 そう．つまりこれがオーバードライブ抑制試験だよ．難しくないでしょ？　心房から30秒間ペーシング刺激を入れて中止した後に洞結節が活動を再開するまでの時間を，洞結節回復時間（sinus node recovery time; SNRT）といって，洞結節機能評価に使われるよ．正常値は1.5秒以内とされているんだ．

🛡 鍛えているボクサーなら最低でも1.5秒以内で立ち上がれるってわけですね．

👓 その通り．本症例でもいろいろペーシングレートを変えてSNRT計測を繰り返したんだけど，無投薬下でのSNRTは最大でも1.2秒程度だったんだよ．

🛡 正常範囲内なんですね．困りましたね．

👓 それで諦めきれずに心房細動の脈拍コントロールによく用いるワソランを1アンプル（5 mg）静注して計測をしたところ，なんと約4秒と明らかな延長が見られ，患者さんも「いつもの脳貧血と同じ症状です」と言ったんだよ．

📕 症状に一致して徐脈が誘発されたということですね．でもこれでいいのでしょうか？

🕶 薬は使用したけれど，まあ正常ではまず起きない反応だからね．この所見を説明したら患者さんはペースメーカーに納得されたよ．
ではペースメーカーの話に入ろうか．ようやく症候性の洞機能不全であることが証明されたわけだけれど，洞不全症候群の患者のペースメーカーのデザインはどうなる？

ペースメーカー・リードをどこに入れる？

📕 デザイン？

🕶 主にリードの本数と留置場所のことだね．

📕 とりあえず心室にリードを入れて心停止時にペーシングできるようにしておけばいいのではないでしょうか？　失神もなくなるでしょうし．

🕶 一般的にそれでは△と×の間だね．そのような"お助け"心室ペーシングは違和感があると訴える人がいるんだ（ペースメーカー症候群）．もっと素直に考えてみて．洞不全症候群は洞結節が働かないから？

📕 リードを右房に入れて，洞結節が仕事をサボった時に代わりにペーシングしてあげればいいんですね．でも心室に伝わるまでに電気刺激が途中で途切れるかもしれないし，何が起こるかわかりませんよ．

🕶 鋭いね．だから最低でも右房，特に右心耳にリードを引っ掛けたり，最近では心房中隔にリードの先端を打ち込むことも多いんだ．その際，右房からのペーシングがきちんと心室にまで伝わるかを，常に気をつけないといけないね．

📕 つまり房室伝導能ですね．これはどうやって確認するんですか？

🕶 これもEPSで評価するよ．房室伝導を司る"門番"である房室結節の"実力"を評価するんだ．具体的には心房からペーシングした時，心室に全部そのまま伝えられるかをみるのさ．例えば，130/分で心房ペーシングしてQRSレートも130/分になればそのレートはクリアということになる．"どこまで1：1房室伝導できるかゲーム"みたいなもんだよ．

🔰 ???

👓 100/分くらいからはじめて，房室結節が"もうこれ以上無理！"って悲鳴をあげて"仕事をさばききれなくなる"時点が，その人の房室伝導能の限界と考えるんだ．正常な人では150〜160/分くらいなんだ．まあ120/分くらいまで1：1伝導できるなら，明らかな房室伝導能低下はないと考えていいよ．

🔰 それも EPS 時にやるのですか？

👓 そう．でも簡易的にはペースメーカー手術時に，右房にリードを置いて体外のペースメーカーにつないでペーシングしてみればいいよ．

🔰 心電図も同時に記録するんですね．

👓 1：1で房室伝導できなくなったら，通常はウェンケバッハ型の房室ブロックの形で心拍数がペーシングレート以下になるはずだよ．

🔰 なるほど．

👓 この症例ではEPS時に同時に房室伝導も評価していて140/分まで1：1で心室へつながることがわかったから，房室伝導能はまず問題ないと評価したよ．その他にもトレッドミル負荷試験をして実際に心拍数を上げて途中で房室ブロックにならずにレートが上がるかをチェックしたり，本症例のように心房細動を持っている場合は，発作時の心拍数（心室応答）を確認することだね．入院中の心房細動時の心電図（図3）を見てみて．

🔰 心拍数は108/分で頻脈です．R-R間隔がイレギュラーな時の心拍数計算法を用いて上下10秒の間にQRS波が18個ありますから，18×6としました（⇒アドバンス1参照）．

👓 しかも1拍ずつのR-R間隔を見ても短い間隔の時には2"マス"，つまり150/分近いときもあるでしょ．こういう人ならまず房室伝導能不良はないといっていいね．

🔰 そういう見方もあるんですね．覚えておきます．だから，この人は房室ブロックで困ることはなさそうだから，心房リード1本のみで洞結節の代わりだけしてあげればOKですね．

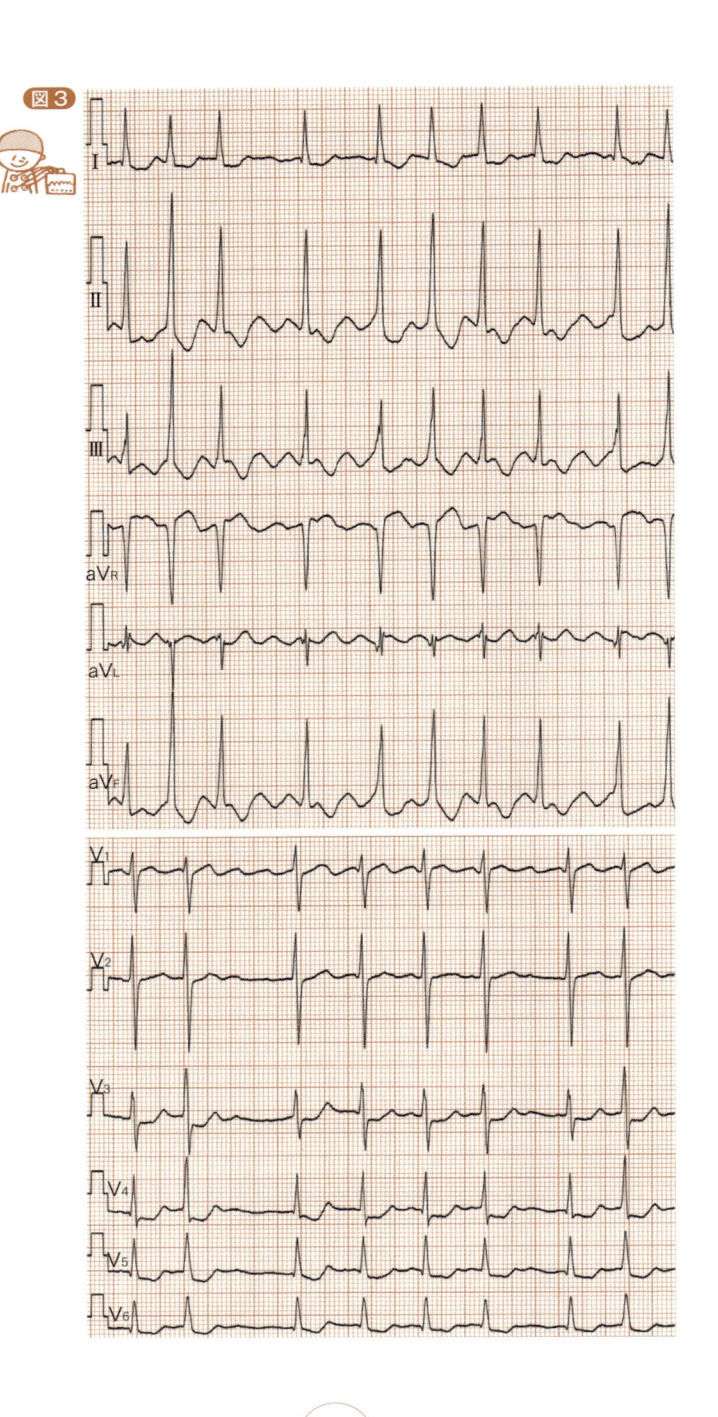

図3

ペースメーカー術後（胸部 X 線）

🔍 そう．実際の手術後の胸部 X 線も見て．実際には，発作性心房細動の予防や発作時の動悸症状緩和でいろいろな抗不整脈薬が追加されることがあるから，それによる房室伝導抑制も視野に入れておくべきだよ．でも，現時点では右房のみにペーシングリード 1 本入れるのが無難と判断したんだ．

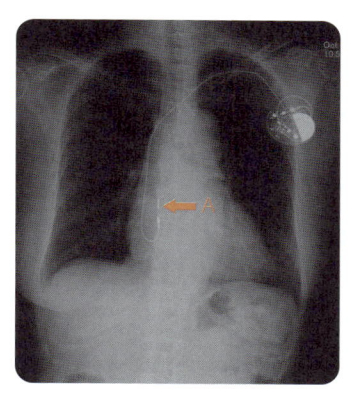

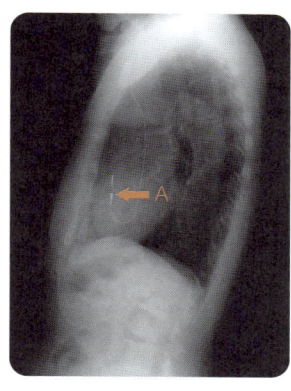

図 4

🔍 実は植込み時には問題がなくても，経過中に房室ブロックを発症する症例が年間 0.5％程度あるとされるよ．また，いろいろ便利な機能やモニタリングのため，最近は房室伝導の保たれた洞不全症候群でも心房と心室の両方にリード線を入れる場合も増えているよ．

サマリー

- ☑ P 波の "ない（少ない）" 徐脈が洞不全症候群と考えよう．
- ☑ 電気生理学的検査（EPS）とオーバードライブ抑制試験
    - 洞機能指標…洞結節回復時間（SNRT）：正常値 1.5 秒以下
- ☑ 洞不全症候群症例におけるペースメーカー・リード留置
    - 心房リードは必須（心室リードだけの留置は NG）．
    - 房室伝導能を参考にして心室リードを入れるか考える（房室ブロック合併に注意しよう）．
- ☑ 今後は心房・心室リードを用いた新しいペーシング・モードが主流になってくる可能性がある（⇨ 22 章 MPV 機能参照）．

アドバンス 6
電気生理学的検査の限界
―― この世に"絶対"なんてない

洞不全症候群に 電気生理学的検査（EPS）が有用だ，って話をしたでしょ．

【症例】77歳，男性．
【現病歴】1990年より陳旧性心筋梗塞および狭心症としてフォローされている．2006年1月中旬より1日に10回以上の眼前暗黒感が出現し，失神前駆症状が出現するようになった．動悸感もあるため近医受診したところ発作性心房細動が認められ，シベノールとテノーミンが処方された．その後も不整脈感，前失神発作が持続したため，3月末に精査目的で当院入院となり，EPSが施行された．最大洞結節回復時間（max SNRT）1,650 ms，心室頻拍誘発試験は陰性であった．薬剤誘発性の洞機能不全は否定しきれず，また陳旧性心筋梗塞例でもありシベノールは中止された．しかし，退院後も前失神発作を連日認め，4月中旬には失神直後の転倒事故を認め緊急入院となった．
【生活歴】喫煙：20本/日×30年，飲酒：ウイスキーグラス2杯/日．
【家族歴】特記事項なし．
【理学所見】体温35.2℃，血圧120/72 mmHg，脈拍50～70/分・不整，酸素飽和度95％（室内気），その他：身体所見に特に異常なし．
【血液検査所見】WBC 10,000/μL，Hb 17.7 g/dL，Plt 13.7×10^4/μL，PT-INR 2.14（ワーファリン2 mg/日），APTT 38.7 sec，Alb 3.5 g/dL，BUN 24.5 mg/dL，Cre 1.51 mg/dL，UA 4.8 mg/dL，Na 144 mEq/L，K 4.8 mEq/L，Cl 105 mEq/L，GOT 42 IU/L，GPT 40 IU/L，ALP 140 IU/L，γ-GTP 46 IU/L，LDH 366 IU/L，CK 153 IU/L，CRP 0.2 mg/dL，BS 113 mg/dL．
【心エコー所見】IVST/PWT 13/8 mm，LVDd/Ds 40/29 mm，FS 28％，EF 54％（Teichholz法），LAD 37 mm，AoD 35 mm，RVD 33 mm，MR（±），AR（−），TR（−），PR（1＋），LV wall motion：下側壁壁運動低下（中等度）．
【内服】ローコール20 mg 1x，テノーミン25 mg 1x，ワーファリン2 mg 1x，バイアスピリン100 mg 1x，アロシトール200 mg 2x，コニール8 mg 2x．

アドバンス
6 電気生理学的検査の限界

👧 はい，徐脈と症状との関連性を調べるのには大変有用だと思いました．

👨 そうだね．でも，EPSも万全ではないという意味で印象深い症例があるんだけど，見てみてよ．ほろ苦くたまに思い出されるんだけど．

👨 この症例は，失神精査で一度入院しEPSをやったんだけれど，明らかな洞不全症候群も房室ブロックの所見もなく，しかも陳旧性心筋梗塞例なんだけれど心室頻拍も誘発されなかったんだ．

👧 失神の原因となる不整脈所見がなかったわけですね．

👨 SNRTだけが1.7秒とちょっと長くて洞機能が少し悪いかもしれないけれど，全く症状も訴えなかったし，これだけじゃ失神の原因にはならないからと判断して抗不整脈薬（シベノール）だけ中止して退院にしたんだよ．もちろん，この段階ではペースメーカーの話なんてのもなかったし，入院中のモニター心電図でも特に異常所見はなかった．でも，患者さんは退院後も頻回にふらつきの自覚があって，ちょうどEPSをしてから1か月後に出先で失神してしまい再入院してきたの．そして入院直後の病棟モニター心電図で約7秒のR-R間隔延長がドキュメントされたんだ．それが**図1**だよ．

👧 ビューッと派手にのびてますね．

👨 うん．直前まで心房細動で，心房細動が止まった直後のP波のないフラットな徐脈だから洞停止だね．シベノールを中止して発作性心房細動の頻度が増えたのも関係あったかなぁ．
　患者さんはその時，検査に行くため病棟の廊下を歩いていて意識を消失

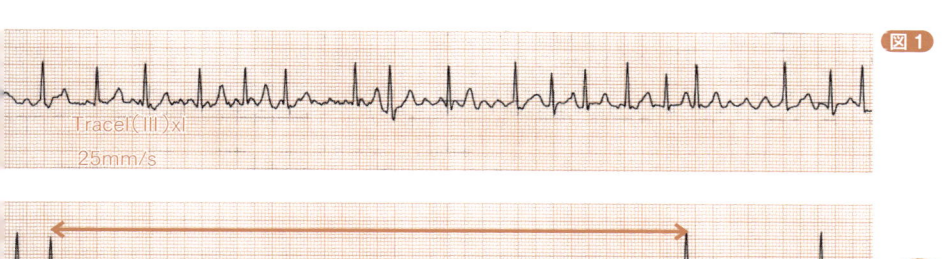

図1

したんだ．当然，洞不全症候群としてその日にペースメーカーを植込んだよ．

📖 EPS の結果から明らかに強い洞機能不全は考えにくいとされたのに，実際に洞不全症候群によると思われる発作で入院となってペースメーカー植込みが必要になるなんてちょっと皮肉ですね．

👓 そう．しかもね，ペースメーカー手術の時に心房リードを入れてから SNRT を測定してもやっぱり 2 秒にも満たなかったんだ．

📖 じゃあ，SNRT はイマイチな評価法ってことになりますか？

👓 もちろん全否定するものではないよ．ポジティブ（positive）に洞不全症候群の所見が出ればいいんだけれど，EPS で強い洞機能低下所見がないからといって完全に洞不全症候群を否定できない，ということになるかな．

📖 なるほど．でも，どうしてそんなことが起こるんですか？

👓 洞結節-心房間で刺激がブロックされてしまう，つまり心房内伝導障害による洞房ブロックがメインの洞不全症候群だったり，SNRT 測定時のペーシング刺激があまり洞結節を痛めつけられてない場合などがあるよ．後者は，ボクサーの例でいうと，たくさんパンチを打ってるつもりでも空振りが多くて実際にボクサーには思ったよりダメージがないからすぐ立ち上がれてしまう，という感じかな．まぁ，この理由は少し難しいから今は気にしなくていいんじゃないかな．

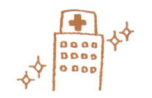

📖 そうですか．結局，EPS は決して万全じゃないってことが大切ですね．特異度は決して高くないんですね．教訓的な症例で勉強になりました．

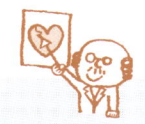

洞不全症候群

10 洞停止と洞房ブロックの区別
── キャリパー1つで勝負！

【症例】61歳，男性．
【既往歴】特記事項なし．
【現病歴】以前より毎朝自宅周辺を数 km ジョギングしていた．数年前より途中で息切れをするようになり走行可能距離も短くなってきていた．また，毎年の健診でも2年前より徐脈を指摘されるようになり，2006年春の健診では約40/分の徐脈を指摘された．ここ最近は連続して200〜300 m も走れなくなったこともあり，精査・加療目的にて当院紹介され入院となった．
【生活歴】喫煙：30本/日×30年，飲酒：機会飲酒．
【家族歴】母：ペースメーカー植込み術後．
【理学所見】身長161.1 cm，体重62.5 kg，体温36.9℃，血圧114/66 mmHg，脈拍35/分・ときに不整，その他：特記すべき異常所見なし．
【血液検査所見】WBC 6,000/μL，Hb 13.4 g/dL，Plt 14.4×10^4/μL，Alb 3.8 g/dL，BUN 27.5 mg/dL，Cre 0.94 mg/dL，UA 5.8 mg/dL，Na 142 mEq/L，K 4.9 mEq/L，Cl 110 mEq/L，GOT 23 IU/L，GPT 50 IU/L，ALP 136 IU/L，γ-GTP 182 IU/L，CK 130 IU/L，CRP＜0.2 mg/dL，HbA$_{1c}$ 5.6％．
【胸部X線】特記すべき異常なし．
【心電図】図1
【心エコー所見】IVST/PWT 8/9 mm，LVDd/Ds 52/30 mm，FS 42％，EF 73％（Teichholz法），LAD 41 mm，AoD 33 mm，RVD 33 mm，MR(1＋)，AR(－)，TR(1＋)，RVSP 35 mmHg，PR(1＋)，LV wall motion: normal．
【内服】なし．

今回は，健診で数年前から徐脈を指摘され，日常生活レベルでは困ることはなくても走れる距離が極端に短くなってきたこの男性について考えてみよう．

61歳では年をとったというには若すぎますね．検査所見を見ると，脈が遅いのはいつものことですが，その他の検査で特別な異常はなさそうです．

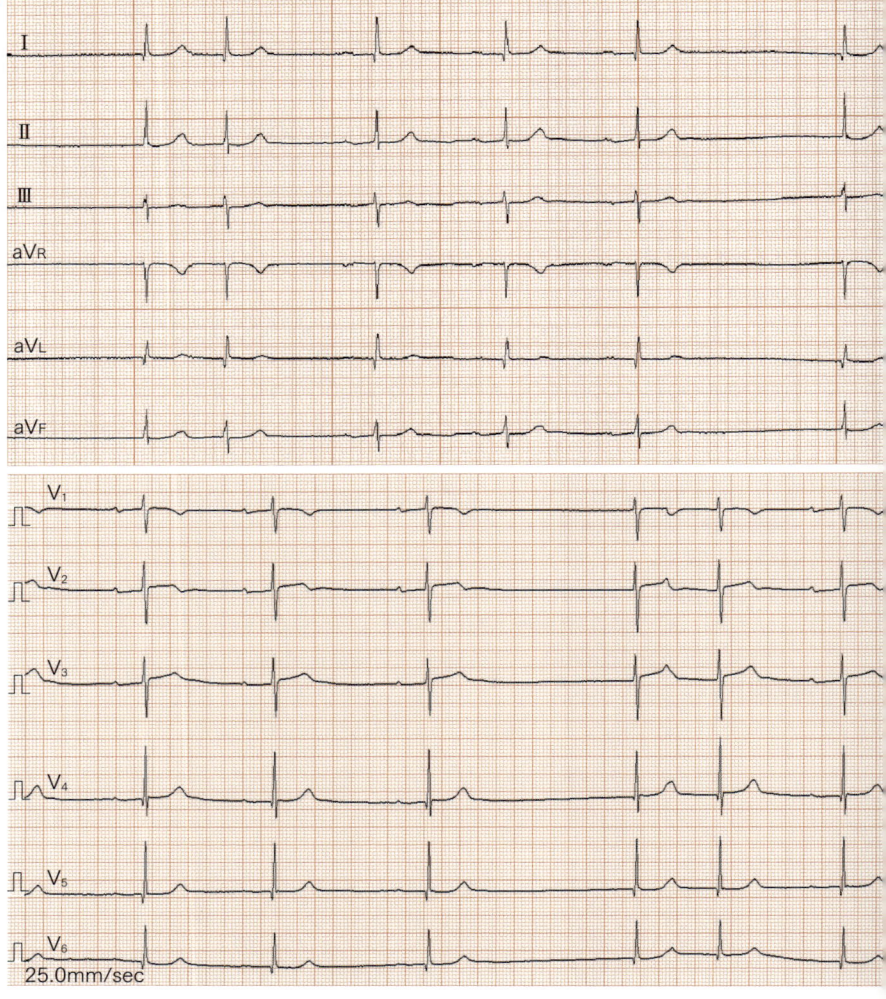

図1

25.0mm/sec

洞不全症候群
10 洞停止と洞房ブロックの区別

🔍 胸部X線は提示してないけど正常だったよ．心電図（**図1**）は？

📖 やはり心電図がキーポイントですね．脈は遅くてかなり不整です．ときどきR-R間隔がビューッと伸びているのが気になります．R-R間隔が伸びる時，間にP波が見当たりませんから，直感的に洞不全症候群です．T波の中にP波が埋もれていないか？　という視点で見てもやっぱりありません．

🔍 "隠れた"P波を探し出そうとする姿勢も素晴らしいよ．T波の形はどこも同じ形をしてるね．さらに言うとPR(Q)間隔も0.34秒くらいで明らかに長いね．

📖 1度房室ブロックも合併しています．その他肢誘導も含めてQRS波形などの異常はないようです．

🔍 OK，では不整脈診断は胸部誘導でやってみようか（**図1**）．

📖 P波はV₁～V₆誘導のいずれでも見やすいのですが，基本に忠実にV₁で見ます．

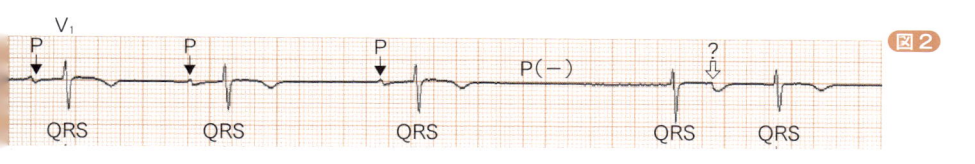

図2

V₁ : P QRS — P QRS — P QRS — P(−) — ? QRS — QRS

📖 まず最初の3拍は洞性徐脈で，Pレートは多少変動していますが35～40/分程度とかなり遅めです．3拍目のQRS波ができた後にビューッと2秒ちょっとポーズがあって次のQRS波ができています．あれっ？　4拍目のQRS波の前にはP波がないですね．

🔍 いいことに気づいたね．ここは少し難しいから，後で説明しよう．君が指摘してくれたようにポーズの間にはP波はないし，ベースのPレートも遅いから，洞不全症候群の診断は間違いなさそうだけれど，何型だろうか？

📖 いつものルーベンシュタイン分類ですね．

洞不全症候群のルーベンシュタイン分類

表1　ルーベンシュタイン分類

Ⅰ型	原因不明の持続性洞性徐脈（心拍数50/分以下）
Ⅱ型	洞停止，洞房ブロック
Ⅲ型	徐脈頻脈症候群

（Rubenstein JJ et al, Circulation 46: 5, 1972）

🔍 そう．房室ブロックと違ってⅠ型→Ⅱ型→Ⅲ型の順に重症になるわけでもないし，これ自体でペースメーカー適応が決まるわけでもないけれど，必ずといっていいほど登場するから，覚えておこうか．

📗 3つくらいなら何とかなりそうです．

🔍 まずⅠ型は50/分以下の洞性徐脈，Ⅱ型は洞停止ないし洞房ブロックで，Ⅲ型は上室性頻脈などが停止した直後にビューッと脈がのびて洞調律になるまでに時間がかかる徐脈頻脈症候群だね．心房粗動・細動や発作性上室性頻拍などとペアで見られることが多いよ．
本症例はⅠ型の要素はありそうだけれど，4拍目なんかはそれだけでは説明できそうにないね．すべての洞不全症候群症例がきれいに3つに分類できるわけでもないんだよ．

📗 なんか複雑です．頭が混乱してきました．

🔍 本症例は，洞不全症候群で間違いはなさそうなんだけれど単純なルーベンシュタインⅠ型では説明がつかないし，別に心房細動のような不整脈があるわけでもないからⅢ型でもない．ということは…．

📗 Ⅱ型ですか？

🔍 そうだね．洞不全症候群も房室ブロックと同じように，

> Ⅰ型でもⅢ型でも説明のつかない2秒以上のポーズではⅡ型を疑う

という姿勢でいいと思うな．

📗 わかりました．でもⅡ型って洞停止ないし洞房ブロックってなってますけど，どっちがどっちかよくわからなくて…

洞停止と洞房ブロックの違いとは？

🤓 私も最初はそうだったけれど、考え方さえわかれば簡単だよ。洞不全症候群はP波が出ない病気でしょ。だから、そもそもP波はどうやってできるのかを考えてみよう。

📖 P波は心房の興奮を表します。でも元をたどって考えると、洞結節の自然発火が心房内伝導路を通って心房筋に到達した結果、収縮する時にP波が形成されます。

🤓 そのとおり。だからP波が出ない原因は、

> 1) 洞結節からの自然発火がない
> 2) 洞結節からの自然発火はあるが、電気興奮が心房筋に伝わる前に遮断される

のいずれかが起こっている、ということではないかな。

📖 たしかにそうですね。

🤓 これが理解できればⅡ型は簡単だよ。洞停止と洞房ブロックを説明した次の図（**図3**）を見てみよう。これはラダーグラムというんだ。

📖 心電図の下にある横線が"階段"みたいだから"ラダー（ladder）"グラムですね。なるほど。

🤓 心電図では、洞結節→心房筋と電気が流れた結果がP波として見えるだけで、そこまでの大事な過程は埋もれて私たちの目に届かないんだよ。ラダーグラムは、こうした心房の中で起きている水面下の電気現象を"心の目"を働かせて想像で描いたものなんだ。

📖 想像力豊かに、ですね。

🤓 横軸は時間で、"SN"が洞結節、"A"が心房筋で間にある"SA"が心房内刺激伝導路を表すよ。"SN"のタテ棒（｜）は洞結節の自然発火で、ある程度時間をかけて心房内を伝わって"A"にタテ棒（｜）ができているでしょ。

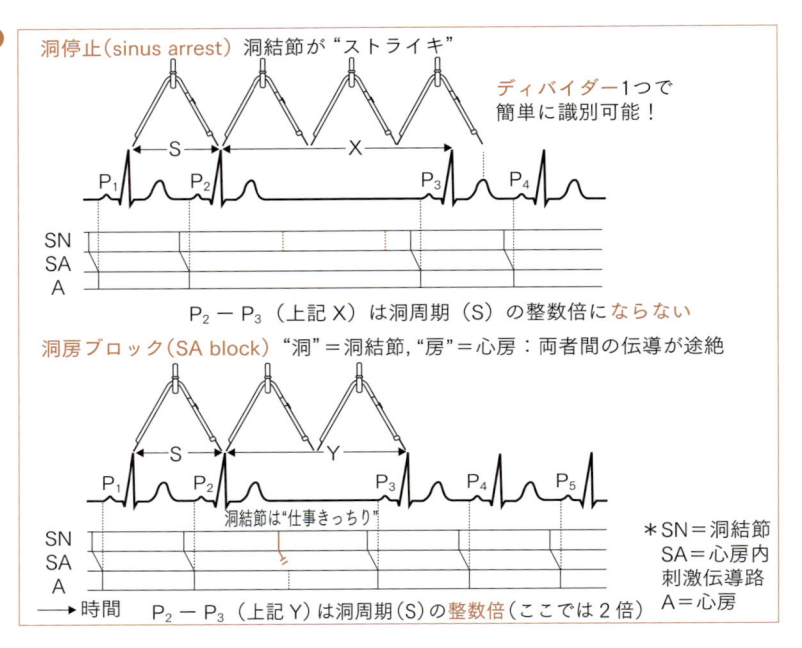

図3

洞停止（sinus arrest） 洞結節が"ストライキ"

ディバイダー1つで簡単に識別可能！

P_1　P_2　　　　P_3　P_4

SN
SA
A

$P_2 - P_3$（上記 X）は洞周期（S）の整数倍に**ならない**

洞房ブロック（SA block） "洞"＝洞結節，"房"＝心房：両者間の伝導が途絶

P_1　P_2　　P_3　P_4　P_5

洞結節は"仕事きっちり"

SN
SA
A

＊SN＝洞結節
　SA＝心房内
　　　刺激伝導路
　A＝心房

→時間　$P_2 - P_3$（上記 Y）は洞周期（S）の**整数倍**（ここでは2倍）

🦊 "A"のタテ棒（｜）に一致して心電図の P 波ができていますね．ふむふむ，だんだんわかってきたぞぉ．

👓 正常では洞結節から1秒に1回くらい自然発火があるはずだけど，**洞停止**の"洞"は洞結節の"洞"で，洞結節が突然発火を休んでしまうために生じるんだ．次の発火がいつ出るか，すなわち P 波がいつ出るかは洞結節の"ご機嫌次第"で，その間は P 波が出ないことになるね．これが P 波ができない原因1）だね．

🦊 なるほど．洞結節が"ヘソを曲げて"仕事をサボるんですね．**洞房ブロック**はどうですか？

👓 房室ブロックとは，心房と心室の"間"で刺激がブロックされる房室"間"ブロックだと考えるようにいつも言っているでしょ？　洞房ブロックも同様に考えて**洞房"間"ブロック**と考えてみよう．

🦊 "洞"は洞結節，"房"は心房のことだから，洞結節と心房との間でブロックが生じる……．おっと，これは先生がさっきおっしゃった原因2）なんですね．

洞不全症候群
10 洞停止と洞房ブロックの区別

🤓 そう．だから洞房ブロックでは洞結節からの自然発火は常に予定どおり出ているのさ．ここがまさに洞停止との違いなんだ．

🔰 なるほど．"SN"のタテ棒（│）はちゃんとあって，"SA"の伝導途中でブロックされていますね．洞停止ではそもそも"SN"のタテ棒が出ていない（図3点線）ですから，ここが全然違いますね．

🤓 だから2拍目と3拍目のP波（≒QRS波）の間隔（図3Y）は，前後の洞周期（図3S）のぴったり2倍になるはずだね．これが洞房ブロックの一番の特徴だよ．だから，P_2にキャリパー（図4）を当てて2回クルッと回せば気持ちよくP_3にぶつかるでしょ．

🔰 すごい！　たしかに2倍ぴったりです．気持ち良いくらいに．

🤓 いっぽう洞停止では，スターターである洞結節の"ご機嫌次第"だから，ランダムになって図中のXは洞周期（S）の整数倍にならないね．

> 【洞停止と洞房ブロックの見分け方】
> キャリパーでR-R延長と洞周期の関係を測れば一発！
>   ぴったり整数倍→洞房ブロック
>   無関係→洞停止

図4

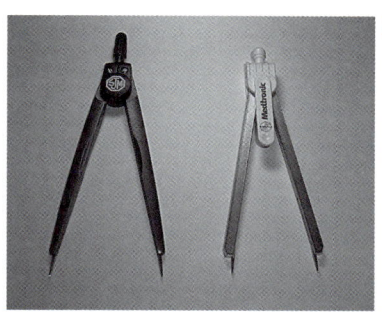

🤓 では練習問題．本症例の患者さんではないけれど，この心電図は？
（実際にキャリパーを当ててみよう）

練習①

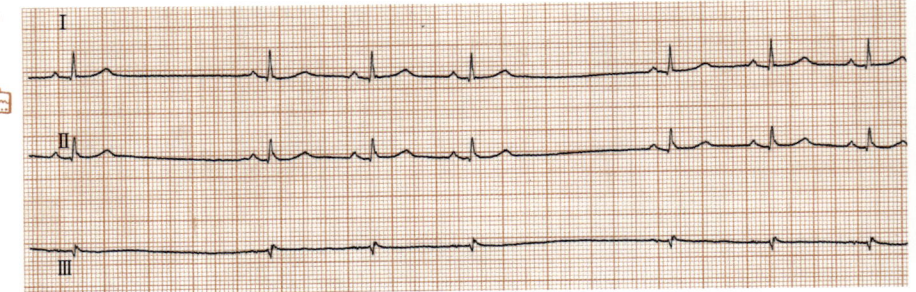

👓 1～2拍目の間と4～5拍目の間がP波の"ない"徐脈になっていて，伸びたR-R（P-P）間隔が前後の洞周期のぴったり2倍になっているので洞房ブロックです．

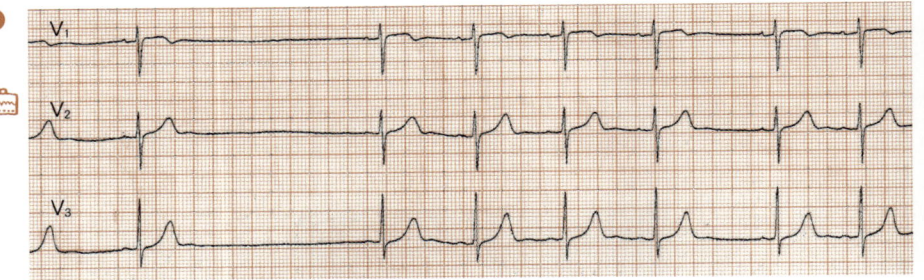

👓 ブラボー！ ではこっちは？

練習②

👓 キャリパーを当てれば瞬殺ですよ．1～2拍目の間はその後の3拍続く洞周期の2～3倍で中途半端な間隔になっているから洞停止ですね．カンタン，カンタン！ 5～6拍目も少し伸びていますね．

症例に戻って──4拍目はいったい？

👓 素晴らしい．では本題である今回の症例に戻ろう．まず胸部誘導（**図2**）の4拍目QRS波の前にはP波がないことを考えてみよう．

👓 どういうことですか？ P波が出ないのにQRS波ができるなんて．

👓 少し難しいかな．つまりこれは洞結節の怠慢で発火が出ないことにシビレをきらせた房室結節付近の心筋細胞が，代わりに心室に命令を出して

興奮させた，いわゆる房室接合部性の補充収縮なんだ．

📖 房室ブロックのところ（⇨ 6 章 41 ページ参照）でも出てきましたね．心臓の"安全網"システム発動ですね．

👓 そうだね．原因は洞停止か洞房ブロックのどちらかだろうけれど，こういう場合にはよくわからないね．図 2 では補充調律の T 波の終わりに P 波（⇩）があって，また洞結節が活動を再開している様子が見てとれるね．まあ，こういう場合には洞停止としていいかな．

📖 たしかに T 波の形がちょっと違いますね．

👓 では治療の話に移ろう．洞不全症候群に対するペースメーカー適応を，代表的な日本循環器学会のガイドラインで見ておこうか．

👓 前にも言ったけれど，一般的なペースメーカー適応は

> 1）命にかかわるのか？
> 2）自覚症状はあるのか？
> 3）患者本人が同意・希望しているのか？

が大事だったね．洞不全症候群は一般的には命にはかかわらないから，一過性脳虚血か運動耐容能低下による症状で患者さんが困っている時にはじめてペースメーカーの適応になるはずだね．

📖 この男性は日常生活ではまったく困っていないようですが，走れる距離が短くなったというのは運動耐容能低下にあたりますかね．だからペースメーカー適応だと思います．

👓 そうだね．この人にはそれでいいと思うな．洞不全症候群のペースメーカー適応は特に相対的だから，それほど運動しない人ならまだ待ってもいいかもしれないよ．また今後病気が進行して今以上に徐脈が進めば，日常生活も支障が出てくる可能性があるよ．

📖 そうなってから入れるのも一手ですね．

👓 ここでガイドラインの Class IIb と Class III にも注目してね．それぞれ"ペースメーカーを入れないほうが良い"と"入れちゃダメ"っていうことを意味していて，いずれもポイントは"症状のない"だね．無症状の洞不

洞不全症候群に対するペースメーカー適応

Class I:
1. 失神,痙攣,眼前暗黒感,めまい,息切れ,易疲労感などの症状あるいは心不全があり,それが洞結節機能低下に基づく徐脈,洞房ブロック,洞停止あるいは運動時の心拍応答不全によるものであることが確認された場合.それが長期間の必要不可欠な薬剤投与による場合を含む

Class II:
1. 上記の症状があるが,徐脈や心室停止との関連が明確でない場合
2. 徐脈頻脈症候群で,頻脈に対して必要不可欠な薬剤により徐脈を来す場合

Class IIb:
1. 症状のない洞房ブロックや洞停止

Class III:
1. 症状のない洞性徐脈

(日本循環器学会:不整脈の非薬物治療ガイドライン,2005年度合同研究会報告,p11,2006)

全症候群には基本的にペースメーカーを入れないんだ.

🔖 たとえ何秒脈が伸びていてもですか?

👓 一応,そうだね.まあ5秒も6秒も伸びれば症状が出るだろうけれど.こういう場合,たとえ無症状であっても,患者さんにペースメーカーについて話だけはしておくと,後々の診療がスムーズにいくだろうね.
では最後に大事な話.この患者さんのペースメーカーのデザインはどうする?

🔖 洞不全症候群は洞結節の異常ですから,まずは洞結節のヘルプのために右房にはリードを入れます.あとは心房リードから高頻度ペーシングして房室伝導能を見てみたいです.

👓 そうだね.前回話したことをよく覚えてるね(⇨9章参照).この患者さんは1度房室ブロックを合併しているからきっと房室伝導もあまり良くないんじゃないかとはじめから予想されるけれど,案の定80/分のレートですでにウェンケバッハ型房室ブロックになっちゃったよ.

洞不全症候群
10 洞停止と洞房ブロックの区別

🔰 じゃあ，房室ブロックもあるから心室にもリードを入れておきましょう．

👓 正解．ペースメーカー植込み後のX線（図5）と心電図（図6）を示すね．こういうふうに洞結節機能低下に加えて房室ブロックも伴っている症例を binodal disease というんだ．"bi"は"2つ"の意味で，"node"は"結節"って意味だから，洞"結節"も房室"結節"も共に悪いという意味だね．

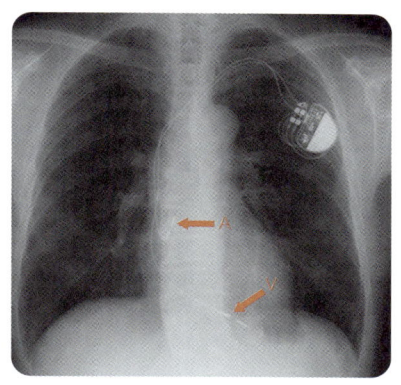

図5

👓 たしかに心房と心室の2本リードが入っていて，心電図（図6）は心房も心室もペーシングのようですね．

サマリー

- ☑ 洞不全症候群のルーベンシュタイン分類を再確認しておこう．
- ☑ Ⅰ型（洞性徐脈）でもⅢ型（徐脈頻脈症候群）でもない洞不全症候群を見たらⅡ型（洞停止，洞房ブロック）を疑うようにしよう．
- ☑ 洞停止か洞房ブロックかの鑑別はキャリパーで一発！
  - ・徐脈になった部分のP-P間隔（X）を洞周期（S）と比べるだけ．
  - ・XがSの整数倍なら洞房ブロック，そうでなければ洞停止．

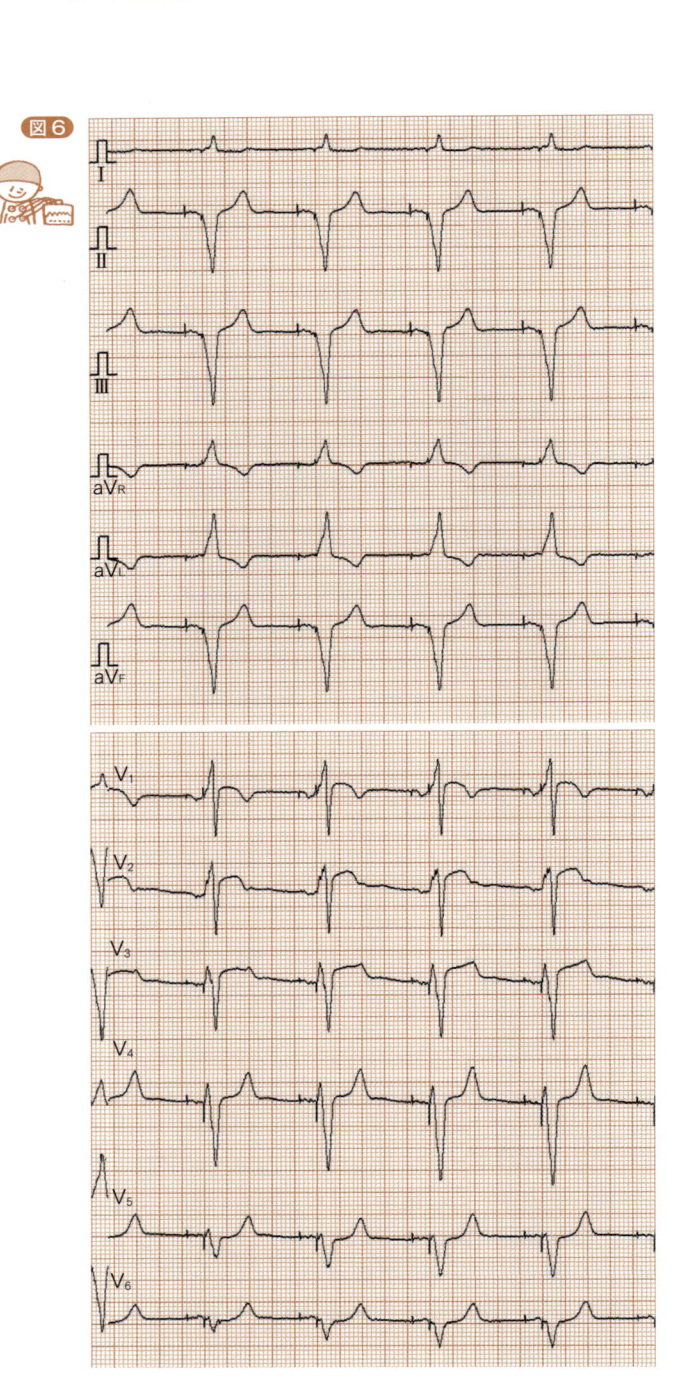

図6

ペースメーカー手術

11 ペースメーカー手術
── 実際に体験してみよう

さて，ペースメーカー適応となる疾患について一通り学んだから，次には実際のペースメーカー手術について話そう．実際のペースメーカー手術の様子って見たことあるかな？

実はないです…．自分の患者さんがペースメーカー植込みになっても病棟の仕事や何やらで手術を見に行く機会がなくて…．本当は見学に行ってみたいんですけど．

なるほど．じゃあ，今回はペースメーカー手術を一緒に見て全体の流れを理解しよう．房室ブロックに対してペースメーカーを植込んだ男性の一例だよ．

ではリードは心房と心室の 2 本入れるのですね．

そうだね．ペースメーカー植込みの術式はいろいろあるけど，最近の手術では"簡潔・確実・安全"が大事にされてきていて，ペースメーカー本体やリード，手術器具の改良はもちろん様々な補助ツールが登場するよ．

はい，ワクワクしてきました！

では，"バーチャル"手術を始めよう．まずは消毒から．通常，ペースメーカーは左前胸部っていって鎖骨の 3〜4 cm 下方に本体を入れるポケットを作成するから左側を中心にイソジンなどで消毒してね（図1）．

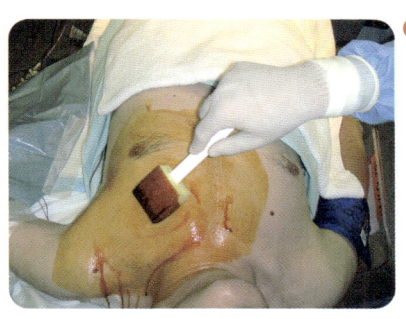

図1

🛡 ポケットっていうのは洋服のポケットと同じですか？

👓 そうだね．あとで実際に出てくるよ．ちなみにペースメーカーは左右どちらに植込んでもいいんだけれど，左側が選択されることが多いかな．その場合はペースメーカー・リード線は鎖骨下静脈〜腕頭（あるいは無名）静脈〜上大静脈を経て心臓に入っていくんだ．静脈の解剖をよく見直しておいてね（図2）．

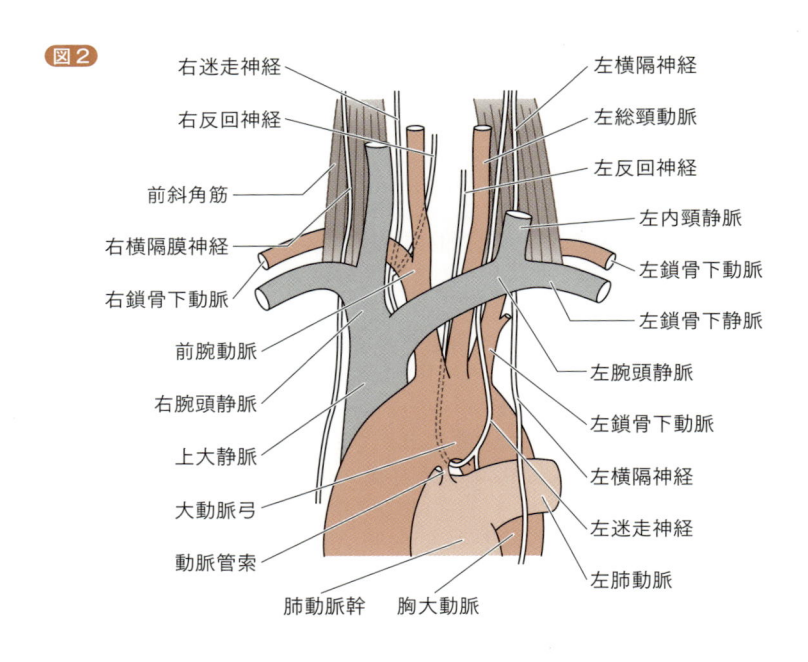

図2

右迷走神経
右反回神経
前斜角筋
右横隔膜神経
右鎖骨下動脈
前腕動脈
右腕頭静脈
上大静脈
大動脈弓
動脈管索
肺動脈幹　胸大動脈

左横隔神経
左総頸動脈
左反回神経
左内頸静脈
左鎖骨下動脈
左鎖骨下静脈
左腕頭静脈
左鎖骨下動脈
左横隔神経
左迷走神経
左肺動脈

🛡 鎖骨下静脈からは心臓まではほぼ一本道なんですね．わかりました．

👓 ただね，ごく稀にこの一本道にトラブルが発生するんだ．1％以下だけど走行異常（奇形）があったり静脈が途中で閉塞していたりすることがあるんだ．その時は左側をあきらめて右側植込みを選択することになるよ．

🛡 じゃあ消毒は左右問わず念入りにすべきですね．

🤓 そうだね．でも手術前に点滴用に使う腕の静脈から造影剤を流して，左鎖骨下静脈から右房までにトラブルがないか確認しておけば左側を中心にすれば OK だよ（⇨アドバンス 7 参照）．

🛡 消毒が終わったらドレーピングして術野の確保ですね（図 3）．これは普通の手術と同じです．

🤓 術野になる左前胸部には透明なテープが貼られているね．ちなみに一緒に写っているけれど助手は同時に手術器具の準備（図 4）や電気メス，コード類の準備をするよ．

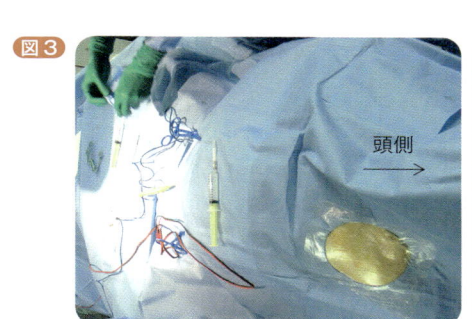

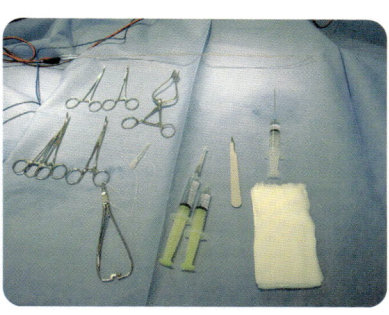

図 3

図 4

🛡 術者だけじゃなく助手も大忙しですね．手際よくやらなきゃ．

🤓 ここまで準備ができたら次に穿刺を先に行うよ．施設によってはポケットを先に作成してから穿刺するところもあるけれど，今回の例ではエコーを使う関係で穿刺のプロセスが先になるんだ．

🛡 最近は中心静脈カテーテルなんかでもエコーが使われますね．それと同じですか？

🤓 まさに同じだよ．中心静脈確保のエコーガイド下穿刺法をペースメーカー手術でも応用する新しい手術法だよ．最近は携帯型エコー（図 5）が比較的手頃な値段で手に入るようになってるよ．実際に穿刺する鎖骨下静脈（ないし腋窩静脈）のエコー画像もお示ししよう（図 6）．

🛡 血管がはっきり見えますね．

🤓 動脈との位置関係とか肺までの距離もわかるから安心して穿刺できるよ．実際の穿刺の様子を見てみよう（図 7）．カテラン針で試験穿刺し

図5 図6 図7 図8

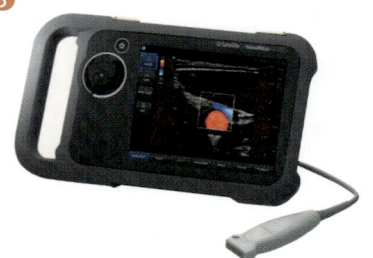

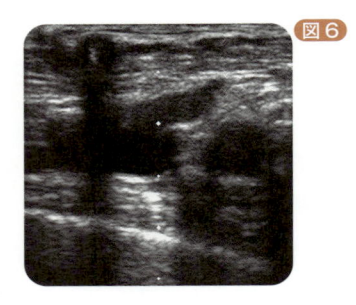

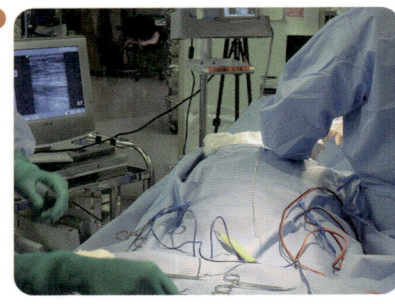

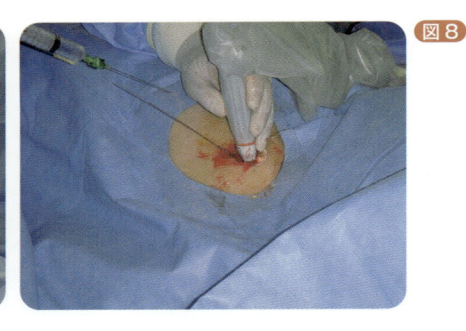

た後，本穿刺をするね．逆血があったら外筒だけを血管内に残して**ガイドワイヤー**を入れるね．

🔰 1本のガイドワイヤーがすでに入れ終わって，これから2本目を入れるための穿刺の場面ですね（**図8**）．

👓 エコーのプローブを左手に持って静脈と針先の位置関係を常に確認しながら，あたかも"直視下"のようにして刺すのがポイントだよ．針をプルプル震えさせると周囲の組織と針先の位置関係もわかりやすいよ．

🔰 なるほど．これなら自信を持って刺せそうです．

👓 めでたく穿刺に成功したら，次にガイドワイヤーを入れていくよ（**図9**）．X線透視を見ながら慎重にスムーズに進むかを確認しよう（**図10**）．ガイドワイヤーの先端を2本とも無事に**下大静脈**まで進めたら穿刺のプロセスは終了だよ．ペースメーカー手術の合併症では穿刺に関連したものが多いから，**気胸**なども起こさずに安全にできればほっと一安心だよ．

図9

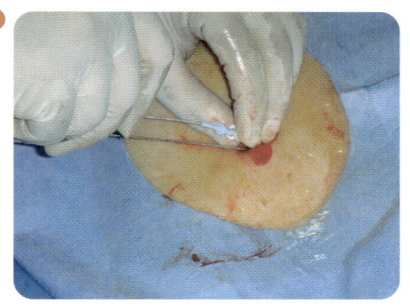

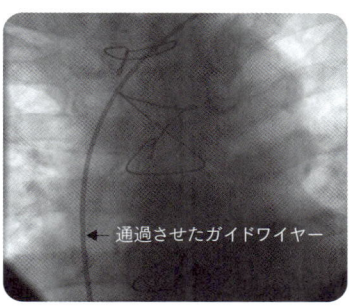

図10
← 通過させたガイドワイヤー

🛡 確実性，安全性の面で優れたエコーガイド下穿刺ですね，覚えておきます．

👓 お次はペースメーカー・ポケットの作成だよ．まず，左鎖骨の2〜3横指くらい下のところに平行に4〜5 cmの皮膚切開を置くんだ（図11）．続いて電気メスを使って丹念に止血しながら，大胸筋膜が見えてくるまでペアンなどを使って鈍的に掘り進めるよ（図12）．

図11

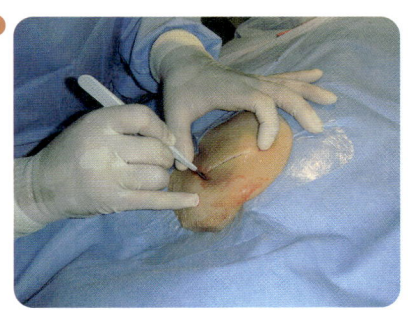

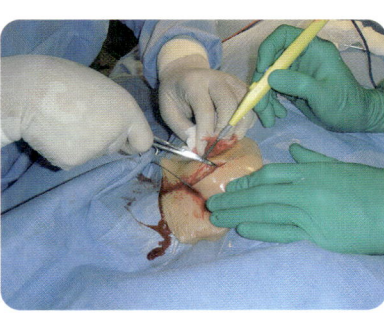

図12

🛡 大胸筋を覆っているこの白っぽい膜が大胸筋膜ですか？（図13）

👓 その通り．ペースメーカーはこの大胸筋膜と上の脂肪組織の間に"サンドイッチ"するんだ．大胸筋膜が露出したら，次には指を使って下（尾側）方向にポケットを広げていくよ（図14）．あらかじめその日に使うペースメーカー本体（ジェネレータ）の大きさを確認しておいて，それにあったポケットを作ることが大切だね．

図13

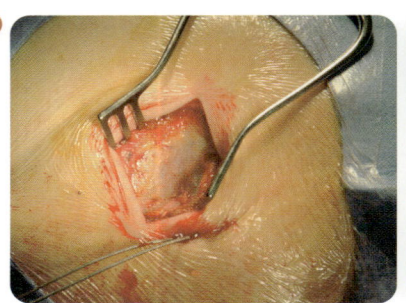

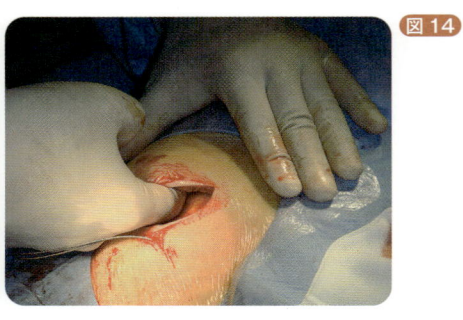

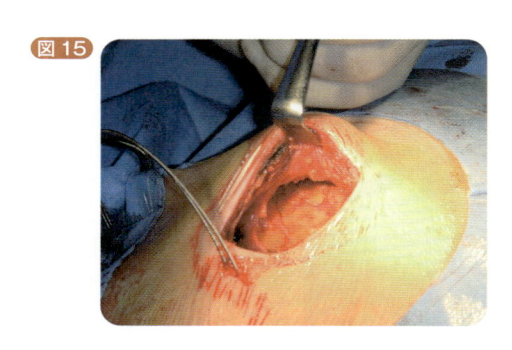

図14

▽ なるほど，これでポケットもできましたね（**図15**）．

図15

🔑 こうしてポケットができたら次に**リード挿入**をしよう．穿刺のところで挿入した2本のガイドワイヤーをうまくポケット側に引き込んで，ガイドワイヤーからダイレーター付シースを挿入しよう（**図16**）．助手はシース準備と同時にリード・セットも準備しておこうね（**図17**）．

図16

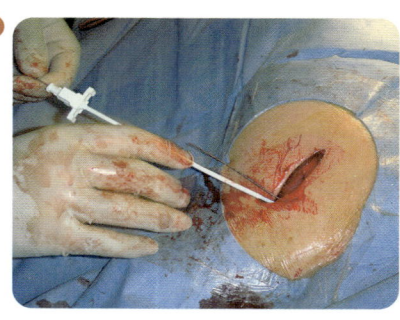

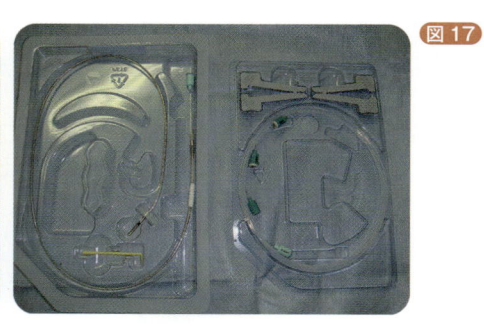

図17

▽ このシース越しにリード線をいれていくんですね（**図18**）．

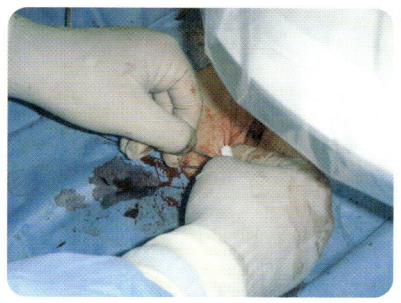

ペースメーカー手術
11 ペースメーカー手術

図18

🔍 リード挿入もX線透視を見ながら心臓までの血管走行を意識して慎重に行おう．

📖 最初の方で勉強した静脈解剖図（⇨116ページ図2参照）を頭に浮かべながら，ですね．

🔍 まずは心室リードから挿入しよう．ペースメーカー・リードは"ちくわ"みたいになっていて，中の穴にスタイレットっていう針金を入れられるんだけれどカーブをつけたスタイレットを出し入れしたり回転させたり

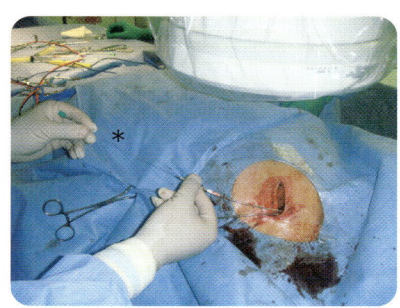

図19

＊スタイレット

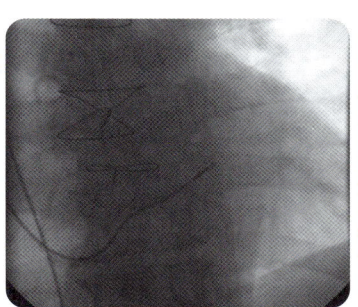

図20　正面像

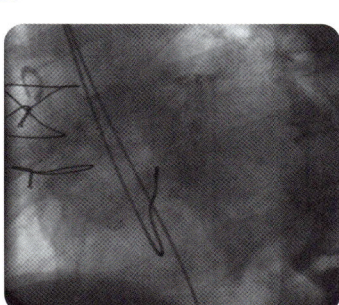

図21　左前斜位像

🧑‍⚕️ してリードを操作するんだよ(**図19**).この症例では心室中隔を狙っているよ.X線透視でも先端はナイスな場所にきたようだね(**図20**, **図21**).

📙 レントゲンの見方がいまいちよくわからないですけど,**2方向**で確認してますね.

👨‍⚕️ ペースメーカーX線については次回勉強しようね(⇒12章参照).ここで大事なのは**リード位置がOKかどうかはX線だけで判断しない**ってことなんだ.

📙 他にも見るものがあるんですね.

👨‍⚕️ リード先端は心内にあるけど,術者側のもう一方の端を体外の**ペーシングシステム・アナライザー**っていう機械に接続して(**図22**),リード先端と心筋とのコンタクト(接触)や置いた場所の心筋の"生き"をチェックするんだ.

図22

📙 ペーシングシステム・アナライザー? なにやら難しげな名前ですね.

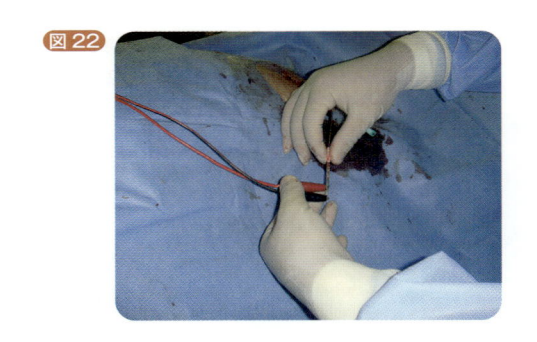

👨‍⚕️ リード先端から心臓の電気興奮が何mVの電位として見えるかっていう**センシング値**と,その場所で電気を流してみて何Vまで心筋をペーシング捕捉できるかっていう**ペーシング閾値**っていうのをチェックして,だいたい次の表の値を満足すればOKだよ(**表1**).あくまでも目安だけれど.

表1 センシング値およびペーシング閾値の目安

	心房	心室
センシング値	1~2 mV 以上	5~10 mV 以上
ペーシング閾値	1 V 以下	1 V 以下

🛡 センシング値？　ペーシング閾値？　全然わかりませんけど…

👓 これも後々勉強するから今は知らなくていいよ（⇨17, 18章参照）．とにかくこの"合格点"が得られる場所をひたすら探して，そこにネジ式のスクリューイン型リードを使って先端を固定しているね（図23）．

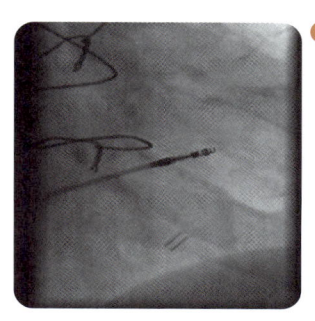

図23

🛡 心室の次は心房リードですね．同様のプロセスでいいですか？

👓 そうだね．この症例ではスクリューイン型リードを使って右房内に固定されたよ．さて，ここまで来てしまえばあとちょっとだからがんばろう．

🛡 リードもうまく2本留置できましたし，いよいよ終盤ですね．

👓 刺入部付近でリードを直接糸でしばるのではなく，リードにかぶさっているアンカー・スリーブの上から糸を使って，リードが動かないようにしっかり筋膜上に固定したら（図24），ジェネレータとリードを接続してネジ回しで締めるよ（図25）．あとは余ったリードをうまく丸めてペースメーカーの下に隠すようにして一緒にポケットに収納しよう（図26）．

🛡 あとは創部を縫って終了ですね（図27）．ここまででどれくらいかかるんですか？

👓 慣れた術者が手術をすれば1～2時間くらいかな．もちろん始めたての頃はもっと時間がかかるだろうね．ただ，大事なのは早く終わることよりもきっちり一つ一つの作業を正確にこなすことだよ．術後の胸部X線を示そうか（図28）．

図24

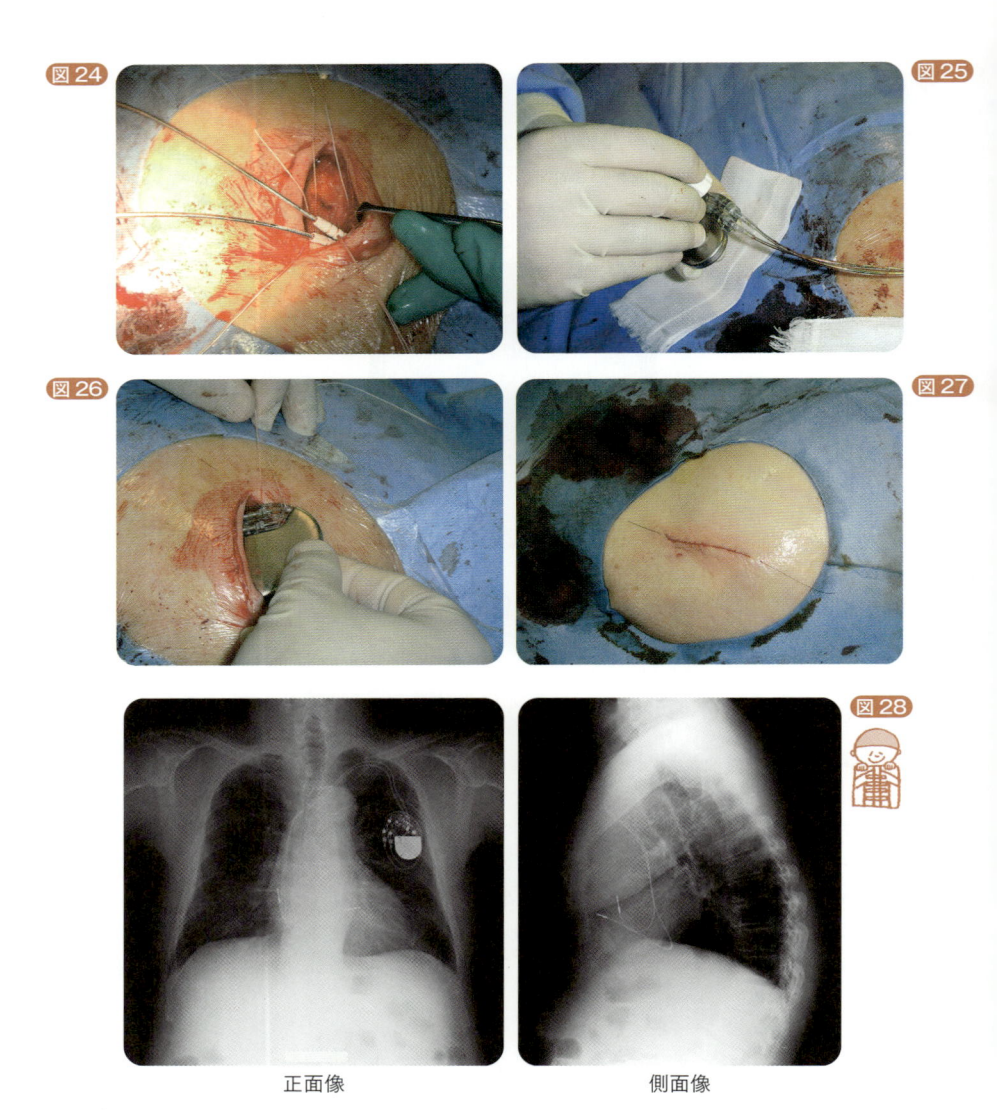

図25

図26

図27

正面像　　　　　　　　　　側面像　図28

🔰 僕も実際のペースメーカー手術に助手として入りたくなりました！

👓 ぜひとも．最終的には自分で手術ができるようになって欲しいけど，まずはたくさんの手術に入って経験すること，見ることが重要だよね．

サマリー

- ☑ 簡潔・確実・安全な最近のペースメーカー手術を理解しよう．
- ☑ ペースメーカー・リードを挿入する静脈系の解剖を覚えておこう
- ☑ 安全性に配慮したエコーガイド下静脈穿刺法を知っておこう．
- ☑ 理想的なリード留置部位をどう判定するかを知っておこう（センシング値，ペーシング閾値など⇒122ページ表1参照）．
- ☑ まずは助手として積極的にペースメーカー手術に参加しよう！

アドバンス 7

静脈造影検査
―― 何事も事前の準備がタイセツ

🧑 実際のペースメーカー手術の過程を見せてもらってすごく勉強になりました．

👨‍⚕️ 今回の症例では左前胸部にポケットを作成して穿刺法で鎖骨下静脈から2本のリードを挿入してたね．

📙 経静脈アプローチでしたっけ？

👓 そう．リード線は鎖骨下静脈→腕頭（無名）静脈→上大静脈と通過して右房から心臓に入っていったでしょ．

📙 はい，基本的な解剖の復習にもなりました．

👓 ペースメーカーの手術をたくさん経験してくると，こんな当たり前のようなリードの"通り道"にいろいろトラブルがあることがあるんだよ．

📙 トラブルですか？

👓 鎖骨下静脈が途中で閉塞していたらどうする？　例えば，既にペースメーカーが入っている人で，リードが断線して新しいリードを入れ直さなければいけない状況とか，心房リードのみが入っている人に房室ブロックが起きて心室にもリード線を追加しなくてはいけない状況を考えてもらいたいんだけれど．

📙 それは困りますね．新しいリードは同じ"道"を通れません．

👓 あとは，ペースメーカーの手術も何もしたことがないのに，なぜかもともと鎖骨下静脈が閉塞していた，なんていう経験もあるよ．

📙 自然に詰まる？　それとも生まれつきですか？

👓 今回のエコーを用いた方法ではなく，昔からされている術式では最初にポケットを作ってから静脈穿刺をするんだけれど，こういうケースでは「穿刺してガイドワイヤーを入れたら静脈が詰まってたので，反対側に

もう一つポケットを作り直しました」ってなっちゃうよね．

🛡 患者さんは両胸に傷ができてしまいかわいそうですよ…

👓 じゃあ，こうした"悲劇"が起きないようにするにはどうしたらよいでしょう？

🛡 ポケットを作る前に血管が詰まっていないか確認すればいいです．

静脈造影検査（IVDSA）

👓 そう，冴えてるねっ．事前に確認する，っていう方法は静脈造影検査っていうんだ．特に IVDSA という撮像法がいいね．"IV"は点滴の iv と同じで"静注する"って意味で，DSAっていうのは"digital subtraction angiography"っていって血管だけが強調して映るように工夫されたX線画像のことだよ．まぁ，実物（**図1**）を見てみて．

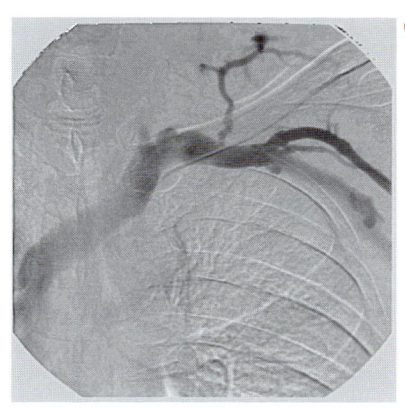

図1

🛡 なるほど，静脈だけがバッチリ映っていますね．ちょうど鎖骨下静脈→腕頭（無名）静脈→上大静脈ってところですかね．よく見ると鎖骨などのシルエットもわかりますね．

👓 そうだね．だから，実際の穿刺に難渋する時なんかも透視を見ると思うんだけど，刺したい静脈と鎖骨とか周囲のものとの位置関係の参考にもなるよね．

🛡 いろいろなことに使えますね．

🤓 IVDSAは普段採血に使うような肘の静脈から10〜20cc造影剤を入れてレントゲンで1回撮影するだけだから1分もしないで終わっちゃうんだ．だから，腎機能がものすごく悪い人ならまだしも，普通の人にペースメーカーの手術をするのであれば，術前に一度は見ておいていいよね．実際に閉塞している画像を2つお見せしようか．

鎖骨下静脈閉塞

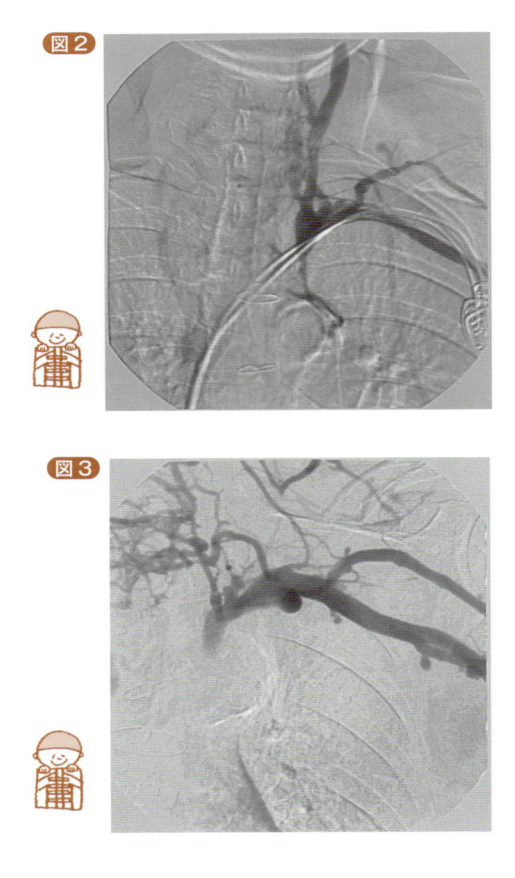

図2

図3

🙂 あーっ，たしかに両方とも途中で静脈が詰まってます！

🤓 詰まっている部分の前後で"髪の毛"のように細い血管が取り巻いてるでしょ．側副血行路といって静脈閉塞を示唆するサインの一つなんだ．冠動脈造影でも同じでしょ．図2はペースメーカー術後慢性期の静脈閉

塞，図3は自然閉塞の例だよ．

🛡️ なるほど．ペースメーカー術前には IVDSA っと，覚えておきます．

左上大静脈遺残（PLSVC）

👓 静脈閉塞以外にもう一つ IVDSA で見るべきものがあるんだけど知っている？

🛡️ いや，まったく．お恥ずかしいですけど．

👓 多くの施設では左鎖骨下静脈を経由してリードを挿入するんだけど，その鎖骨下静脈が変な走行をしている人がいるんだ．

🛡️ 鎖骨下静脈の走行異常というか奇形ですね．じゃあ，どうやって上肢からの静脈血は心臓に戻るんでしょう？

👓 いろいろなパターンがあるけれど，多くは冠静脈洞に流入してそこから右房に入っていくことが多いとされているよ．これは一種の静脈奇形で左上大静脈遺残，persistent left superior vena cava の頭文字をとって PLSVC と呼ばれているよ．この CT 画像（**図4**）が実際の PLSVC だよ．

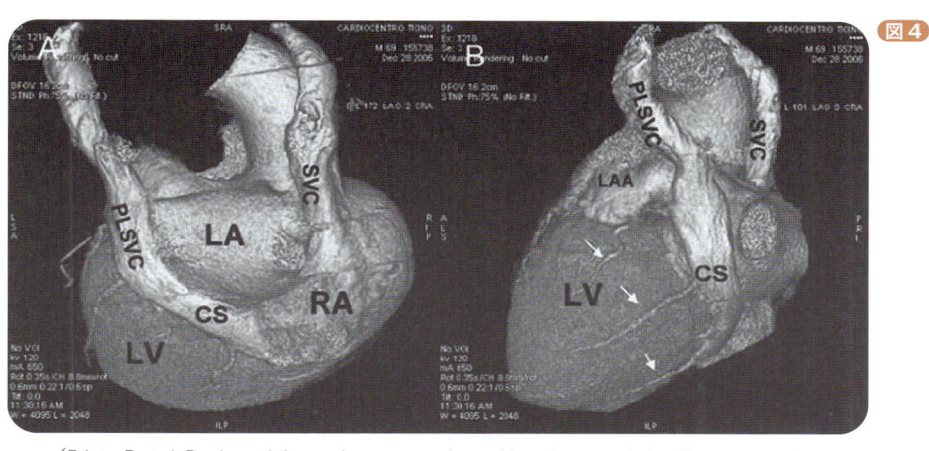

図4

(Faletra F, et al: Persistent left superior vena cava imaged by volume-rendering 3D reconstruction multislice computed tomography. Echocardiography 2007; 24(8)885-886)

🛡️ PLSVC？ はじめて聞きましたよ．

🤓 もともと胎生期には上大静脈（SVC）は左右2対あって，一般的に上大静脈（SVC）と呼ばれる血管は"右"のSVCなんだ．生まれてくる前に"左"のSVCは消滅して左鎖骨下静脈は右房に注ぐようになるんだけど，PLSVCはこれが消えずに残存したってわけだ．

📕 へぇー．でもどれくらいの割合で遭遇するんですか？

🤓 一般的にPLSVCは 0.3〜0.5% に認めるとされるよ．多く見積もって200人に1人になるね．普通，大人のPLSVCは通常それだけでどうこうはないんだけど，ペースメーカーを入れる時には一気に大事になってくるんだ．

📕 どうしてですか？　なぜ，なぜ？

🤓 左側からリード線を入れていくのが難しいんだ．たまにPLSVCを経由して左側からペースメーカーを入れました，というアクロバティックな症例報告を聞くことはあるんだけど，かなり時間もかかるから普通は反対側，つまり右側植込みになるよ．でも，中には次の図（図5）に示したように逆に"右"のSVCが消えちゃっていて左のPLSVCのみの人もいるから，そういう人は外科の先生にお願いしてペースメーカーを腹部に入れることを検討して，リードを心臓の外側に縫いつけなくてはならないね．

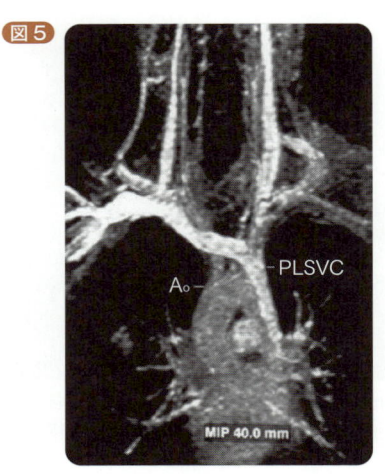

図5

(Recupero A, et al: Persistent left-sided superior vena cava;
integrated noninvasive diagnosis. Echocardiography 2007;24（9）982-986)

アドバンス
7 静脈造影検査

- 右側から入れようと思っても，そもそも"道"がないんですね．PLSVCの場合には右側からの IVDSA もしないとダメなんですね．

- 実際の PLSVC 症例の静脈造影（**図 6**）を見てごらん．明らかに正常者と違うでしょ，鎖骨や心陰影との位置関係が．

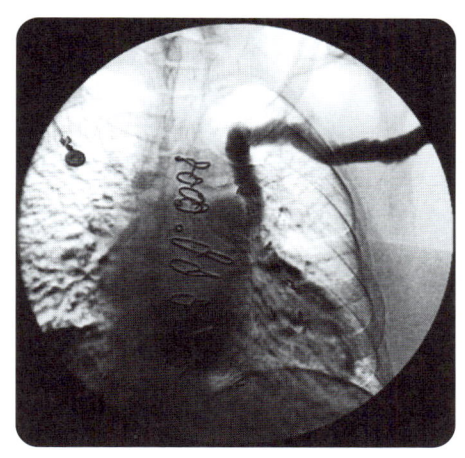

図6

（Wasse H: Persistent left superior vena cava; diagnosis and implications for the interventional nephrologist. Semin Dial 2006; 19（6）540-542）

- 正常な場合と比べて，かなり早めに折れ曲がってますね．

- まとめると術前 IVDSA をする主な目的としては，

  1）リードが走行する静脈閉塞
  2）左上大静脈遺残（PLSVC）

の有無を確認することなわけだ．もちろん，1）か 2）のどちらかがあった場合には，右側からの IVDSA も必ず撮影するのも忘れないでね．

- いずれも基本的に反対側（右側）からの植込みになるからですね．わかりました！

ペースメーカー手術

12 ペースメーカーのX線診断学
―― 胸部CTを最大限利用して

さて，今回はX線診断，特にリードの位置に関する勉強をしよう．

いつもペースメーカー術後にX線でリード位置を確認するように言われますが…恥ずかしながら先輩の先生方が何を見て"OK"とか"NG"と判断しているのか，いまだによくわかりません．

大事なのは心臓のホントに基本的な解剖がわかっているかどうかだよ．
教科書には，中隔と弁で4つの部屋にきれいに分かれた図が載っているけれど，実際の心臓はあんなふうには見えないからね．
基本的にペースメーカーのX線は正面像（PA像）と側面像（RL像）でしか撮影されないから，この2方向から見た心臓の解剖がわかってしまうとそんなに難しくないよ．
まずPは後（posterior），Aは前（anterior），Rは右（right），Lは左（left）の略だよね．それで，レントゲン・ビームが患者さんの体を後→前，右→左方向にそれぞれ通過するから，一般的な正面像をPA像，側面像をRL像というんだよ．

たしかに，たしかに．そうでした．

ペースメーカーのリードを留置する場所はせいぜい数か所だから，それぞれ正面（PA）像と側面（RL）像でどうやって見えるのかさえ押さえてしまえば，ペースメーカーのX線診断学なんてマスターしたも同然だよ．こうした心臓の解剖を学ぶ時にはCT画像が有用だから，精一杯活用していこう．

CTですか？ 冠動脈CTはたまに見ますが，心臓自体をCT読影の際に真剣に眺めたことなんてあまりないですね．

胸部CTで学ぶ

そうでしょ．他の本とかにもあんまり載ってないけれど，本当にわかりやすいから！ ここだけのハナシだよ．
まず正面と側面から見た心臓のイラストを見ると，実際にはいろいろな

ものが重なって心・大血管陰影が形成されていることがわかるね（**図1**）．

図1

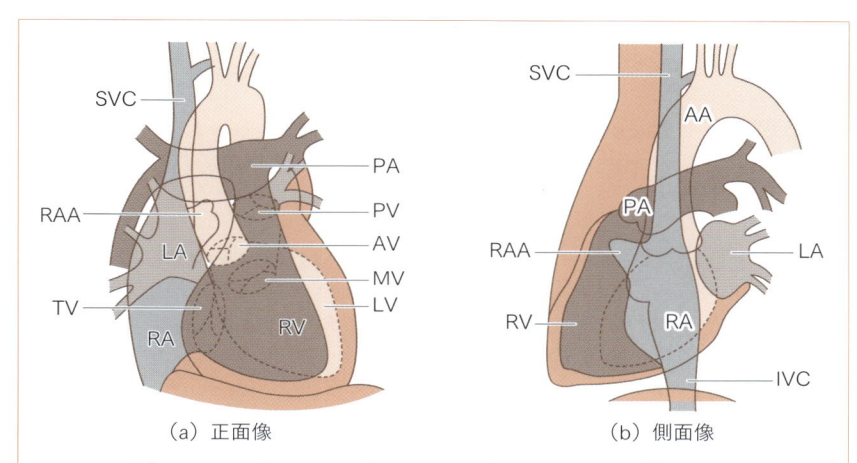

（a）正面像

（b）側面像

SVC：上大静脈，LA：左房，RA：右房，RAA：右心耳，TV：三尖弁，PA：肺動脈，PV：肺動脈弁，AV：大動脈弁，MV：僧帽弁，LV：左室，RV：右室，AA：大動脈弓，IVC：下大静脈．

🧑 たしかにいつも見ている"4つの部屋"のイメージとまったく違い，重なりがあってかなり複雑な感じがします．

👨‍⚕️ すぐに慣れてくるから大丈夫！　まずは，この写真（**図2**）を見てくれるかな．

図2
RAA：右心耳

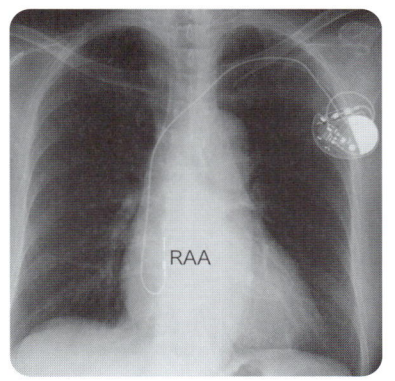

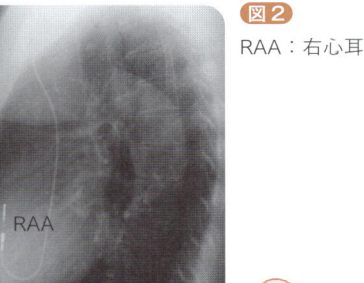

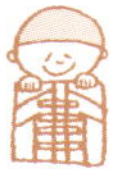

正面（PA）像　　　　　側面（RL）像

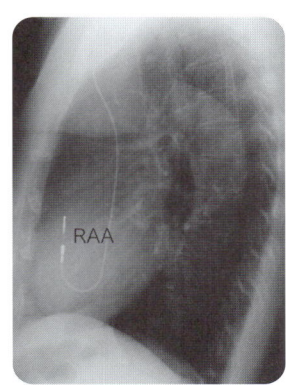

心房リード①（右心耳）

🛡 リード線が1本入ってるようですね．

👓 この症例は洞不全症候群に対してペースメーカー植込みされた66歳女性のX線だよ．リードは心房に1本のみだね．ところで心房リードはどこに入れるのかな？

🛡 洞不全症候群は洞結節がダメな病気だから，電極の先端を洞結節の近くに置いてサポートすればいいのではないでしょうか？ 洞結節は右房の"天井"にありますから，この画像のようにUターンして上向きになると，ちょうどいいと思います．

👓 惜しい．まず"U"ターンではなくて，"J"ターンだ．側面像でまさに"J"字に見えるでしょ？ だからこういう心房リードをJリードというんだ．

🛡 Jリードの先端は洞結節ですか？

👓 それが違うんだ．心房壁はツルツルだから，洞結節のある自由壁にこんなアクロバティックな形で動かずに固定できないよ．本当に固定したいのなら，スクリューイン（screw-in）型リードといって，先端についたネジを心筋に打ち込む形のリードを使うんだ（**図3**）．ワインオープナーを回してコルクに差し込む形を想像するとわかりやすいかな．

🛡 心臓の筋肉にネジを突き刺すのですか？ 怖いですね．

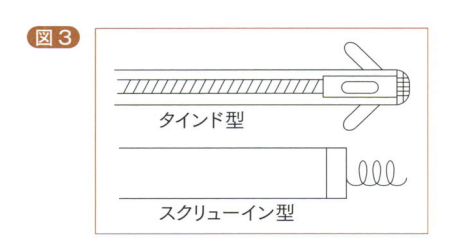

👓 そのとおり．心房筋の厚さはせいぜい数ミリしかないので心穿孔のリスクもあるからね．だから心房の自由壁側にリードを留置する場合には，タインド（tined）型という先端に"羽"のようなものがついた形のリードが用いられることが多いんだ（**図3**）．

図3

タインド型

スクリューイン型

ペースメーカー手術
12 ペースメーカーのX線診断学

🗨️ 先生，お恥ずかしいんですが，自由壁って何ですか？

👓 自由壁とは中隔以外の部分のことだよ．中隔は両端が固定されて動くのも窮屈だけど，それ以外の場所は"自由"に収縮できるので自由壁と呼ぶんだ．心室でも同じだよ．

🗨️ へぇーはじめて知りました．

👓 話を戻すと，タインド型リードは先端に糊がついているわけでもないから，よほど固定の良い場所じゃないとダメなんだ．

🗨️ そんな場所はあるんですか？

👓 <u>右心耳</u>って知ってる？ 写真（**図4**）で右房に"アザラシの足"みたいな部分がペロンと前に垂れ下がっているところがあるでしょ？ ここにリードの先端を引っ掛けると固定が非常に良いんだ．横に並べた側面から見たように再構成した胸部CT像（**図5**）でも右心耳の場所を確認してみようか．

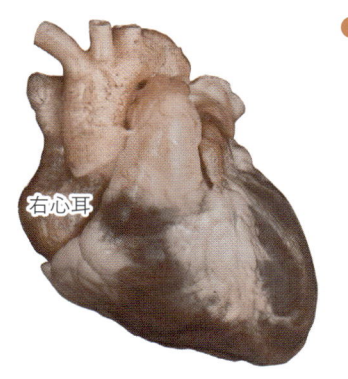

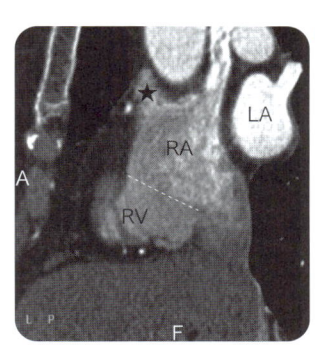

図4 　右心耳

図5
★＝右心耳（RAA），
RV：右室
RA：右房
LA：左房

側面より

🗨️ 図の★のところですね．たしかにJリードがひっかかりそうな形です．今気づいたのですが，右心耳の"出っ張り"の部分は高い位置にあるから，"1階"を右室，"2階"を右房と見立てると，心臓はきれいな<u>"2階建て"</u>ですね．

👓 そう．白い点線が境界だよ．右心耳は<u>"2階"の前方</u>にあるんだ．ちょうどJリードがフィットしそうな形でしょ？ 横から見て心臓の上半分にあって，きれいに"J"字に見えれば右心耳にあると判断して良いよ．

心室リード①(右室心尖部)

👓 では，次の症例にいこう．完全房室ブロックでペースメーカー植込みとなった60歳女性だ．洞調律だったから心室に加えて心房にもリードを留置してあるよ．次のX線画像(**図6**)を見て．

図6

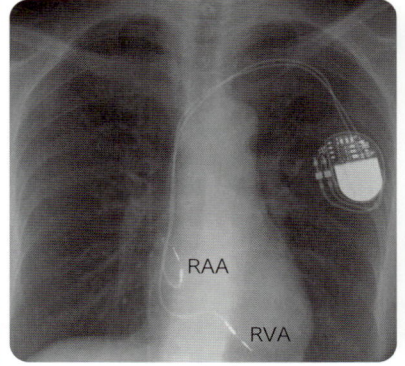

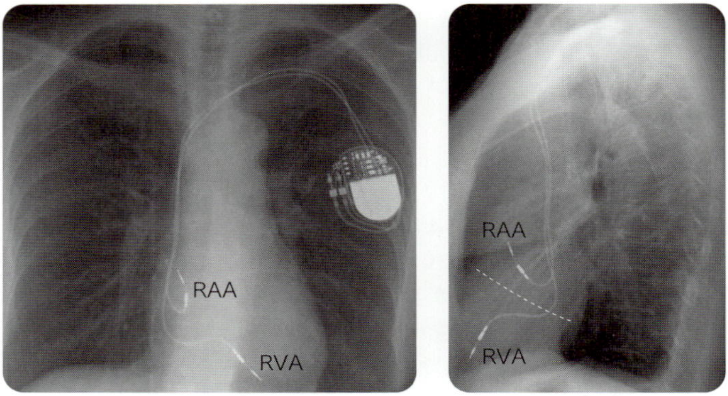

正面(PA)像　　　側面(RL)像

RVA：右室心尖部

📖 リード線が2本あるのがわかります．心房リードは**右心耳**ですね．バッチリ"2階"の前にありますから．心室リードは，心臓の"1階"の前の方にあるみたいですが．正面像でみると心臓の先端のほうにリードが向いているようです．

👓 それが**右室心尖部**だよ．昔から心室リードの留置部位の中で一番基本的とされる場所だね．次に心室レベルで切ったCTの正面および側面像

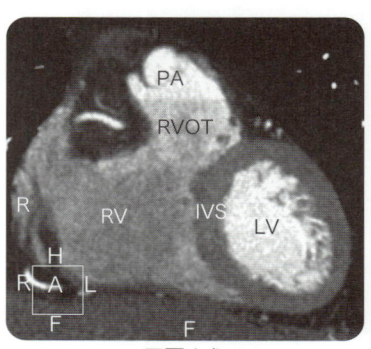

図7

正面より　　　側面より

Ao：大動脈
IVS：心室中
LV：左室
RV：右室
RVOT：右室
　　　 流出路

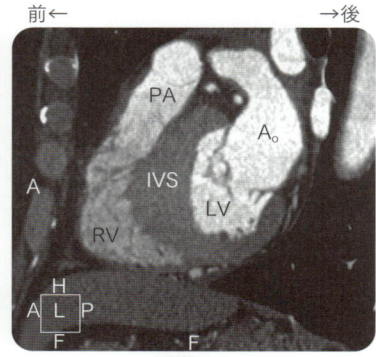

（図7）を見て．心室は"右室"や"左室"と"左右"で分けているケド，これを見ると実際の心室は"前後"方向に並んでいる様子がわかるでしょ．

🧑 はい．側面から見ると右室が前側で左室が後側に見えますね．なんだか"前室"と"後室"に名称変更したい感じですね．

心室リード②（心室中隔）

👓 さて，ここまでおさえたところで話を続けよう．昔は心室リードといったら右室心尖部と相場が決まっていたんだけど長年にわたって右室心尖部ペーシングしていると心機能が悪くなって心不全になったり，心房細動の発症が増えたりすることが，最近になって知られてきたんだ．

🧑 そうなんですか！　せっかく右室心尖部の場所を覚えたのに右室心尖部にはリードを置いちゃいけないんですか？

👓 いやいや．右室心尖部への心室リード留置も完全に否定されたわけではなくて，もともと心臓に病気がなくて心機能が良好な場合には今でもOKとされてるよ．

🧑 なるほど，房室ブロックでペースメーカーを入れる患者さんの心機能は良いことが多いはずですから，基本的には右室心尖部でも大きな間違いではないですね．でも他の場所といっても，心室リードをどこに置くのでしょうか？

👓 一つは心室中隔といわれているよ．正常の刺激伝導系では，洞結節から発せられた電気は房室結節を経て心室中隔を真下に下っていくでしょ？ペースメーカーは正常の心臓の立ち振舞いを"お手本"にしているから，これに少しでも近づけるために心室中隔ペーシングをしてやろうという考えが基になってるんだ．

🧑 なるべく正常心での電気の流れを真似たい，っていう発想ですね．

👓 実際に心室中隔にリードをスクリューインした患者さんのX線（図8）を見てみよう．

🧑 リードは一本なんですね．正面像ではちょうど心陰影の真ん中のラインくらいにあって，さっきの正面のCT再構成画（図7左）像での心室中隔の場所にピッタリですね．次に側面像は，これは前というか，若干斜

図8

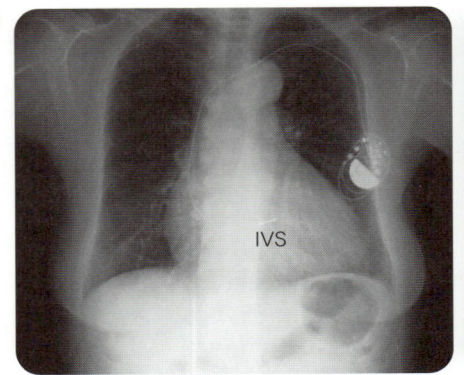

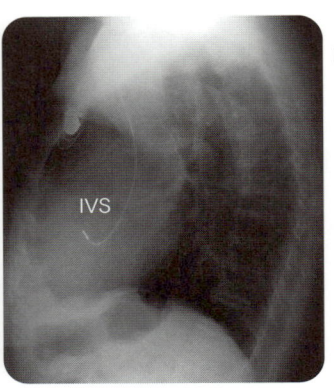

IVS：心室中隔

正面（PA）像　　　　　　　側面（RL）像

め横のような，なんとも変な感じです．

🕶 そうなんだ．心室リードの先端が心室中隔にある時には，側面像は情報に乏しいと言われているよ．心室レベルのCT水平断をよく見てみるとわかるけれど，心室中隔はこの断面での正中方向から40〜50°くらい傾いているんだ（**図9**）．

📖 はい．

🕶 つまり側面像はこの正中（矢状断）方向に沿って眺めるわけだから，この図でいうと心室中隔の真ん中から前（腹）側に先端がある場合（**図9①**）にはリードの先端は前を向くはずだし，背側の中隔に留置された場合（**図9②**）には先端は後向き気味に見えるはずじゃない．だから一

図9

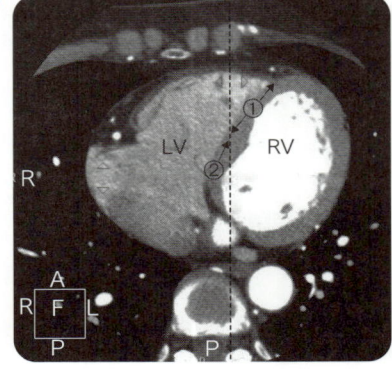

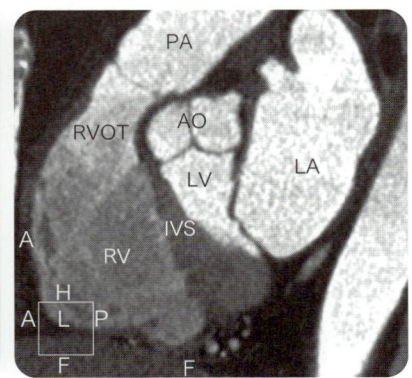

RVOT：右室流出路
PA：肺動脈

水平断　　　　　　　　　側面より

🐾 先生にしては歯切れが悪いですね．心室リードが中隔にある場合の側面像は参考程度に眺めればいいですね．

👓 そのとおり．実際の手術時には，管球を左前斜位（LAO）40～50°という方向に傾けた時にリード先端が後ろを向くことを確認することで心室中隔を確認するんだけど，これは専門的なので忘れてしまって結構だよ．実際に病棟で見る画像は PA 像と RL 像だしね．

🐾 はい．あんまり無理しちゃうと一番大事なことを忘れちゃいますしね．心室リードの留置場所は他にもありますか？

心室リード③（右室流出路）

👓 知っておいて損のない場所として**右室流出路**，すなわち右室から肺動脈へ移行していく部分があるよ．ここに留置することが完全に良いとは証明されてないけれど，やはり心機能に配慮した対策なんだ．では右室流出路の場所を確認してみよう（**図 7 左**）．

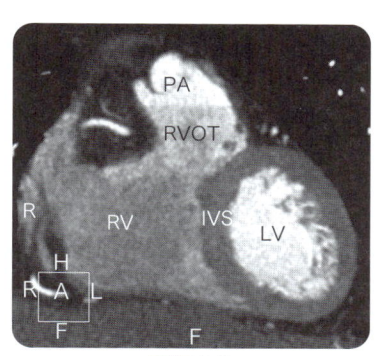

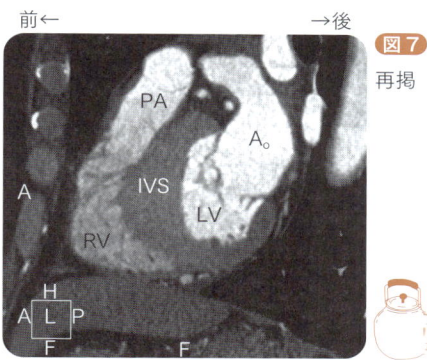

図 7 再掲

正面より　　　側面より

🐾 なるほど，右室ってこんな形をしているんですね．なんか，正面から見るとヤカンに似ているような…．

👓 そうなんだよ．私はいつも**右室＝ヤカン**のイメージでいるよ．右室流出路は"注ぎ口（肺動脈）"のやや手前の少し太くなっている部分だね．側面像（**図 7 右**）も見てごらん．

🔰 右室は心臓の前側でしたから，右室流出路も心臓の前側を上っていっていますね．心室は"1階"のイメージでしたが，右室流出路はかなり心臓の上の方でほとんど"2階"ですね．

👓 そうだね．では右室流出路にリード留置された患者さんのX線像も見ておこうか．

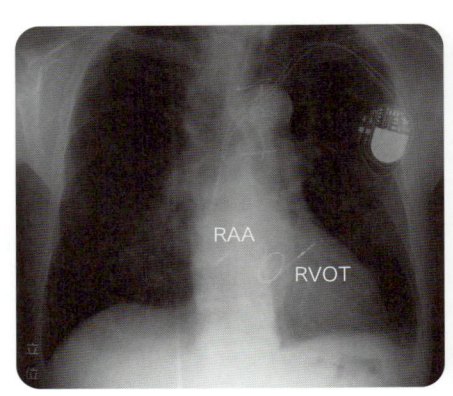

図10

正面（PA）像　　　　　　側面（RL）像

🔰 リードは2本入っていて…，ありゃ？　側面像では2本とも先端が同じような場所にあるなぁ．でも，1本は"2階"の前で右心耳ですか？ちょっと下のような気もしますが．

👓 そのとおり．正面像で向かって左，側面像で上側に見える方は右心耳に留置された心房リードで正解．それで？

🔰 話の流れからすると，もう一本が**右室流出路**ですね．正面像（**図10左**）から見ると，心陰影の右側の切れ目に近くて，けっこう上の方にありますね．でも，さっき見た"ヤカン"のCT正面像（**図7左**）ではここに右室流出路の壁がありそうですから…

👓 素晴らしいぞ．もう一息だ．側面像（**図10右**）ではどうかな？

🔰 油断すると「右心耳です！」と言っちゃいそうになるくらい，やはり"2階"の前ですが，このリードは，心臓の底につきそうなくらい下方に到達してから折れ曲がっていますね．そうかっ！　三尖弁をくぐって"1階"の心室内に入ってから折り返して"2階"前方に向かっているんです

ね．右室の側面よりの CT 像（図 7 右）でもこの辺に右室流出路が映っていますね．

🤓 たしかに側面像だけ見ると右心耳なのか右室流出路なのか一瞬迷うよね．でも，正面像を見れば片方が右心耳，片方が右室流出路だってわかるよ．だから，大事なこととして，

> ペースメーカー・リード位置の確認は必ず正面像・側面像の 2 方向の両方で見て確認すること！

これ，"鉄則"だからね．

📗 なるほど，一方だけにとらわれず両方の画像を見ながら総合的に先端の場所を判定しなくてはならないのですね．でも，ここで先生に質問なんですけど．右心耳と右室流出路も紛らわしいですが，心室中隔と右室流出路の区別も難しいのですが？

🤓 ムムッ，おぬし鋭いな．正直言うと，正面と側面の 2 方向だけではこれらの厳密な区別は難しいんだ．特に側面では両方とも前向きになる可能性があるし，正面像でも心室中隔の方が若干正中寄りで高さも低めなことが多いけど…．

📗 先生にしては珍しく自信なさそうですね．2 方向だけでしか見ないと限界もあるってことですね．わかりました．

🤓 そうなんだよ．正式には左前斜位（LAO）像で見ればわかるんだけど，これは日常臨床の現場では行われないし，どちらか迷ったら手術記録を参照するか術者の先生に尋ねればいいよ．

📗 なるほど，そうします．

🤓 さて，ちょっと難しかったけれど心室リードは一通りおさえたので，もう一息！

心房リード②（心房中隔）

🤓 心房リードのところで話し忘れたけれど，実は右心耳だけじゃなくて，先端を心房中隔にスクリューインする施設もあるんだ．

🛡 どうしてですか？　右心耳でいいじゃないですか．

👓 心房細動を抑制するのではないか，と期待されてるんだ．次の側面からのCT像（**図11**）を見てごらん．

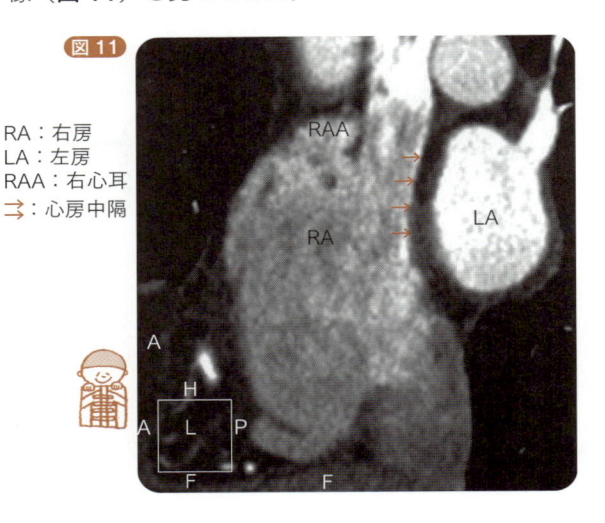

図11

RA：右房
LA：左房
RAA：右心耳
⇒：心房中隔

🛡 心室同様，**心房も前後方向に並んでいる**んですね．たしかに心房中隔を挟んで前下方が右房で後上方に左房ですね．間の心房中隔がきれいに映っています．

👓 そうだね．だから心房中隔にリード留置をした場合，側面像でリードの先端はどっちに向くかな？

🛡 えっと，**"2階"の後方**ですか？

👓 正解だ．これで心房中隔もマスターだね．最後に具体例（**図12**）で見てみよう．

🛡 まず，心室リードは右室流出路か高位の心室中隔かわからないですけど，これはあまり深入りしなくていいですよね．本題の心房リードのほうは，正面像で見ると一見，右心耳に近い場所に見えます．でも，側面像で見ると**先端が後**を向いていますので，右心耳では決してあり得ないわけで，ここが**心房中隔**なんですね．

👓 その通りだよ．わかってくると，リードのX線画像を見るのが楽しく

ペースメーカー手術
12 ペースメーカーのX線診断学

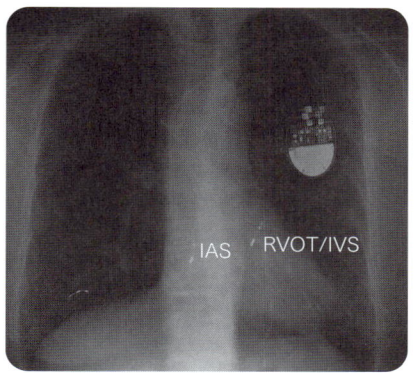

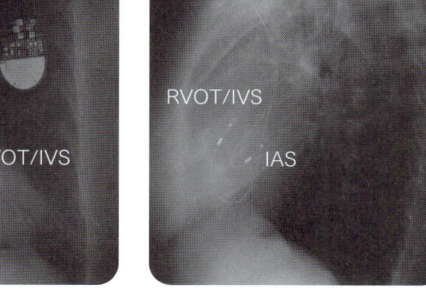

図12

IAS：心房中隔
IVS：心室中隔
RVOT：右室流出路

正面（PA）像　　　　　側面（RL）像

なってきたんじゃない？

はい，こんな短期間でリード位置が一通り理解できるようになるとは思いませんでした．先生のおかげです！　ありがとうございました．

サマリー

- ☑ ペースメーカーのリード位置の確認は必ず2方向のX線像で行うクセをつけよう（1方向のみで判断しない！）．
- ☑ 心房リード留置部位　①右心耳　②心房中隔
- ☑ 心室リード留置部位　①右室心尖部　②心室中隔　③右室流出路
- ☑ 心室中隔や右室流出路は2方向（PA像・RL像）だけでは完全な判定はできないことも知っておこう．
- ☑ 近年，右室心尖部ペーシングは心不全や心房細動発症のリスクから避けられる傾向にあると理解しておこう（特に心機能低下例）．

ペースメーカー機能

13 ペースメーカー事始
── ペースメーカー"ロボット"現る

ペースメーカーのキホン中のキホン

👨‍⚕️ さて，ペースメーカーの適応や手術については一通り学んだから，ここからはペースメーカー本体の仕組みについて学んでいこう．

👦 いよいよですね．何か楽しみです．

👨‍⚕️ まず次の図（**図1**）を見て．ペースメーカー本体（**ジェネレーター**）(A)，次が**リード線**(B)，最後のX線像は，本体が左鎖骨下のポケットに入っていて，経静脈的にリード線が2本心内に留置されているね（C）．

図1

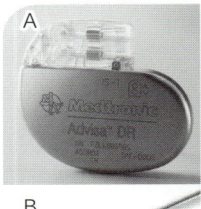

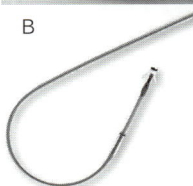

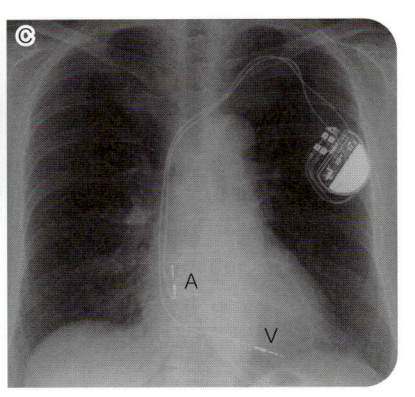

👦 ペースメーカー・システムの基本的な構図ですね．大分見慣れました．

ペースメーカー機能
13 ペースメーカー事始

ペースメーカー"ロボット"登場

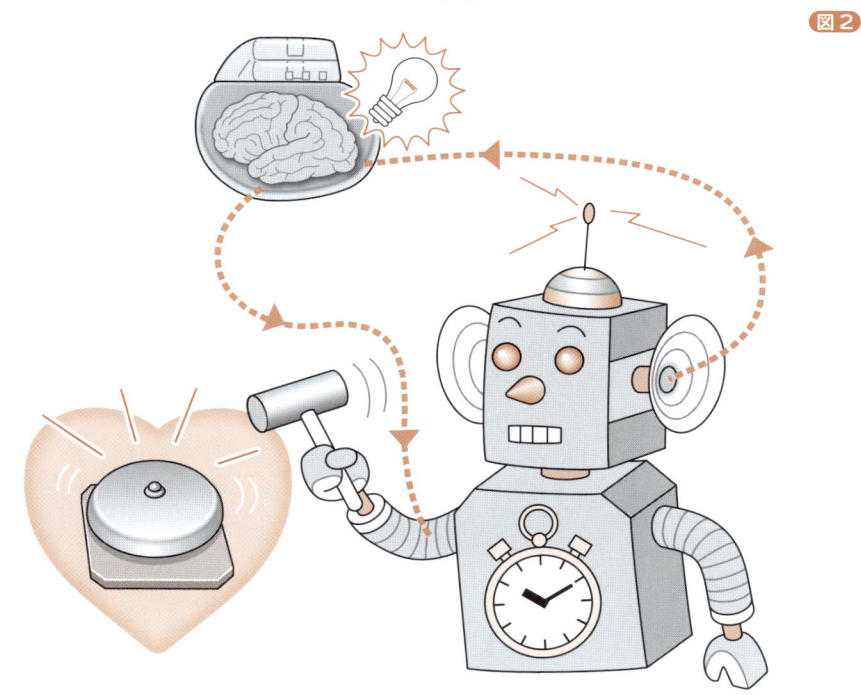

🔍 では次の図（**図2**）も見て．私の中でのペースメーカーのイメージって，こんなヘンチクリンな**ロボット**なんだけど…

図2

この図を使うとペースメーカーの機能を説明するのに便利なんだ．まずはこの"ロボット"の世界の"ルール"から学ぼう．

> 【ルール】ペースメーカー**"ロボット"**は自分の"縄張り"に陣取っていつも周りで"音"がしないか**"聞き耳"**をたてています．しかも，"ロボット"は"タイマー"を持っていて，決められた**"制限時間"**以内に"音"が聞こえない場合には自分を動かす**"脳みそ"**から「鐘を鳴らせ」との**"命令"**（天の声）がくるため，自らの"腕"で**"ハンマー"**を使って**"鐘"**を鳴らします．"制限時間"以内に何かしらの"音"をキャッチした場合にはその情報を"脳みそ"に送信しますが，その場合には"脳みそ"から「鐘を鳴らしちゃダメ」という"命令"がやってくるので，じっと我慢して"ハンマー"を置きます．

📕 おやおや，なんか非現実的な設定ですねぇ．なんで，"鐘"を鳴らす必要があるんですか？

👓 まぁまぁ，ストーリーに関してはあまり深く突っ込まないでよ．これをもとにペースメーカーの説明をしていくと，まず"縄張り"が心房とか心室だね．リードの先端がいる"現場"ともいえるよ．ペースメーカー"ロボット"は"現場"できっちり時間を区切って仕事しているんだ．1秒なら1秒という"制限時間"ごとに勝負しているわけですよ．何か"音"が聞こえないか，と．

📕 刹那的ですね．なんか．

👓 この"聞き耳"を立てる作業を センシング（sensing） ないし 感知 って呼んで，何か"音"が聞こえたら センスした というんだ．ペースメーカーの仕事は"制限時間"以内に何らかの"音"をセンスしたら"鐘"を鳴らさなくてよいけれど，"制限時間"を過ぎても周囲がシーンとしているとわかった時には遠慮なく"my ハンマー"で"鐘"を鳴らすんだ．この"鐘"を鳴らす作業を ペーシング（pacing） ないし単に 刺激 と呼ぶんだ．

📕 なるほど，なるほど．センシングとかペーシングって，そういうことだったんですね．わかりやすいです．

👓 センシングした"音"の情報をお上である"脳みそ"に送信して，"脳みそ"でペーシングが必要かどうかを判断するんだ．"脳みそ"はコンピュータの入ったペースメーカー本体になるよ．実際にペーシングする時には"脳みそ"社長から"現場"の"ロボット"に向けて"命令"が出るってわけだ．

📕 大分，わかってきました．

ペースメーカーのモード

👓 さて，少し話は変わるけどペースメーカーの モード（mode） って聞いたことある？ VVIとかDDDRとか？

📕 ありますが…正直よくわかりません．

👓 こんな表見たことあるでしょ？ 丸暗記しようとしないで考え方を理解

ペースメーカー機能
13 ペースメーカー事始

表1 ペースメーカー・コードの基本的約束

	1文字目	2文字目	3文字目	4文字目
意味	ペーシング場所	センシング場所	応答 "振舞い"	オプション
記号	A：心房 V：心室 D：心房＋心室	A：心房 V：心室 D：心房＋心室 O：何もなし	T：同期 I：抑制 O：何もしない D：同期＋抑制	R：心拍応答機能

【略語】A：atrium（心房），V：ventricle（心室），D：double（両方，A＋V），O：none（何もなし），T：triggered（同期），I：inhibited（抑制），R：rate-modulating.

すれば自然と覚えられるよ．

🛡 あります！　でもわかんないから鳥肌が…

👓 まず1文字目は<u>ペーシングする場所</u>がどこかを示すんだ．"ペース"メーカーっていうぐらいだから，ペーシング機能が一番大事なんだ．だから，はじめに「ペーシング部位はココです！」と宣言するわけ．さっきの"ロボット"の例では"どこにハンマーをおくか？"ということになるね．

🛡 基本的には心房リード1本だけならA，心室リード1本だけならV，リードが2本入っていたらD〔心房（A）と心室（V）の両方〕ですね．

👓 次の2文字目は<u>センシングする場所</u>，つまりはどこに"耳"を置くかだ．これも心房のみならA，心室だけならV，両方ならDとなるよ．

🛡 3文字目は何ですか？　応答って？

👓 たしかに"応答"って言葉はイメージがわかないよね．ペースメーカーの基本的な構造は，最初に言ったように"耳"でセンシングした情報を"脳みそ"に伝えて，その結果を判断して"どういった振舞いをするか？"，つまりペーシングすべきかどうかを判断する．この"振舞い"の仕方が"応答"だよ．

🛡 なるほど．<u>センシング情報への対応の仕方</u>のことなんですね．

👓 それから抑制（I）というのはカンタンで，"ロボット"の例では"音"が聞こえたら自分で"鐘"は鳴らさない，ということさ．ここでは"音"は心

房あるいは心室の自己興奮を意味しているから，心房ならP波が出たら，心室ならQRS波が出たらペーシングしないということ．それが"抑制"だよ．

🔖 では同期（T）は？　トリガー（triggered）の"T"ですが．

👓 うーん，これは少し難しいから後にしよう．なぜかと言うと，これはリード線が1本の時と2本の時で意味が違うからね．まぁリードが1本の場合，今はAATとかVVTとかいうモードは普通選択されないので，まずは2本の場合の"同期"の意味を知っておけば十分だけど．

🔖 いきなり"背伸び"するのはやめておきます．最後に4文字目ですね．

👓 4文字目は心拍応答機能といって，レート・レスポンス機能とも言われるんだ．

🔖 たしかに，「レート・レスポンスつけますか？」って会話，聞いたことあるような…

👓 これも別に難しくないよ．私たちが運動したりすると脈が速くなるでしょう？　ペースメーカーを入れる患者さんの多くは基本的にベースの脈拍が遅い人だけれど，そのほかに，運動した時に"脈拍を速くする"という機能も低下している人がいるんだ（変時性不全）．ペースメーカーではたとえば最低60/分は確保するという最低の心拍数（下限レート）を設定するんだけど，そういう人では，寝ていても走っていてもずっと脈が60/分のままなんだよ．

🔖 それだと十分に運動ができない気が…

👓 だからペースメーカーが運動なんかをする時に脈拍をアップさせてくれる機能があったら便利だね．それがレート・レスポンス機能だ．

🔖 へぇー，ペースメーカーって賢いですね！　でも，ペースメーカーは自分の"ご主人様"，つまり患者さんが運動しているとか寝ているとかをどうやって判断するのですか？

👓 いい質問だね．最も標準的にはペースメーカー本体に加速度センサーといって体の"揺れ"を感知する部品が埋込まれていて，その"揺れ"が大きいほど激しい運動をしていると考えて脈拍を上昇させるものが多いね．

> 体の"揺れ"，それだけですか？ 体が揺れない運動もありますけど．

鋭いね．最近では患者さんの呼吸状態をモニタリングして換気量がアップしたら脈拍を増やすというペースメーカーもあるよ．**換気量センサー**というんだけれど．

> ペースメーカーは聞けば聞くほど"デキル奴"ですね．

あと，実は，このコードには5文字目もあるんだけど，実際の臨床でまず使わないから，普通は覚えなくてよいよ．
なお，自分できちんと脈を増やすことができてレート・レスポンス機能をつける必要がない場合には，あえて4文字目は表記しないで3文字表記でいいよ．

> レート・レスポンス機能オフなら3文字表記で十分

> レート・レスポンス"あり"の時だけ4文字目にRをつけるんですね．わかりました．

これで少しはペースメーカーのモードになじみが出てきたかな？

> はい．ペース，センス，振舞い（応答），レート・レスポンスの順ですね．基本的なことは少しわかったので，具体的な例ではやく学びたいです．

サマリー

- ☑ ペースメーカーの基本的動作やペーシング，センシングの概念について"ロボット"の例で考えてみよう．
- ☑ ペースメーカーのモードと3文字コード表記を理解しよう．
- ☑ レート・レスポンス機能をつける場合，4文字目に"R"をつける．

ペースメーカー機能

14 シングルチャンバー・ペースメーカー
―― 基本的な立ち振舞いに慣れよう

👨‍⚕️ 今回はペースメーカーの基本的動作について具体例で勉強しよう．普通の教科書にはあらゆるペースメーカー・モードについて詳しく書いてあるけれど，実際に設定されるモードは3〜4つだから，まずはそこからおさえよう．

👦 ありがたいです．3つだけとか言ってもらうと少し気がラクになります．

🤓 明日から臨床に生かせる知識を！っていうのが私のモットーさ．なるべくシンプルにしたいんだ．まずはリードが1本の場合からはじめよう．

▍シングルチャンバー・ペースメーカー

🤓 まずリードを1本しか入れない，**シングルチャンバー（single-chamber）**・ペースメーカーを考えよう．

📘 チャンバー（chamber）は"腔"という意味ですよね．心房か心室かどちらか1つの"心腔"にリードを入れるという意味ですね．

🤓 そのとおり．ここで覚えておくモードはたった2つ，**AAI**と**VVI**だけだよ．

> 心房リードのみなら **AAI**，心室リードのみなら **VVI**

でOKさ．Aは心房（atrium），Vは心室（ventricle）の意味だったね．

📘 前回学んだ3文字コードが早速登場ですね．1文字目がペース，2文字目がセンスでしたね．リードが心房だけならペースもセンスも心房のみでしょうし，もちろん心室なら心室でペース・センスになりますね．

🤓 そう．3文字目はセンシング情報に対する応答（振舞い）だったね．"I"は**抑制（inhibited）**だから，自己波が出たとわかったらペーシングするのを"遠慮"するんだったね．

もちろんある一定時間以内に自己波が見られない場合には，電気を流してペーシングします．先生のたとえ話では"制限時間"まで待って"音"が聞こえなければ，"ロボット"が"my ハンマー"を使って"鐘"を鳴らすんでした．

シングルチャンバー・ペースメーカーの作動は非常に単純で，本当にこれだけなんだ．AAI も VVI も基本的な作動様式は同じだから，まとめて "single" の "S" をとって SSI 型とも呼ばれるんだ．

SSI 型の作動様式

【シングルチャンバー・ペースメーカー（SSI 型）のからくり】
- 下限レートによる"制限時間（タイマー）"を意識する
- 自己波をセンシングあるいはペーシングしたら"タイマー"を 0 へ
    1）"制限時間"以内に自己波が出れば何もせず"タイマー"を 0 にリセットする
    2）自己波が出ないまま"制限時間"一杯になったらペーシングしてから"タイマー"を 0 にする
（注）"制限時間"：設定下限レートの時間間隔〈例〉60/分→ 1 秒

早速，具体例で学ぶことにしよう．まず徐脈性心房細動でペースメーカー植込みされた例で考えよう．

まずは VVI モードから

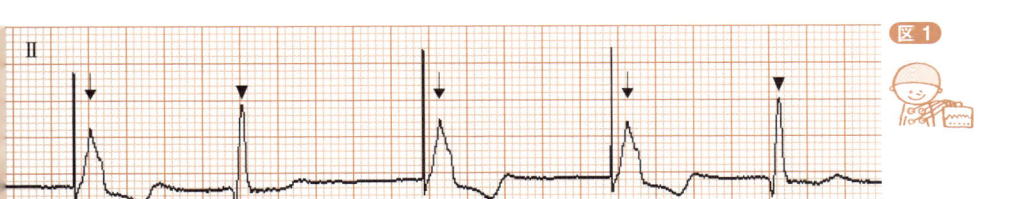

心房細動の場合は心室リード 1 本のみで OK で，モードは VVI ですよね．

では，具体的な心電図（図 1）を見てみよう．

図 1

📗 2種類の QRS 波があります．幅がワイドで直前にスパイクのあるもの（↓）と普通の幅の QRS 波（▼）です．

👓 幅の広いほうが**心室ペーシング波形**で，幅の狭いものが**自己心室（QRS）波**だよ．これは絶対覚えておいてね．

📗 ペーシングの直前には**スパイク**があるので，それを目印にしてもいいですね．

👓 さてこの心電図（**図 1**）をどう読むかだけれど，シングルチャンバー・ペースメーカーでは**下限レート（心拍数）**だけ気にすればいいよ．**50～60/分**くらいに設定されることが多いかな．下限レート 60/分の場合，心拍数が 60/分を割りそうになったらペーシング・スパイクを入れる．それより前に自己波が出たら休む．本当にただそれだけさ．ちなみに 60/分の時間間隔は？

📗 5"マス"ですね．300 ÷ 60 ですから，1"マス"は 0.2 秒だから，0.2 × 5 でちょうど 1 秒です．

👓 そう，だからいつもこの 1 秒"タイマー"を意識しておくといいよ．

📗 タイマー？

👓 そう，60/分なら 1 秒，50/分なら 6"マス"，つまり 1.2 秒，100/分なら 0.6 秒がペースメーカー"ロボット"の持っている"タイマー"の"制限時間"になるよ．

📗 なるほど，なるほど．

下限レートの簡易確認法

👓 まぁ，こうしたわかりやすい数ばかりだといいけれど，例えば 70/分になると難しいでしょ？　だから VVI でも AAI でもペースメーカーの心電図を見てまず先にすることは，**ペーシング–ペーシング**と続いているところを探して**キャリパー**（⇒ 10 章 109 ページ図 4 参照）を当てることだよ．

> ペーシング・スパイク間隔が，そのペースメーカーの"制限時間"になる

ペースメーカー機能
14 シングルチャンバー・ペースメーカー

👓 これなら下限レートが70/分でも簡単にできるでしょ．

📖 この心電図では3，4拍目がともにペーシング波形で，スパイク間は5"マス"ですから，設定レートは60/分ですね．なるほどこうすれば下限レートからわざわざ逆算して"制限時間"を求めなくてすみますね．

👓 では本題，この心電図（**図1**）はどう？

📖 最初の1拍目（↓）は心室ペーシングです．2拍目（▼）は自己脈でしょうか？

👓 そう．1拍目のペーシング・スパイクから1秒（5"マス"）の"制限時間"内に自己のQRS波が出たんだね．だからこの時に"ロボット"はペーシングせずに黙って"タイマー"を0に戻したというワケ．

📖 次の3，4拍目（↓）はペーシングです．"制限時間"以内に自己脈が出なかったため，"ロボット"が"myハンマー"で"鐘"を鳴らしてくれました．たしかに，2拍目のQRS波と3拍目のペーシング・スパイクの間がちょうどキャリパーで5"マス"分になっています．
最後の5拍目はまた自己波（▼）になっています．4拍目のペーシングから"制限時間"の1秒以内に自己QRS波が出たので，"タイマー"をここでリセットします．

👓 ペースメーカーって賢いでしょ．では次の心電図（**図2**）はどうだろう．これも心房細動でVVIペースメーカーを入れた症例だよ．

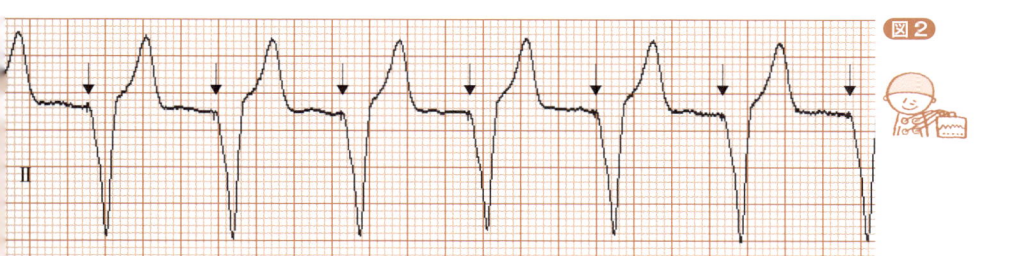

図2

📖 ちょっと見づらいけどペーシングスパイク（↓）がありそうですね．これは全部がペーシング波形で自己波はありません．下限レートはペーシング・スパイク間をキャリパーで測ればいいのですね．これを"マス"目にあわせてみると3"マス"から2"目盛り"戻るから100 − 5 × 2 で 90/

分です．

🕶 すごい！　90/分の VVI ペーシングだ．もう手馴れたものだね．
では次に **AAI モード** を勉強しよう．といっても基本的なルールは VVI とまったく同じなんだ．しかし今度は"タイマー"が心房にしかないことに注意してね．次の心電図（**図 3**）を見てみよう．

お次は AAI モード

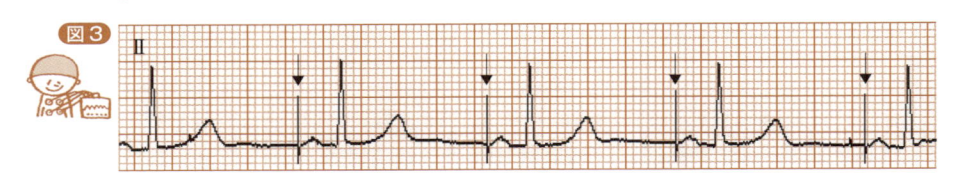

図3

🍁 心房は全部ペーシング（↓）で，スパイクの後に P 波ができています．当たり前ですが QRS 波は全部自己波です．ペーシング・スパイク間をキャリパーで測るとぴったり 5 "マス"ですから，この場合も設定された下限レートは 60/分ですね．

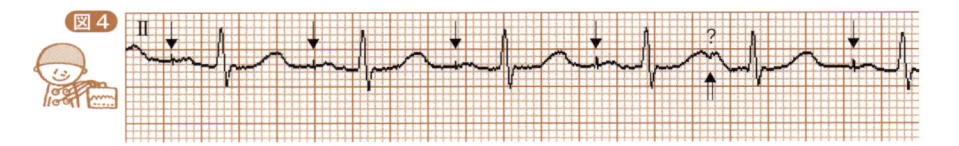

🕶 そのとおり．これは AAI モード（60/分）でオール A（心房）ペースの心電図だね．じゃあ，次の心電図（**図 4**）はどうかな？　この人も AAI モードだけれど．

図4

🍁 ペーシング・スパイク（↓）間は 4 "マス"に 1 "目盛り"足りません．ですから下限レートは 80/分になります．

🕶 そうだね．スピード・アップしてるね．注目して欲しいのは 5，6 拍目だよ．

🍁 4 拍目まではずっと A ペースですが，5 拍目にはスパイクが見当たりません．しかも，ここだけ R-R 間隔がつまってます．

ペースメーカー機能
14 シングルチャンバー・ペースメーカー

👓 何かがセンスされたからペーシングしなかったんじゃないの？

📕 何かというのはつまり自己P波ですね．これがどこにいるかというと…？

👓 3拍目までのT波の形と4拍目のT波の形を比べてごらん．

📕 あっ‼　4拍目のT波のお尻の部分に何かいる（↑）!　これが自己P波ですね．

👓 そう．少し離れて心電図全体を眺めると，心房期外収縮（PAC）だとわかるかな？

📕 なるほど．ここでPACが自己脈としてセンスされたから心房ペーシングを休んだのですね．

👓 別の見方としては，次の6拍目にペーシング・スパイクが入っているでしょ？　ということは，ここからキャリパーで"制限時間"だけ戻った時点が"タイマー"が0にセットされた瞬間ということになるね．ペーシング・スパイクはないからこの時点で自己波をセンスしたんだろうとわかるね．

📕 たしかにそうですね！　ちょうどT波の終わりかけの場所に一致します．しかし，いろいろな見方ができますね．

最後にひっかけ問題

👓 さてAAIの基本がわかってきたところで，次に行こう．これはひっかけだよ．この人の設定もAAIモードで80/分だ．最後の3拍に注目して．

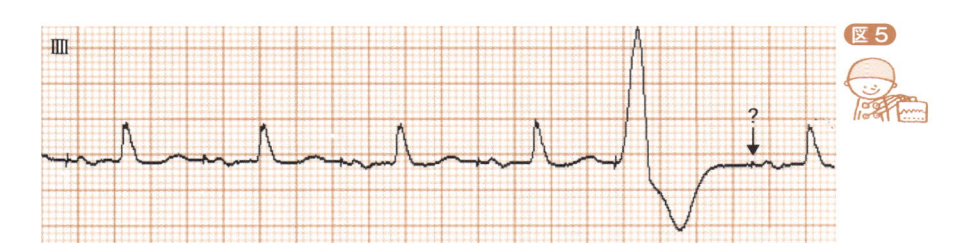

図5

📙 はい．最初の 4 拍はすべてペーシングです．5 拍目にもペーシング・スパイクが出ていますが…あれ，A（心房）ペースなはずなのに，P 波じゃなくて幅の広い（wide）QRS 波ができています．心室ペーシングですか，これは？

👓 AAI だからリードの位置は心房で心室ペーシングされることはないよね．ではこのワイドな QRS 波は誰が作った？

📙 わかりません…

👓 本当？ ペーシングとかすべて忘れて単純に心電図を見ると，単なる心室期外収縮（PVC）じゃない？ こんなの．

📙 そうですね．出るタイミングや QRS 幅からみて PVC です．

👓 ペースメーカーが入っているというだけで特殊な感じがするけれど，素直に読めば通常の心電図と同じで難しくないよ．ここはたまたま A ペースが出た瞬間に PVC が出ただけさ．さて，ここで問題です．

> 【問題】PVC の次にも自己 P 波が出ないとすると，A ペースが入るタイミングはどちらでしょう？
> 1）PVC から 80/分の間隔で A ペース
> 2）PVC の直前のペーシング・スパイクから 80/分の間隔で A ペース

📙 ペースメーカーが最低 80/分の心拍数を確保することを考えると 1）のように思いますが，でも実際には PVC 直前のスパイクと次のスパイクの距離はぴったり 80/分の間隔ですよね．

👓 そう，正解はズバリ 2）なんだ．

📙 PVC が入っている意味はどう解釈するのですか？

種あかし

大事なことは,

> AAI モードは心室で何が起ころうがおかまいなし！

ということなんだ．
心房に陣取っている"ロボット"は心房で"耳"を澄ましているわけで，心室で PVC が出ようとおかまいなしに"タイマー"生活を続けているんだ．だから PVC 直前の A ペースで自分の"タイマー"をリセットして，そこから 80/分の"制限時間"以内に P 波が出ないとわかった時点で A ペースを入れるだけさ．

心室の世界のことなんて"我，関せず"なんですね？

ただし，実は最後の例では PVC の"室房伝導"という心室から心房への通常と逆方向の電気の流れを生じて心房が興奮させられる場合には違う作動をするよ．まぁでも複雑なことを言い出すとキリがないのでここでは省略するよ．あくまでも基本から身につけようね．

サマリー

- ☑ SSI（AAI または VVI）モードの作動様式を理解しよう．
  - "制限時間"（下限レート）を意識しよう．
  - "制限時間"以内に自己波が出れば何もせず，出ない場合にはペーシングする．

ペースメーカー機能

15 デュアルチャンバー・ペースメーカー
── リード2本ならオールマイティ

デュアルチャンバー・ペースメーカー

🤓 今回はリードが2本の場合を勉強しよう．デュアルチャンバー（dual-chamber）の場合の標準モードは DDD モード というよ．これだけ覚えれば OK さ．

📖 心房・心室ともペースもセンスもできるんですね．

🤓 DDD モードはトランプの"ジョーカー"みたいなもので，あらゆる状況に対応できる"無敵モード"だから，これを理解すればすべてのモードがわかったといっていいよ．

【デュアルチャンバー・ペースメーカー（DDD）のからくり─心房リードと心室リードの"主従関係"】

- 心房が"主"：すべてのサイクルは A センス（自己 P 波）あるいは A ペース（ペーシング）から
  1) 設定した下限レートに基づく心房の"制限時間タイマー"
  2) A センスまたは A ペース時点で"タイマー"を 0 にリセット
- 心室は"従"：A センスないし A ペース直後に"タイマー"スタート
  1) "猶予時間（AV ディレイ）"以内に自己（QRS）波が出れば"黙る"（V センス）
  2) "猶予時間（AV ディレイ）"以内に自己（QRS）波が出なければペーシングする（V ペース）

📖 デュアルチャンバーになると複雑ですね．

🤓 そうでもないよ．言葉で説明するとわかりにくいけどいつものように具体例で見ていけば簡単だ．まず全体を統括しているのは心房リードの"タイマー"で，設定された"制限時間"以内に自己 P 波（A センス）が出なければ A ペースするんだ．

📖 それはシングルの時と同じですね．AAI モードと一緒です．

👓 そうだね．でもデュアルチャンバーの場合にはここからが違って，A センスないし A ペースがなされた瞬間に"舞台"は心室に移るよ．"中継カメラ"がパッと切り替わるようにね．

舞台は心室へ

👓 "中継カメラ"が切り替わった瞬間から，心室リードに"猶予時間"が与えられるんだ．この"猶予時間"をAV ディレイ（AV delay）というよ．今，仮に 200 ms，つまり 0.2 秒に設定されているとしよう．

📖 1"目盛り"が 0.04 秒でしたから，0.2 秒は 5"目盛り"，つまり 1"マス"ですね．それでそれで？

👓 心室にいるペースメーカー"ロボット"に課せられた"使命"は一つ．"猶予時間"内に自己 QRS 波が出るかを見ていて，出ない場合にはペーシングを入れることだけなんだ．

📖 つまり自分の出番になって 0.2 秒待って自己 QRS 波が出なければV ペースをしろということですね．全体としては心房リードがマネージメントしていて，心室リードは心房イベントに引き続いて自分に与えられた仕事だけする．まさに"主従関係"ですね．心房が"ボス"で心室は"部下"ですね．

👓 見方を変えると，A センスあるいは A ペースに"歩調を合わせて"，正確な言い方では"同期"して V ペースするのが DDD ペースメーカーに課せられた基本的な"使命"なんだ．

📖 なるほど．そう言われるとわかりやすいです．

DDD ペースメーカーの波形

👓 結局, DDD ペースメーカーの振舞いは A（心房）がセンス（AS）かペース（AP）か，と V（心室）がセンス（VS）かペース（VP）かの 2×2 の組合わせで次の 4 通りになるんだ（図1）．

👓 基本的なことがわかったら具体例で見ていこう．これは完全房室ブロックでペースメーカーを入れた心電図（図2）だよ．リードは心房と心室の 2 本あることになるね．

図1

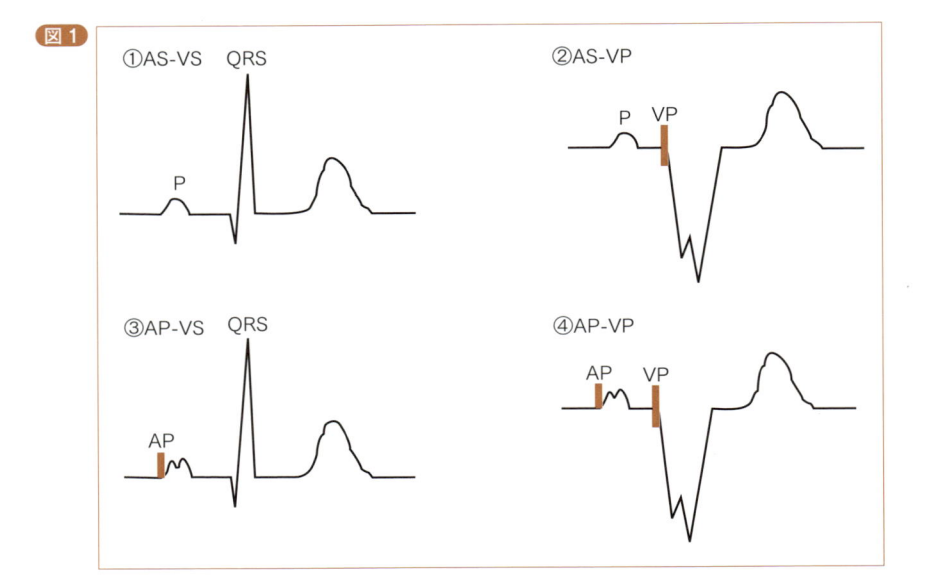

①AS-VS QRS

②AS-VP

③AP-VS QRS

④AP-VP

図2

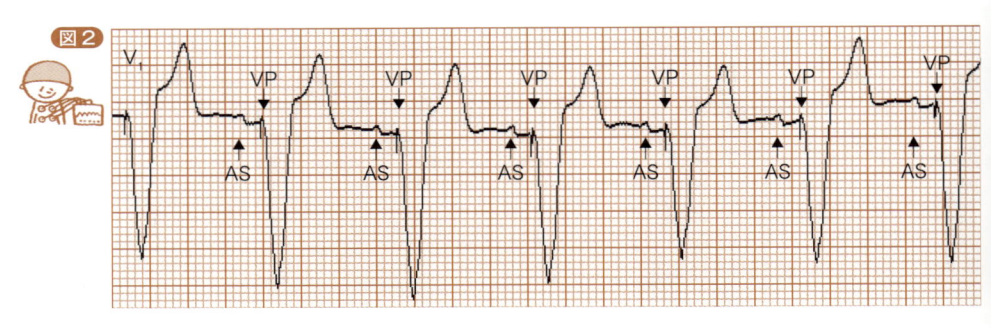

🛡 リード2本といえばモードは **DDD** ですね．心室は全部ペーシング（Vペース）です．P波は直前にスパイクがないから自己波（Aセンス）ですね．
Pレートは，3"マス"と4"マス"の間で，4"マス"から2"目盛り"だけ速いので 75 + 5 × 2 で約 85/分です．

👓 よくできました．この人の下限レートは 60/分だからね．85/分であれば，心房"タイマー"の"制限時間"以内に自己P波が出るはずだから基本はAセンスになるはずだよ．

ペースメーカー機能
15 デュアルチャンバー・ペースメーカー

🔽 心房はよしとして問題は心室ですね．"猶予時間"，じゃなかった **AV ディレイ**はいくらですか？

👓 この人の場合は 120 ms（0.12 秒）に設定してあるよ．3 "目盛り" だね．

🔽 A センスから 0.12 秒待っても自己 QRS 波が出ないから心室リードが V ペースしてくれているのですね．たしかにペーシング・スパイクと P 波の間は 3 "目盛り" です．

👓 この人は完全房室ブロックで P 波につながる自己 QRS 波は出ないはずだからオール V ペースになるね．こういう状況を **P 波に "同期" した V ペース**ととらえるのさ．では同じ症例なんだけど次の心電図（**図 3**）はどうだろうか？

図 3

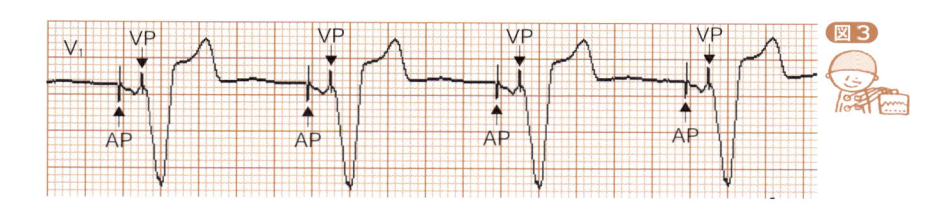

🔽 今度はペーシング・スパイクが 2 つあります．心房も心室もペーシングで，心房ペーシングの間隔はキャリパーでは 5 "マス" ですから，P レートは 60/分だと思います．

👓 たとえば就寝中と思われる時に患者さんの自己 P レートが 60/分以下だったから心房もペーシングになっているんだね．心室は？

🔽 心房ペースされた瞬間から 0.12 秒の "猶予時間" をもらったけれど，房室ブロックで自己 QRS 波にはつながらないから，仕方なく V ペースしています．これはさっき（**図 2**）と同じです．

👓 そう．ではこの心電図はどうだい？ 別の症例なんだけど少しだけレベル・アップするよ．

慣れてきたから応用問題

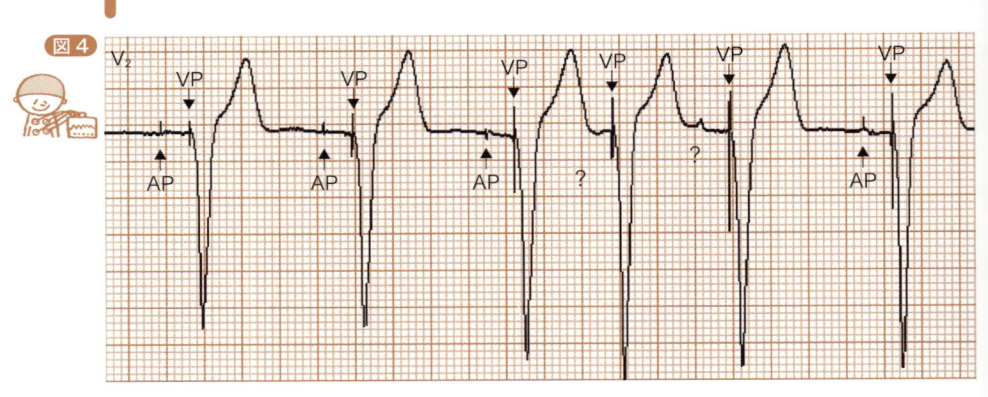

図4

🛡 途中でR-R間隔が不規則になっていますね．4〜6拍目です．

👓 少し見えづらいけれど，基本的に心房はペーシングで下限レートは70/分だよ．

🛡 たしかに最初の3拍はAペース-Vペース（AP-VP）でスパイク間をキャリパーで測ると，4"目盛り"に少しだけ足りないくらいです．

👓 この症例のAVディレイは150 msになっているよ．
では問題の4，5拍目を考えよう．
少し難しいので，ヒントは「Vペースから逆にたどっていけ」だ．4拍目のQRS波がVペースだということは？"猶予時間"が経過したからVペースが入ったわけで…

🛡 そうかっ！ ペーシング・スパイクからAVディレイ分だけ戻った時点が"中継カメラ"が心室に移った瞬間で，この時に心房に何かがあったのですね．

👓 そのとおり．もう一息だよ．

🛡 4拍目のVペースからAVディレイ分だけ戻るとT波の直後ぐらいですね．見たところここにスパイクはないから…そうか心房期外収縮（PAC）が自己波として出たのですね．だからそれにつられてVペースも少し手前になっているんですね．ここにP波が隠れているのですね．5拍目

も同じ考えでVペースからAVディレイ分だけ戻ると，自己P波らしきものがしっかりあります．だからまたVペースが少し手前にズレるのですね．

🔍 総合的に考えるとここは PAC 2 連発 だね．よくあるでしょ，こんな状況．

📖 健常な人でPACが出るとQRS波も早めに出る現象のマネをしているのですね．ペースメーカーって，つくづく良くできていますね．

PVCが出た時のことも知りたいけれど

🔍 本当は心室期外収縮（PVC）が出た時の例を見たいところだけど，レベルがグッと上がるし，会社ごとに作動方法も異なるから，ここでは話さないことにするよ．まずは基本中の基本をしっかり学ぶことが上達の秘訣だっていつも言ってるでしょ？
DDDペースメーカーの基本的な作動は今回学んだ"ルール"でほぼ大丈夫だからね．

📖 ペースメーカー心電図にも少し親しみが湧いてきました．今まで心電図の中にペースメーカー波形があるだけで"じんま疹"が出そうなぐらいアレルギーだったのに！

サマリー

- ☑ DDDモードはあらゆる状況に対応できる，いわば"オールマイティー"なモードであり，その作動様式を理解しておこう．
- ☑ DDDモードにおける心房リードと心室リードの"主従関係"
  - 心房リードは"制限時間"（下限レート）を意識して作動する．（特殊な状況を除いてAAIモードと同様に振舞うと考える）
  - 心室リードは心房リードからバトンタッチされてから稼働する．
    ー "猶予時間"（AVディレイ）以内に自己心室（QRS）波が出れば何もしない（"黙る"）．
    ー AVディレイ以内に自己心室（QRS）波が出ない時には心室ペーシングを入れて心室筋を捕捉する（"鐘を鳴らす"）．

アドバンス 8

心房性不整脈と DDI モード
── モードスイッチとは？

👨 基本的なペースメーカーのモードの話はよくわかったかな？

🧑 はい，AAI，VVI，DDD の 3 つのモードだけですけれど．

👓 臨床的にはそれだけわかっていたらかなり戦えるよ．みんながみんなペースメーカー専門家じゃないんだからさ．一般的な循環器医としてはそれで十分さ．前にちょこっと VDD モードなんてのも勉強したけど（⇒アドバンス 2 参照），これも DDD の応用だからね．

📖 DDD モードはどんな状況にも対応できる"オールマイティ"でしたから，これさえ抑えておけば怖いものなしってわけですね．

👓 そう．ここでは，DDD モードの親戚なんだけど，DDI モードっていう少し特殊なモードについてお話ししたいんだ．これは心房細動や心房粗動などの心房性不整脈との兼ね合いで登場するんだけど．

📖 へぇー，全然聞いたことないです．

👓 実例で考えてみよう．例えば，完全房室ブロックでデュアルチャンバー・ペースメーカー植込みを受けた患者さんに発作性に心房粗動が起こった時にどうなるかを考えてみることにしよう．ペースメーカーの設定は DDD 60〜120/分とするよ．ちなみに，心房粗動時の心房レートはいくつか知ってる？

📖 いや．知りません．

👓 じゃあ，次のまとめを見て覚えておいてね．心房粗動ってのはだいたい 300/分の心房レートだとされるよ．まぁ，前後に 50/分だけ幅を持たせて 250〜350/分の心房レートの場合を心房粗動っていうんだけど．300 ± 50/分って覚えておくといいよ．

アドバンス
8 心房性不整脈と DDI モード

【上室性頻拍：心房レートによる分類】
100〜250/分　　心房頻拍（atrial tachycardia；AT）
250〜350/分　　心房粗動（atrial flutter；AFL）
350/分〜　　　　心房細動（atrial fibrillation；AF）

🔰 なるほど．一般的に 100/分以上が"頻拍"ですから，この表によれば 100〜250/分までなら心房頻拍で，350/分以上の超高頻度の場合には心房細動っていえばいいんですね．なるほど．間の心房粗動のレートを"300 ± 50/分"で覚えてしまって，その前後が心房頻拍と心房細動だって覚えてしまえば簡単ですね．

👓 そう．あくまでも"心房"レートだから注意してね．心房粗動でも 4：1 房室伝導なら，"心室"レート，つまり心拍数は 300 ÷ 4 で 75/分になるからね．さて，本題に戻ろう．発作性心房粗動の起きたこの状況でペースメーカーはどうなるでしょうか？

🔰 心房レートは 300/分で下限レートの 60/分より圧倒的に早いですから，A センスになりますね．完全房室ブロックで房室伝導はないですから，DDD の基本に従って単純に考えると，A センスのすべてに追従してペーシングしますから心室レートも 300/分…．って，そんなバカな話はないですよね．殺人的ですもの…

👓 実は，DDD には下限レートだけじゃなく上限レートがあるんだよ．"ここまでの P 波にお付き合いしますよ"っていうレートが上限レートさ．この症例では 120/分だよ．

🔰 そうですよね．じゃあ，仕方がないから 120/分の V ペースに甘んじるしかないですか？ 自分にできるギリギリの範囲でがんばるんでしょう．

👓 正解．少し難しいけれど，心房リードには不応期っていう"休憩時間"があって，この合間に粗動波が入ってしまうとセンスされずに無視されるわけ．この不応期があるため，粗動波のレートが 300/分であっても 120/分のペースとしてしか受け取られないんだよ．残りは"休憩中"の名のもとに闇の中に葬られるってワケさ．

🔖 じゃあ，この患者さんは完全房室ブロックであるにもかかわらず，発作性心房粗動のたびに 120/分の心室ペーシングになるんですね．動悸とかしないのかなぁ？

👓 するだろうね，おそらく．今までの議論と同様に心房細動でもおそらくほとんど同じ状況になるだろうね．房室ブロックによる失神とか突然死の危険性はなくなった後，今度は不快な動悸発作に悩むわけ，このままの設定だと．

🔖 なんとか工夫できないものですか？

👓 うん，こういった状況で活躍するのがモードスイッチ（mode switch）っていうペースメーカーの機能なんだ．

🔖 モードスイッチ？

👓 そうだよ．"モード"ってのは VVI とか DDD のことだし，"スイッチ"は "切り替わる" という意味でしょ？

🔖 その一言一言はカンタンなんですけど…

👓 心房細動や心房粗動になった時にモードが DDD から別のモードに切り替わるんだよ．ここで登場するのが DDI モードなんだ．

🔖 先生はさっき AAI と VVI と DDD の 3 つで十分だっていったのに！別のモードが増えるんですか？

👓 そんなに難しく考えなくてよいよ．基本的に DDI モードは心房細動とか心房粗動が持続している時によく使われるモードで，

- A センス（P 波）に同期する形の V ペースはしない
- 心室は設定下限レート以下になった時だけペーシングする

っていうだけだよ．だから，この症例で 300/分の粗動（F）波，これも一種の自己波，つまり A センスだけど，DDI モードではこれに "お付き合い" の V ペースはしないってことになるね．

🔖 じゃあ，心室はどうなるんですか？

アドバンス
8 心房性不整脈と DDI モード

👓 この症例は完全房室ブロックだから，まったく自己波がないとすると設定下限レートである 60/分で V ペースされることになるね．もちろん，自己房室伝導のある人の場合には R-R 間隔が 60/分（5"マス"）よりあかない限り V（心室）ペースは入らずに自己脈が優先されるはずだね．

🔰 なるほど，これなら心房粗動になっても DDI モードなら動悸はしないでしょうね．60/分のペーシングですからね．つまり，発作性心房性不整脈になったのを感知してモードを DDD から DDI に変更する機能がモードスイッチってわけですね．うまくできてるなぁ．

👓 その通り．しかも，洞調律に戻れば再び DDD に戻してくれるよ．最近のペースメーカーは賢いから，これを自動的にやってくれて，オート・モードスイッチというよ．だから，私たちがするのは，

> 1）モード・スイッチを ON にするか？
> 2）いくつ以上の心房レートで DDD → DDI に切り替えるか？

の 2 つだけでいいんだ．1）については DDD のペースメーカーが入っている人で発作性心房細動あるいは心房粗動の既往のある人では ON にしておけばいいよ．2）については検出レートと言うけれど 180〜200/分前後に設定することが多いかな．

🔰 なるほど．

👓 なお，こういった機能をモードスイッチと呼ぶことが多いけれど，他には ATR（atrial tachy response）っていう名前で呼ばれることもあるね．

🔰 名前は違っても基本的な機能としては同じなんですね．

👓 最後に一つ追加しておくと，心房粗細動でモードスイッチが入った時のモードは DDI モード，ないし A ペース不要と考えると VDI モードになるんだ．でも，心房細動になるとモードが DDD から VVI になると思っている人がいるんだけど，これは間違いなんだ．

🔰 ペーシングは心室しかしないわけですし，僕も DDI じゃなくて VVI でいいんじゃないかって思うんですけど．こういう状況では実質的に同じ気が…．

🤓 いやダメだ．Aセンスを放棄しては．なぜなら，常に心房の振舞いを監視しておいて，例えば発作性心房細動が止まったらまたDDDにモード・チェンジしなくてはならないからね．だから2文字目は必ず"D"でないとね．

📖 そうかっ！　VVIでは心房の情報が全く反映されないんですね．二度と間違えません．勉強になりました!!

ペースメーカー機能

16 ペースメーカー・チェック入門
―― プログラマーの"いろは"から

プログラマーとワンド

ペースメーカー手術の実際と基本的な作動がわかったところで今回から術後管理を勉強していこう．もちろんキズがきれいかとかポケット部に出血や感染がないかも重要だけど，これは患者さんの受け持ちになった時に実際に会いに行って覚えることだから，ここでは述べないよ．今日はペースメーカーのチェックの仕方について話したいんだ．

少し大きなパソコンのような画面でチェックするのですよね．業者の人や臨床工学技士が実際にやっている光景をよく見ます．

そうだよね．慣れてくると自分でできるようになるよ．まず，あの機械はプログラマーというんだ．ペースメーカーを作ってる会社はいくつかあって，それぞれの自社製品に対応するプログラマーを持ってるんだ．現在用いられている代表的なプログラマーをお見せしよう（図1）．
ペースメーカー・チェックは基本的にこのプログラマーを用いて行うんだ．どのプログラマーにも（テレメトリー）ワンドというコード付きの磁石がついていて，これをペースメーカーが入っている胸のポケットの上に置くと交信可能になるのさ（図2）．

ワンドってパソコンのマウスみたいですね．

さらに最近では，（テレメトリー）ワンドを胸の上に置かなくても無線でチェックできるスグレモノまで登場しているよ（図3）．
ただ機械はどんどん便利になっていくけれど，基本的なチェック項目は変わらないから一つずつおさえていこう．

はい，お願いします．

まずプログラマーの電源を入れて，患者さんの四肢に電極をつけてワンドをペースメーカーの入ってるほうの前胸部の真上に置くよ．洋服の上からで大丈夫だよ．電極は体表面心電図記録のための肢誘導で3〜4つ

図1

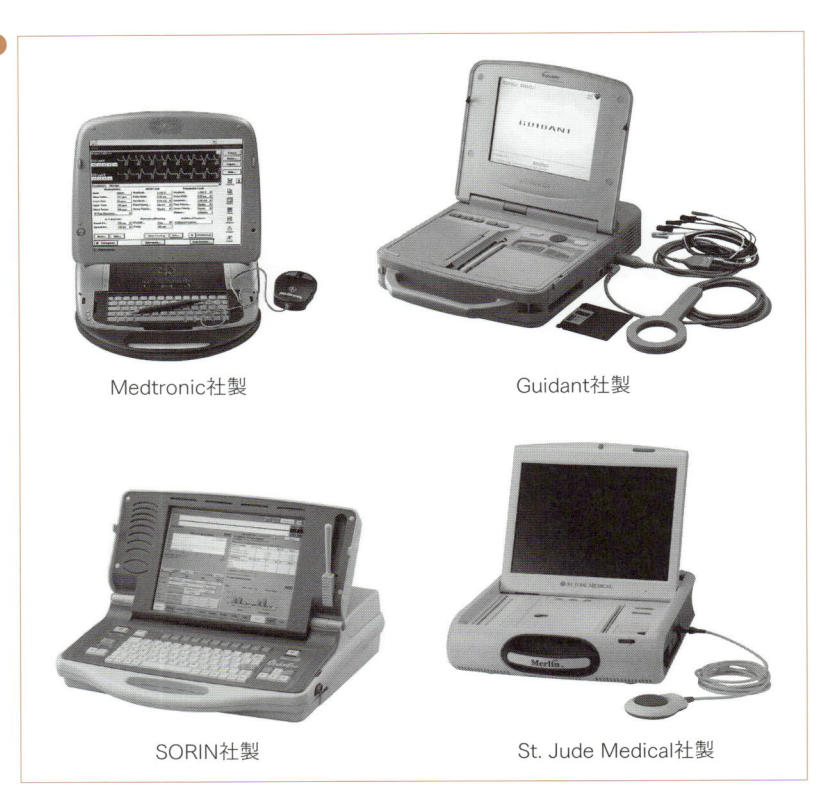

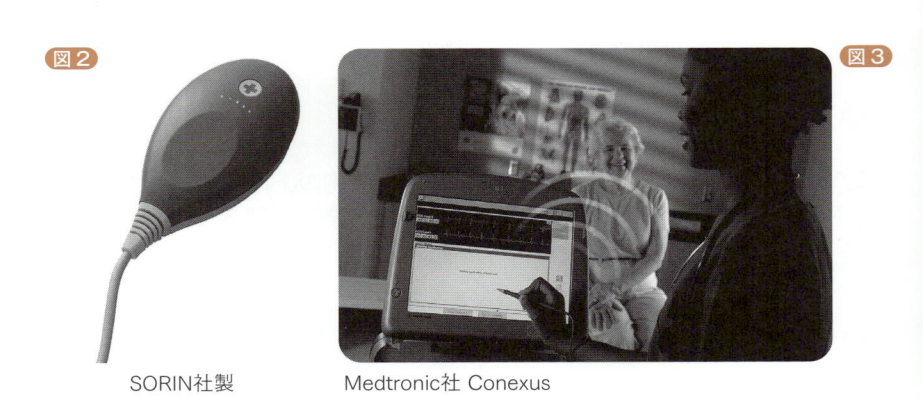

Medtronic社製

Guidant社製

SORIN社製

St. Jude Medical社製

図2

SORIN社製

図3

Medtronic社 Conexus

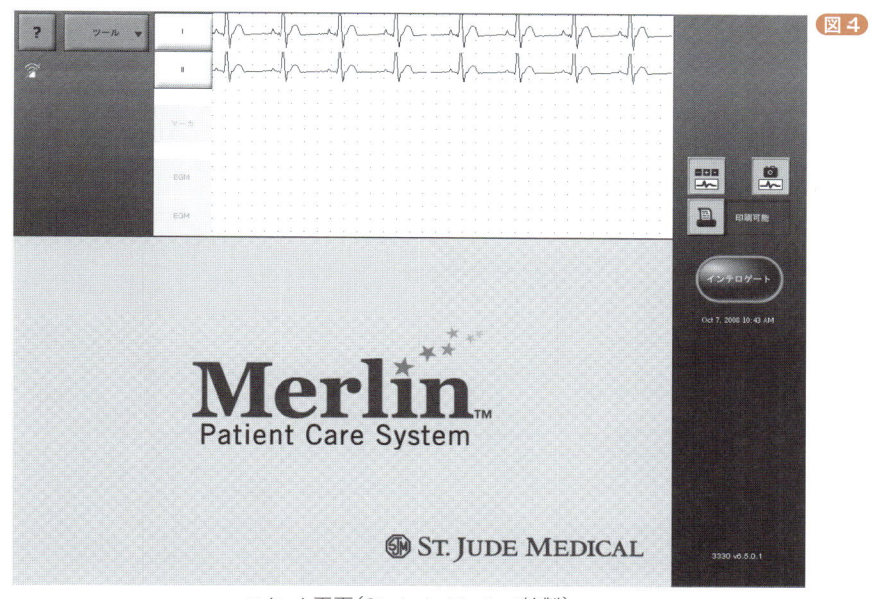

スタート画面(St. Jude Medical社製) 図4

で各社仕様で違うから，それぞれ指定された通りに貼ってね．これが最低限の準備だよ．

🔰 ここまでは心電図の電極付けみたいなものですね．カンタン，カンタン．

まずはインテロゲーションから

👓 マグネットが正しい場所にあると，プログラマーが勝手にペースメーカーを認識して必要な情報の読み出しを開始してくれるよ．この作業をインテロゲーション (interrogation) っていうんだ．機種によっては [Interrogate] とか [Interrogation] というボタンを押してから作業開始するものもあるよ．実例を見てみよう (**図4**).

🔰 インテロゲーションは日本語では何というんですか？

👓 あまり良い日本語はないらしく，そのままインテロゲーションといわれることが多いね．"interrogate"は"尋問する"とか"取調べする"っていう意味だけど，「じゃあ"尋問"開始しま～す」とか言うと患者さんもビックリしちゃうじゃない．だからインテロゲーションのほうが無難だね．

インテロゲーションが終わると基本画面になるよ．
例えば心房と心室にリード線が入って DDD モード 70/分になっている人の基本画面を見てみよう（**図 5**）．

プログラマーの基本画面の見方

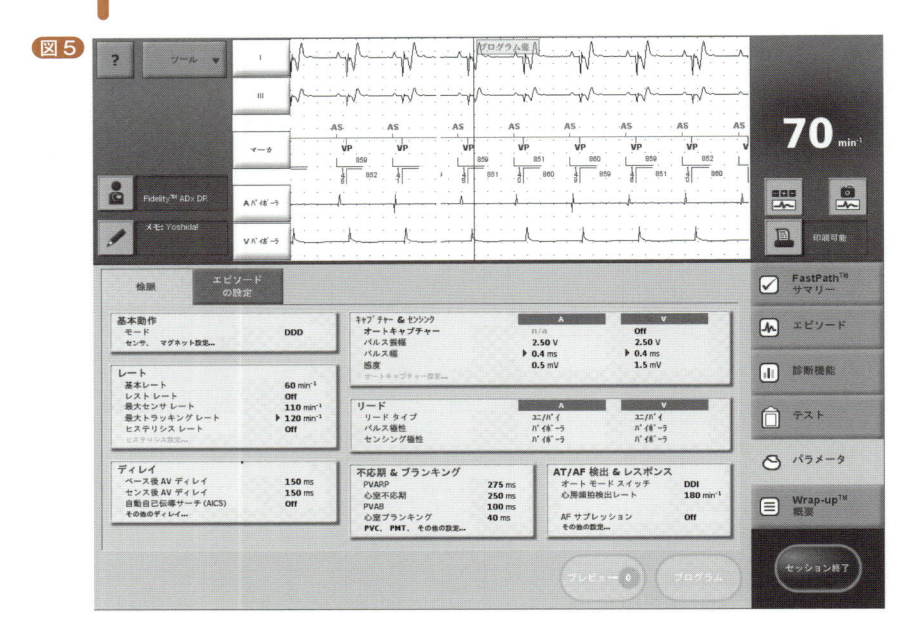

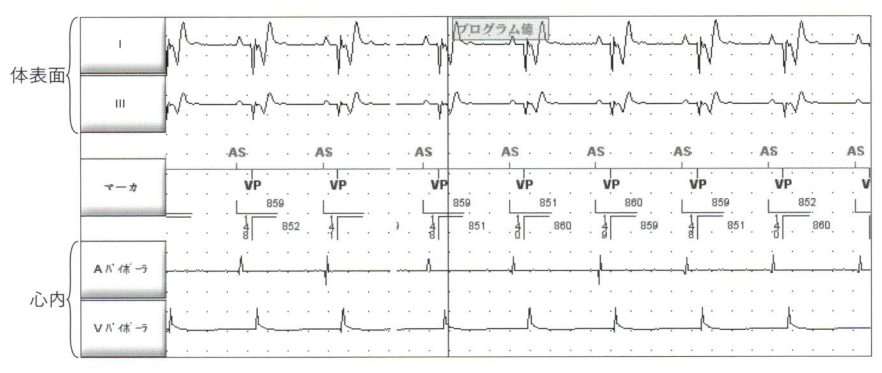

図 5

> わぁ，リアルタイムの心電図波形だあ．動いているんですね．これは全部 12 誘導心電図ですか？　なんか違うような気がしますが．

👓 惜しいね．一番上の2行は体表面心電図だよ．この場合にはⅠ誘導とⅢ誘導になっているね．真ん中の1行をとばして下の2行は心内心電図（EGM）といって，心房・心室リード先端付近の心筋の電気活動を表しているんだ．

🔰 波が局所の心筋の興奮を表すのですね．

👓 そう．心房の心内心電図を AEGM，心室の心内心電図を VEGM と表現したりするよ．もちろんリードが1本で AAI モードとかVVIモードの時には，体表面心電図と AEGM あるいは VEGM だけが表示されるよ．

🔰 とばした真ん中の AS とか VP っていう記号は何ですか？

👓 これは非常に大事だよ．この記号はマーカーと言われているよ．基本的には AS, AP, VS, VP の記号があって，S は Sense，P は Pace の略だ．例えば AS は A-Sense（センス），AP は A-Pace（ペース）でそれぞれ心房のセンシング（感知），つまり自己 P 波と心房ペーシングを意味するんだ．

🔰 では"VS"は自己 QRS 波，"VP"は心室ペーシングですか？

👓 理解が早いね．そのとおり．別のプログラマーでは P だけで A-Sense，つまり P 波，A で A-Pace を表して R が V-Sense，すなわち自己 QRS 波，V が V-Pace の略になっている場合もあるよ．QRS 波を R 波ということもあるからね．でも，最近の画面では，AS/AP，VS/VP の様式になってることが多いかな．

🔰 はい．よくわかりました．

👓 この4通り以外にも，ペースメーカーには"見なかったことにする"という不応期（refractrory period）という時間帯があって，不応期内の心房や心室イベントを表す記号として"AR"とか"VR"とかもあるよ．でもひとまずは最初の4通りのみを覚えておこう．
プログラマーによるペースメーカー・チェックではペースメーカーのモードや下限レートとか AV ディレイなんかを一時的に変えてみるんだけれど，これに応じてマーカーも変化するし，同時に体表面心電図波形も変化することがあるから注意しておこうね．

リードチェックの基本

🤓 早速ペースメーカー・チェックをはじめよう．まずペースメーカー術後から抜糸するまで患者さんが入院しているという設定で考えよう．私の病院では新規にペースメーカーを入れた患者さんは，ちょうど1週間後に抜糸して退院なんだけど，植込み翌日と退院前と，可能ならその間の術後3〜4日目にプログラマー・チェックするのを原則としているよ．病院にプログラマーが置いていない場合はこまめにチェックできないけれど，可能なら植込み翌日と1週間後の抜糸日にはプログラマーによるチェックしておきたいものだね．

📕 先生，プログラマーによるチェックは何のためですか？

🤓 一番の目的は，急性期リード脱落などのトラブルの早期発見かな．リード脱落というのはリードの先端がズレて"あさって"の方向を向いてしまうことだよ．
毎日X線を撮ると患者さんの被曝が多くなるし，心電図だってコストもかかるでしょ？

📕 もちろん，モニター心電図で監視はするでしょうけど．

🤓 ペースメーカー・チェックは痛くもかゆくもないからね．しかも慢性期のペースメーカー・クリニックでのチェックと同じだから，ベースライン値として長期管理の第一歩にもなるよ．基本的なチェック項目を列挙するよ．

> 【ペースメーカー・チェックの基本項目】
> 1）リード抵抗（インピーダンス）
> 2）ペーシング閾値
> 3）センシング閾値（心内電位波高）
> 4）その他〔電池（バッテリー）残量，不整脈イベント・ペーシング率など〕

🤓 代表的なプログラマーの画面を見ながらこれらのチェックの仕方を勉強していこう．各社ごとに少しずつ違いはあるけれど，基本的な考え方は同じだから原則を理解しよう．

リード抵抗（インピーダンス）

🐟 まずは何も考えずにボタン一つ押すだけでチェックができるものとして，リード線の抵抗値があるよ．インピーダンス（impedance）とも言うよ．

ちょっと話はそれるけど，"オームの法則"って知ってる？

📖 "E = RI"，つまり"電圧＝抵抗×電流"ですね．

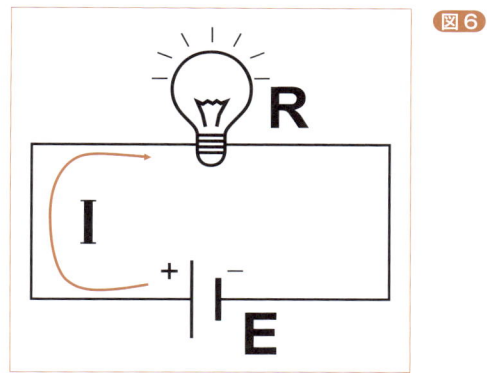

図6

🐟 インピーダンスはオームの法則の"抵抗"に当たるものなんだ．乾電池の回路図（図6）と同じように，ペースメーカーはリード線に電圧をかけて電流を流すんだけど，その時の抵抗に相当するのがインピーダンスなんだ．基本的には500Ω前後が正常値だと覚えておくといいね．

📖 なるほど．500Ωってキリが良いですね．

🐟 たとえばこれが代表的な画面（図7）だけど，どの会社のプログラマー画面にも［Lead Impedance］みたいな画面が必ずあって，その測定を押すと自動的に計ってくれることが多いよ．

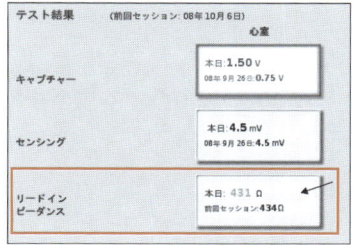

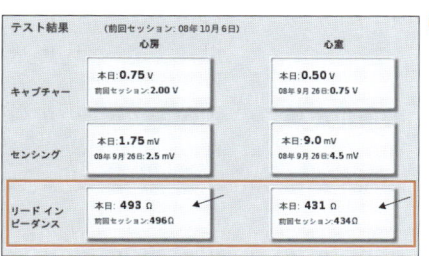

図7

📘 左の例では心室リードのインピーダンスが431Ωです．右の例はリードが心房，心室の計2本入っていて，それぞれ心房リード493Ω，心室リード431Ωでともにインピーダンスは正常です．ボタンを押すだけなら僕にもすぐにできますね．
ところでインピーダンス測定の目的は何ですか？

👓 急性期ではリードと本体の接続確認かな？ リードが正しい場所に留置されていても，ジェネレーター本体と接続するネジが緩んでたり，リード線が本体の奥まで十分に差し込まれていない場合にはインピーダンスが異常になることがあるのさ．

📘 はい．でもそれだけですか？

リード自体のトラブル発見にも使えるぞ

👓 もう一つは慢性期のペースメーカー外来などで問題となることだけれど，リードの断線や被膜損傷を検出するのにも使えるんだ．

表1 インピーダンスの目安

被膜損傷（漏電）	正常	断線
200〜250Ω以下	500Ω前後	1,000〜1,500Ω以上

📘 なるほど．リード線がちぎれて断線しかかると，電気がものすごく流れにくいですから抵抗値，すなわちインピーダンスが上昇するのですね．逆に漏電の場合には200Ω台にまで低くなるわけですね．

👓 漏電はリード線の"針金"を包んでいる周囲のカバー（被膜）が何らかの原因で破けたりして中の導線が"むき出し"になって，そこから電流がどんどん漏れ出すから抵抗値が下がるんだ．

📘 はい，わかりました．

👓 またさっき500Ω前後が正常と言ったけれど，350〜1,000Ωくらいが一応の正常値と思っておいていいかな．もちろん，300Ωで不完全被膜損傷とか，890Ωの不完全断線という状況もあるのだろうけど．

- 🔰 経時的変化も参考になりそうですね．植込み時に450Ωだったのに10年後に890Ωになっていたら，"断線気味なのかな"と思えばいいですね．

- 👓 1ポイントだけのデータで判断しないことが大事だね．なお，最近はハイ・インピーダンス・リード（high impedance lead）といってあえてインピーダンスが1,000Ω以上になるように設計されているリードもあるから使う時にチェックしておこう．

各種モニタリング機能

- 👓 最近のペースメーカーはデータ容量がものすごい増えてるから1日約10万回の心収縮イベントを全部記録しているんだ．

- 🔰 いわば毎日ホルター心電図をつけているようなものですね．

- 👓 そうだ．最近のペースメーカーには，これらのデータをもとにしたさまざまなモニタリング機能があって，不整脈に関する有用な情報を提供してくれるよ．心拍数の情報（図8左）とか，ペーシングが何％入ったかとか（図8右），発作性心房粗動・細動のエピソード（モードスイッチエピソード）とか（図9），最近ではさっき勉強したリード・インピーダンスや各種閾値などを機械が毎日自動的にチェックしてトレンド表示したりする機能（図10）なんかもあるよ．

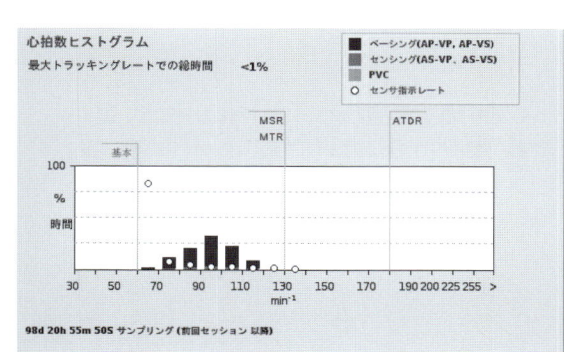

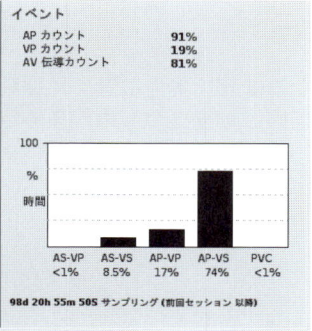

図8

図9 AMS サマリー
モード スイッチ   <1%
AMS エピソード   1

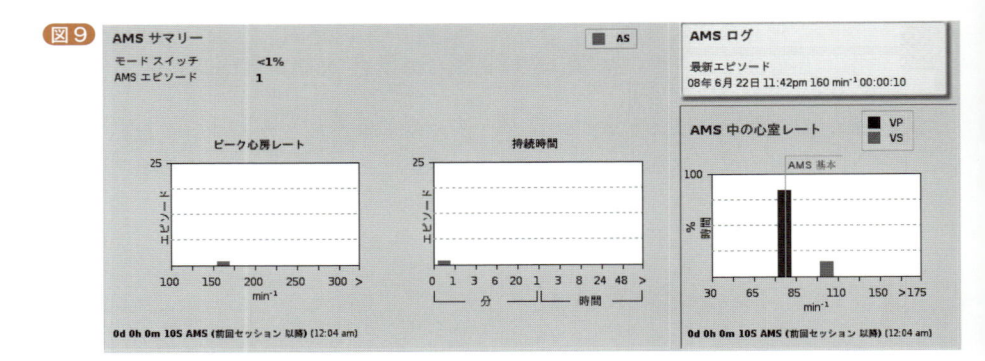

■ AS

AMS ログ
最新エピソード
08年 6月 22日 11:42pm 160 min^{-1} 00:00:10

ピーク心房レート

持続時間

AMS 中の心室レート   ■ VP   ■ VS

0d 0h 0m 10S AMS (前回セッション 以降) (12:04 am)

0d 0h 0m 10S AMS (前回セッション 以降) (12:04 am)

図10 テスト結果   (前回セッション: 08年 6月 22日)   Ⓐ 自動

	心房	心室
キャプチャー	テストの実施 / 前回結果なし	本日: 0.50 V
センシング	本日: 3.1-3.4 mV	本日: 10.4-11.3 mV
リード・インピーダンス	本日: 408 Ω	本日: 495 Ω

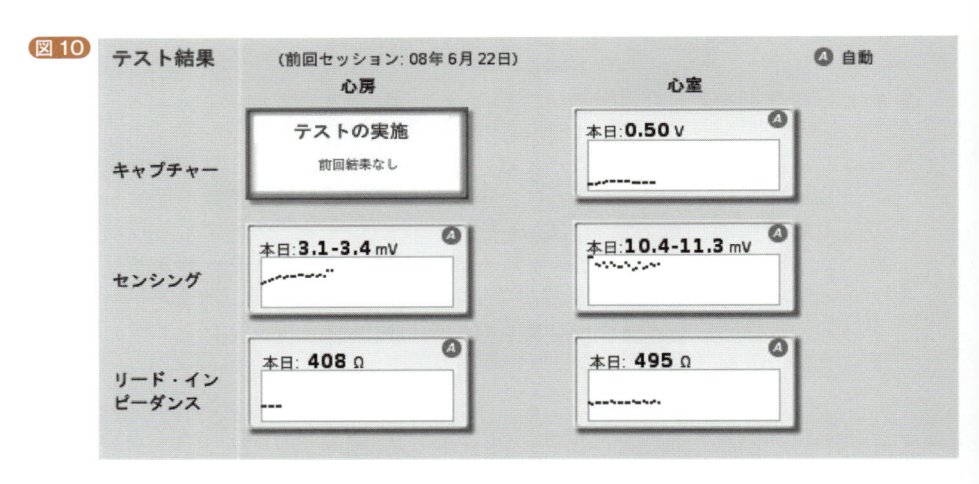

📙 なるほど．本当に賢くて便利なんですね．最近のペースメーカーは，臨床的にも役立つものが多そうです．ぜひ活用したいです．

サマリー

- ☑ プログラマーを用いたペースメーカー・チェックにおける基本測定項目を知っておこう．
  - ・リード・インピーダンス（抵抗）
  - ・ペーシング閾値
  - ・センシング（閾）値
  - ・その他（バッテリー残量，不整脈イベント，ペーシング率など）
- ☑ リード・インピーダンス（リード抵抗）の測定はボタン一つで OK!
- ☑ リード・インピーダンスの正常値（ハイ・インピーダンス・リードに注意）を知っておこう．
  - ・200～250 Ω以下なら漏電（被膜損傷）を疑う．
  - ・1,000～1,500 Ω以上（植込み時より明らかな上昇傾向）なら断線を疑う．
- ☑ ペースメーカーの各種モニタリング機能を最大限活用していこう．

ペースメーカー機能

17 ペーシング閾値
── "安全確保"しつつ "省エネ"も目指そう

ペーシング閾値とは？

前回に引き続きペースメーカー・チェックの実際を学んでいこう．今回は"ペーシング閾値"を取り上げよう．次の心電図（**図1**）はどう？

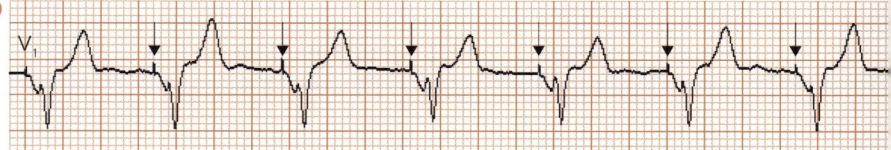

図1

QRS波が出ているから心室ペーシングですね．QRS波の直前にある細い縦線（図中↓）が**ペーシング・スパイク**でしたね．

そう．私たちの目にはただの"縦線"にしか見えないけれど，実はこのスパイクを拡大すると次のようになっているんだ（**図2**）．

図2　出力パルスは心電図にスパイクとして現れる

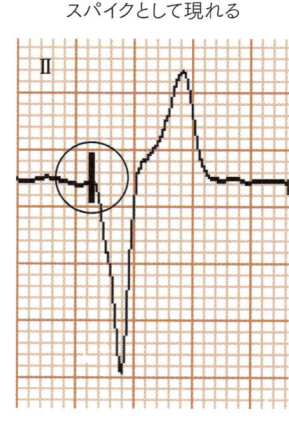

スパイクを拡大

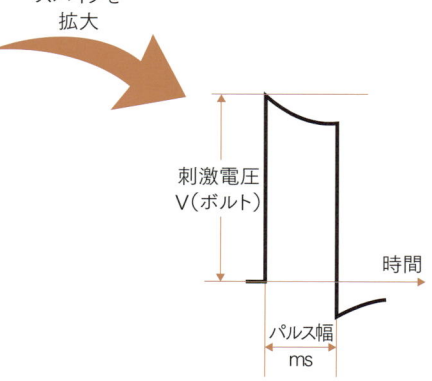

刺激電圧 V（ボルト）

時間

パルス幅 ms

ペースメーカー機能
17 ペーシング閾値

スパイクの"高さ"は刺激電圧，つまり V（ボルト）という単位で，"横幅"はパルス幅で ms（ミリセカンド）という単位になるよ．心電図で縦軸が電圧，横軸は時間を表すのと同じなんだ．

🔰 なるほど，よく見るとスパイクにも"幅"と"高さ"があるんですね．

👓 そう．この2つをペアにしてペーシング出力とか単に出力というよ．心筋を興奮させるためのエネルギーだと思えばいいさ．これらの値は私たちが設定するのだけれど，適当に決めるわけじゃないんだ．いわば"テスト"を行って，徐々にエネルギーを下げていきながら心筋を捕捉（キャプチャー）できなくなるギリギリのエネルギーを求めてその値を参考に決めるんだ．この心筋を捕捉できなくなる時の出力をペーシング閾値というのさ．今回のテーマは，このペーシング閾値チェックだよ．

🔰 先生の"ロボット"の世界（⇨ 13章参照）では，"ハンマー"で鳴らす"鐘"の音をだんだん小さくして，周りの人に"鐘"の音が聞こえなくなった時が"ペーシング閾値"ですね．せっかく"ハンマー"で打っても音が聞こえなければ鳴らした意味がないというわけですね．

👓 そのとおり！ それで，ペーシング閾値には2種類あることを覚えて欲しいんだ．まずエネルギーを下げるにはどうしたらいいと思う？

ペーシング閾値を測ろう

🔰 あのペーシング・パルス波形の面積がエネルギーに相当すると思えば，電圧を下げるか，パルス幅を狭めるかのどちらかだと思います．

👓 いい勘してるね．パルス波形の面積はそのままエネルギーにはならないけれど，だいたいイメージは合っているよ．でも，基本的に2つのものを同時に動かしてしまうとわからなくなるから，ペーシング閾値をチェックする時には，どちらか一方を固定してもう一方の値を下げていくという形をとるんだ．

🔰 なるほど．

👓 最も標準的な方法は，パルス波形の横幅（パルス幅）を固定して高さ（電圧）を徐々に下げる方法で，この時のペーシング閾値を電圧閾値というんだ．パルス幅は効率が最も良いとされる 0.4〜0.5 ms くらいで固定されることが多いかな．

図3

パルス幅を一定にした刺激で出力電圧を徐々に低下させる

ペーシング閾値

捕捉されなかったペーシング刺激

1.25 V / 0.4 ms　1.0 V / 0.4 ms　0.75 V / 0.4 ms　0.5 V / 0.4 ms　0.25 V / 0.4 ms　時間

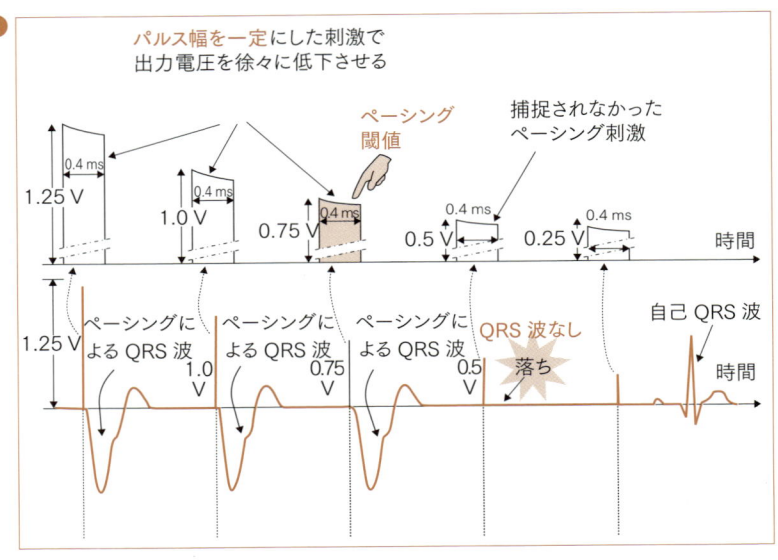

1.25 V ペーシングによるQRS波　1.0 V ペーシングによるQRS波　0.75 V ペーシングによるQRS波　0.5 V QRS波なし 落ち　自己QRS波　時間

🚩 ではもう一つは電圧を固定してパルス幅を下げるのですね．

👓 ご明察．こちらはパルス幅閾値と呼ばれるね．固定電圧値は 2.5〜3.5 V くらいの実際に出力として指定される値が選択されることが多いんだよ．ペースメーカーの会社にもいくつかあって，すべての機械でパルス幅閾値が測定できるわけではないんだけれどね．

🚩 はい．あくまでも電圧閾値がメインなんですね．

👓 さて，図3では，0.4 ms の固定パルス幅でのペーシング閾値になるけど，0.5 V にした瞬間にペーシング・スパイクの後に QRS 波がなくなっているから，その直前の 0.75 V がこの場合に心筋を捕捉できるギリギリの値，すなわちペーシング閾値（電圧閾値）と考えるんだ．この場合は 0.75 V at 0.4 ms とか 0.75 V/0.4 ms と記載することにしようか．ではパルス幅の図（図4）ではどうかな？

🚩 この例では電圧は 2.5 V で固定されています．0.15 ms, 0.12 ms, 0.09 ms までは大丈夫そうですが，0.06 ms になった瞬間に QRS 波が落ちていますから，直前の 0.09 ms がパルス幅閾値でしょうか．

👓 そのとおり！　この場合には 0.09 ms at 2.5 V ないし 0.09 ms/2.5 V と

表記するようにしよう．実際のチェックでは，このように各々の値で"一発勝負"じゃなくて，2〜3拍ずつ同じ値で繰り返すことが多いよ．

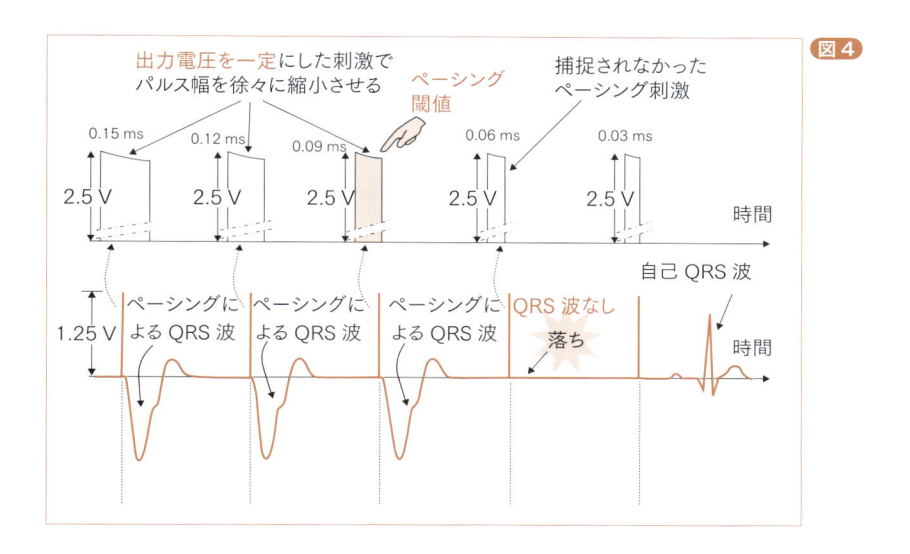

図4

出力電圧を一定にした刺激でパルス幅を徐々に縮小させる
ペーシング閾値
捕捉されなかったペーシング刺激

0.15 ms 0.12 ms 0.09 ms 0.06 ms 0.03 ms
2.5 V   2.5 V   2.5 V   2.5 V   2.5 V
時間
自己QRS波
1.25 V ペーシングによるQRS波 ペーシングによるQRS波 ペーシングによるQRS波 QRS波なし 落ち
時間

さっそく実例で

さて，ペーシング閾値の概念がわかったところで，実際の例で見てみよう．電圧閾値測定の例で見るけれど，パルス幅閾値もまったく同じ考え方で応用できるよ．

【症例❶】74歳男性．洞不全症候群に対してペースメーカー適応となった．リードは心房リード1本のみでAAIモード（60/分）．

この症例でペーシング閾値をチェックしてみよう．この患者は心房リード1本のみだから，心房のペーシング閾値ということになるね．パルス幅 0.4 ms 固定での電圧閾値チェック時のダイジェスト画面（**図5**）をどうぞ．

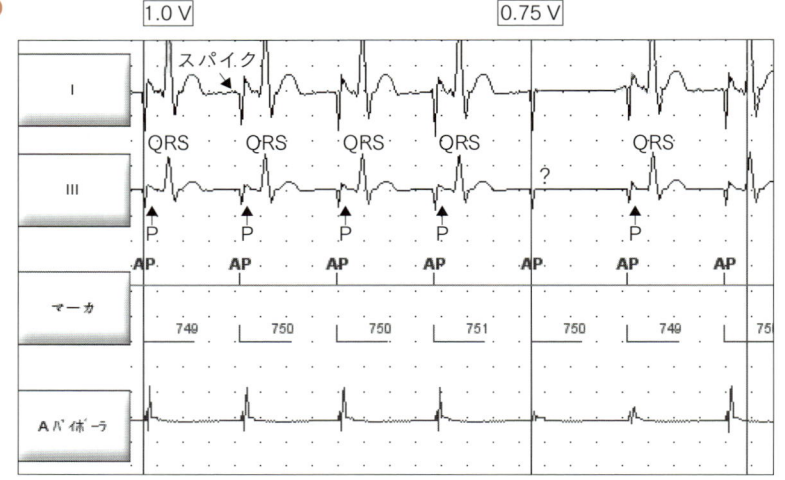

図5

📘 はい．4拍ずつ電圧が下がっていく形式ですね．最初が1.0 Vで，この時はすべてP波ができてQRS波へとつながっています．そして，電圧値が1.0 V→0.75 Vに落ちた瞬間にしばらくフラットになっています．ペーシングしても心房筋が捕捉されずP波が作られなかったためQRS波も出ていないのですね．

👓 そう．ここでは次の1拍は0.75 VでもP波が作られているけど，その直後にチェック終了となっているよ．結局，こういう時のペーシング閾値はどうなる？

📘 0.75 VでP波が落ちていますから，閾値としては直前の1.0 Vになりますか？ 先生の表現で言うと，1.0 V at 0.4 ms あるいは 1.0 V/0.4 ms です．

👓 正解．よく理解できているね．では次の例ではどうでしょう？

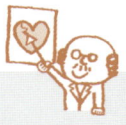

【症例❷】69歳男性．徐脈性心房細動に対してペースメーカー植込みがなされた．設定はVVIモード（70/分）とされている．

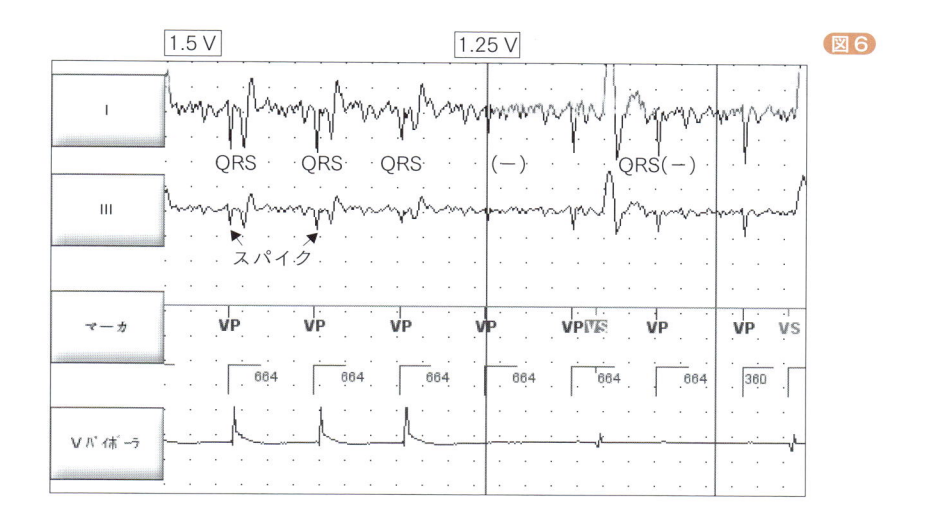

ペースメーカー機能
17 ペーシング閾値

図6

| 1.5 V | 1.25 V |

QRS QRS QRS (−) QRS(−)

スパイク

マーカ：VP VP VP VP VP/VS VP VP VS

664 664 664 664 664 664 360

Vバイポーラ

🟧 心房細動でVVIモードですから，今度は心室のペーシング閾値ですね．これもカンタンです．やはりパルス幅0.4 ms固定で電圧が1.5 V→1.25 Vに切り替わった瞬間にQRS波が落ちていますから，直前の1.5 Vが心室ペーシング閾値になります．

👓 そのとおり！ もう大丈夫だね．次に"無難な"ペーシング閾値の値も知っておこう．植込み手術にもペーシング閾値を調べるんだったね（⇒11章122ページ参照）．心房でも心室でも，通常は電圧閾値で1.0〜1.5 V以下になる部分がないかを探すから，理想的なペーシング閾値は1.0 V以下なんだ．もちろんパルス幅が0.4〜0.5 msでね．

🟧 なるほど．目安は1 Vですね．覚えやすいです．パルス幅閾値はどうですか？ ペースメーカー手術での目安もだいたいそのくらいでした．

👓 パルス幅閾値は固定電圧値によるけれど，通常は慢性期のペーシング出力として設定することが多い2.5〜3.5 Vくらいにすることが多いといったね．理想的にはパルス幅閾値が0.1 ms以下になるのが望ましいよ．

> 【ペーシング閾値の"合格点"】
> 電圧閾値1 V以下（パルス幅0.4〜0.5 ms）
> パルス幅閾値0.1 ms以下（電圧2.5〜3.5 V）

🟧 0.1 msですね．これも覚えやすいですね．

🤓 もちろんすべて理想的にいくわけじゃないから，例えば電圧閾値なら1〜1.5 V，パルス幅閾値で0.1〜0.2 ms くらいまでなら大丈夫というイメージでいいよ．まあ具体的な値は別として，"2.4 V at 0.4 ms"とか"0.3 ms at 3.0 V"と値を聞いたら，「ペーシング閾値が高いかな？」って思えるようになるといいね．

📕 なるほど．わかってくればそう思えそうです．

チェック時のお膳立ては自分で

🤓 しかしペーシング閾値はボタン一つで機械が勝手に測定してくれるものではなくって，ペースメーカー設定を私たちが一時的に変更してあげないといけないんだ．

📕 機械にお膳立てしてあげないとダメなんですね．ペースメーカー設定を自分で変えなきゃいけないんですか？ 僕には無理ですよ〜．

🤓 大丈夫，そんなに難しくないから．これも症例でみよう．

【症例❸】67歳男性．完全房室ブロックによる失神を主訴にペースメーカー植込みとなった．設定はDDDモード（60〜120/分）（**図7**）．

📕 完全房室ブロックでは洞結節の機能は正常だから，通常の状態では"Aセンス-V ペース"ですね．Pレートは75/分です（**図7**）．

🤓 その通り．ではこの症例でペーシング閾値をチェックすることを考えよう．チェックをする時に一時的に変更する項目としては，

> 1）下限レート 2）AV ディレイ 3）電圧（パルス幅）のスタート値

の3つだよ．

📕 この3つですね．自分で変えるのは．

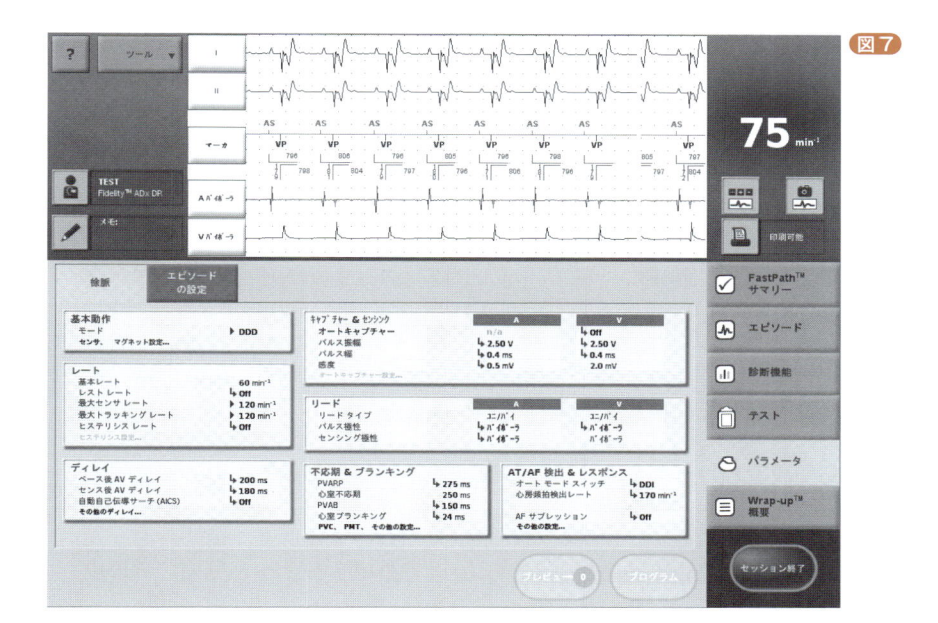

ペースメーカー機能
17 ペーシング閾値

図7

👓 DDD モードでは自己の心房レートが設定した下限レート，この例では 60/分を下回っていれば A ペースするし，上回っていれば A センスだね．

🛡 この症例では自己心房レートが 75/分で，下限レートの 60/分以上ですから A センスになってるんですね．
心室については，A ペースないしセンスの後にしばらく"待って"みて自己 QRS 波が出れば V センス，出なければ V ペースするという仕組みでした．

👓 その"待ち時間"が AV ディレイ（AV delay）だったね．
ではまずは心室のペーシング閾値を電圧閾値で調べよう．電圧閾値だからパルス幅は標準的な 0.4 ms で測定するよ．ペーシング閾値を測定する時には，設定を工夫して無理矢理ペーシングする状況を作り出してあげることが大事なんだ．この症例は完全房室ブロックだから，基本的に AV ディレイを伸ばしていくら待っても自己 QRS 波は出ずに常にペーシングになるはずだよね？　だから，あまり考えず AV ディレイを正常者の PQ 時間，つまり 150〜200 ms くらいにしておけばいいよ．例えば 150 ms にするとしよう．

🛡 下限レートはどうしましょうか？

👓 言い忘れていたんだけど，"適当でOK"というのが答えだよ．心室のペーシング閾値を測定するときに心房は関係ないから，"Aセンス-Vペース"の状態にしたければ60/分のままでいいよ．あえて自脈の75/分以上，例えば90/分とかで心房をペースして"Aペース-Vペース"にする必要はないと思うな．患者さんもドキドキしてしまうし．だから下限レートは60/分のままにしておこう．

📕 そうですね．最後に，電圧（パルス幅）のスタート値とは何ですか？

👓 これはカンタンで，何Vからチェックを始めますか？　という値さ．最近のプログラマーは賢いから何Vから始めるかだけ決めれば，あとは自動的に徐々に電圧を下げていってくれるよ．

📕 初期設定だけしてやればあとは機械が自動的にやってくれるんですね．

👓 いつも安全に3Vとか高い値から始めてもいいけれど，時間ももったいないから，植込み時とか前回チェック時の値をチラッと見て，その少し上から始めるのが無難なんじゃないかな．

📕 では，この症例の前回チェック値はいくつですか？

👓 0.75V．まぁ，チェックとしては1.5Vとかから始めればいいんじゃない？　慣れればもっとギリギリの値から始めてもいいけど，最初のうちには少し余裕をもってもいいからね．

📕 はい．DDD（60/分），AVディレイ150msで電圧1.5Vからチェック・スタートします．

👓 実際のチェックの結果（図8）はどうだろう？

📕 "Aセンス-Vペース"になっています．それで，0.5V→0.25Vになった瞬間にP波だけになってQRS波が落ちていますから，この方の心室のペーシング閾値は0.5V at 0.4ms（0.5V/0.4ms）ですね．できた！

👓 次は心房ペーシング閾値を同じ要領でチェックしよう．

📕 この症例では通常はAセンスですから，閾値チェック時には無理矢理Aペースの状況を作らなければいけないですね．80/分ならいいですか？

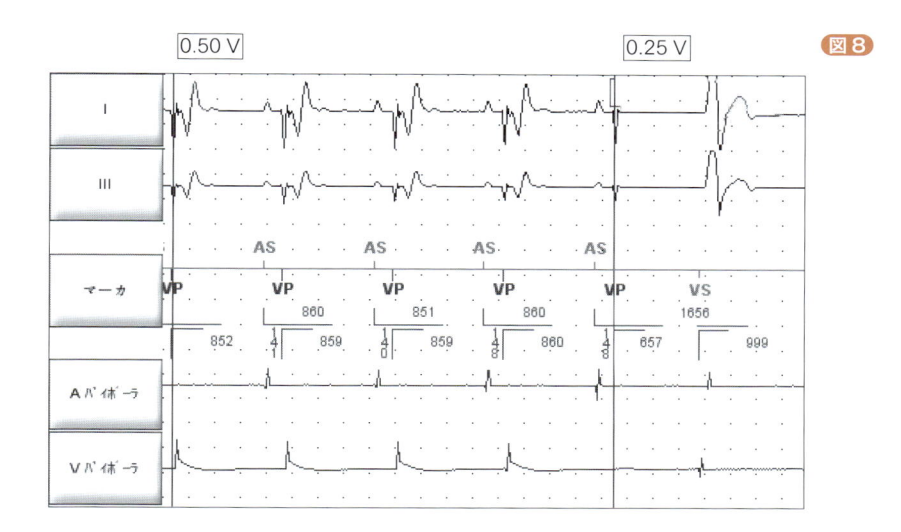

ペースメーカー機能
17 ペーシング閾値

図8

0.50 V　　　　　　　　　0.25 V

- 🕶 まず大丈夫だろうけど自己の心房レートも少し早くなるかもしれないから，多少余裕をもって 90/分くらいでチェックしてみようか（**図9**）．

- 📖 はい．電圧スタート値は前回の測定値を参考にします．さて，問題はAVディレイですが，これがわかりません（泣）．

- 🕶 正確な決まりはないけれど，AVディレイ値を短くしすぎるとVペースのQRS波にP波が重なるし，長くすると今度はAペースがT波と重なって見にくくなってしまうんだよね．まあケース・バイ・ケースだから，これに限らずたくさんの"実地訓練"を積むことが大事だね．

- 📖 はい．T波とQRS波の間のフラットな部分にきれいにP波が見えますね．

- 🕶 そう，ここら辺は試行錯誤だよ．では実際の閾値はどうかな（**図9**）？

- 📖 ここまでくると安心です．やはりパルス幅 0.4 ms 固定の電圧閾値で0.75 V になってから3拍目にP波が落ちていますから，直前の 1.0 V が閾値だと思います．

- 🕶 閾値チェック時の設定変更も初めからうまくできる人はいないけれど，慣れてくればパパッと瞬時に設定を変えて1分もしないでチェックできるようになるよ．

189

図9

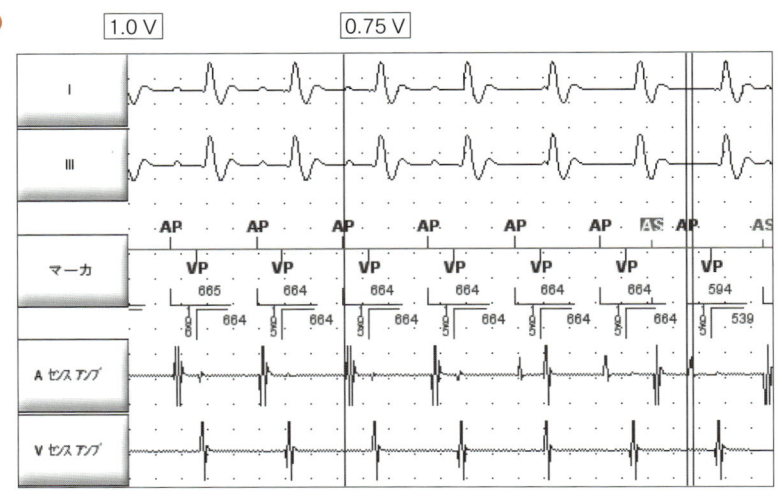

"Practice makes perfect（習うより慣れろ）"だね．今回，ここで紹介した以外にもたくさんのパターンがあるけれど，一例ずつ懸命に考えながらこなしていけば，いずれ"パーフェクト"にできるようになるさ，きっと．

はい，がんばります．ありがとうございました！

サマリー

- ☑ ペーシング閾値は適切なペーシング出力（電圧値×パルス幅）の設定のためにチェックすることを理解しよう．
- ☑ ペーシング閾値（心筋を捕捉できるギリギリの出力値）には電圧閾値・パルス幅閾値の2種類あることを知っておこう．
- ☑ 実際にペーシング閾値をどうチェックするのかを理解しておこう．
  - ・電圧・パルス幅の一方を固定してチェックする．
  - ・"無理矢理"ペーシングする状況を作って，心筋（心房・心室）が捕捉できなくなる直前の値がペーシング閾値になる．
- ☑ 理想的な（望ましい）ペーシング閾値を知っておこう．

ペースメーカー機能

18 センシング閾値
──"ロボット"の"聴力検査"

センシングとは？

さて，ペースメーカー・チェックにも大分慣れてきた？　今回はチェック項目としてやはり大事なセンシング（sensing）のチェックを勉強していこう．

センシングっていうのは，"ロボット"のたとえ話（⇨ 13 章参照）では"耳"で"音"を聞くことでしたよね．別名，感知と言うんでした．

そう．ここで測定するのは"自己の心房ないし心室の電気興奮を何 mV の波としてとらえることができるか？"という能力なんだ．"ロボット"に"聴力検査"をして，"どこまでの音がきちんと聞こえるか？"を調べたいワケだよ．

ペースメーカー"ロボット"基本的な機能は，普段から"聞き耳"を立てておいて，周りで"音"が聞こえたら"鐘"を鳴らさず，"音"が聞こえなければ"my ハンマー"を使って"鐘"を鳴らすことでした．だから"my ハンマー"を使うか使わないかを正しく判断するには"音"が正確に聞き取れないとマズイわけですね．

だから普段から"聴力検査"をしておくわけだね．早速だけど，そもそも心房とか心室の電気興奮って，どれくらいのオーダーの電気現象か知ってる？
まず次の心電図（図 1）を見て．

心内電位波高ってどのくらい？

肢誘導の一番左端に人工的な長方形が印刷されているでしょ？　これは較正波形（またはキャリブレーション）といって，この高さが 1 mV を示すんだ．普通の心電図では 1 cm が 1 mV になってるよ．では胸部誘導で一番大きな QRS 波はどの誘導？

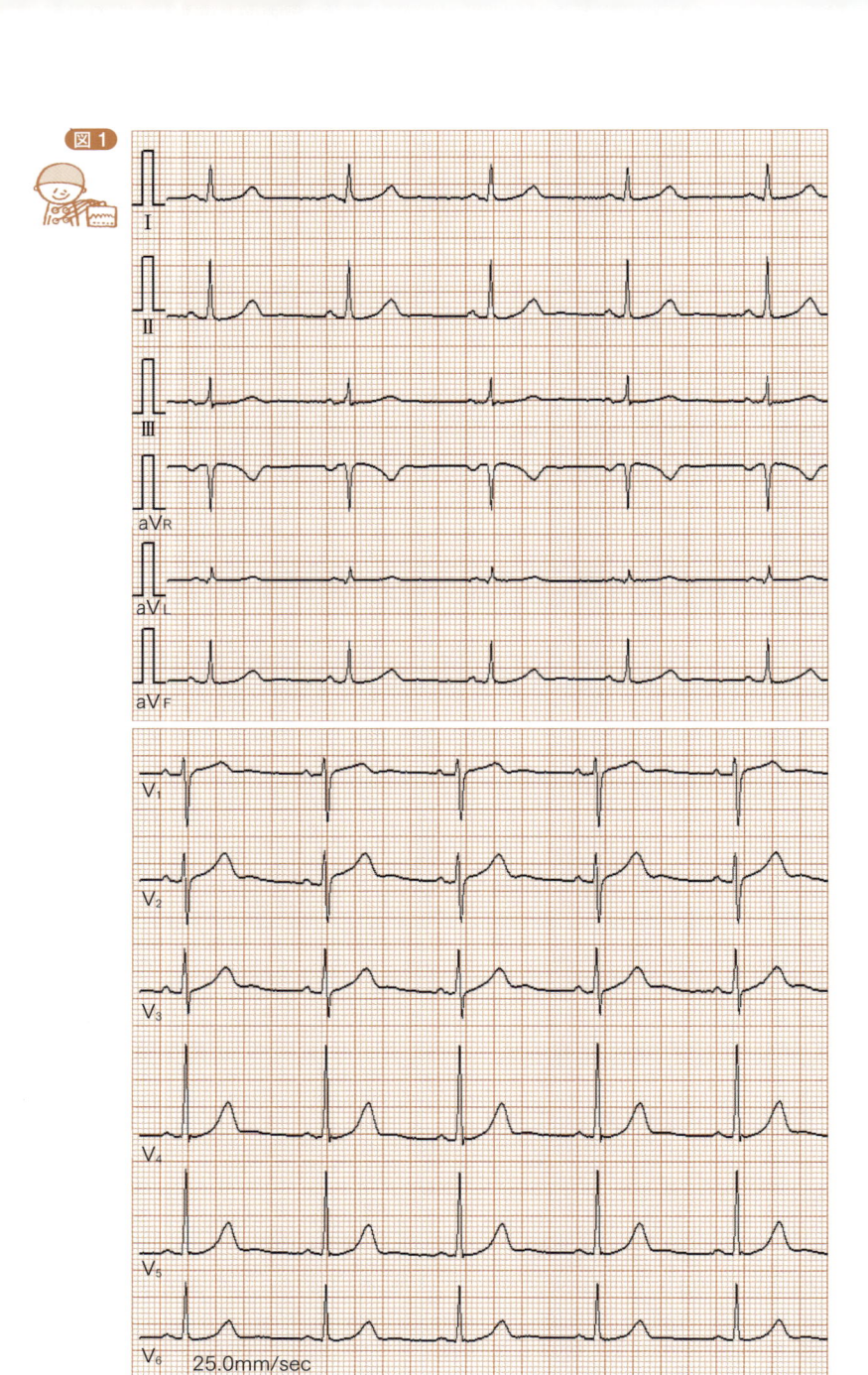

図 1

25.0mm/sec

🍁 V₄誘導ですかね.

👓 では V₄ 誘導の QRS 波高は何 mV でしょう？

🍁 基線からの高さが 15 mm くらいですから，ズバリ 1.5 mV です．

👓 正解．では，P 波はどうだろう？

🍁 P 波は非常に小さいですね．例えば一番見やすい II 誘導ですら，大きめに見たとしてもせいぜい 1 mm ちょっとですから，mV 単位に直すと 0.1〜0.2 mV くらいでしょうか．

👓 心房と心室では心筋のボリュームがまったく違うから，それを反映して収縮した時の電気興奮波の大きさも心室のほうがダントツに大きくなるよ．私たちが 12 誘導心電図で見ている心房・心室の電気現象は，それぞれ 0.1〜0.2 mV，1〜5 mV 程度のオーダーの出来事なんだ．

🍁 わかりました．でもこれは，センシングの話と何か関係がありますか？

👓 まぁ，そう焦りなさんな．話をペースメーカーに戻そう．
ペースメーカーのリード線は心臓の中にあるから，心房あるいは心室の興奮する様子を"間近"で見ているわけでしょ？

🍁 はい，そうでした．"心内"心電図というんでしたよね，たしか．

👓 それで体表面心電図の電極よりも心内にあるペースメーカー・リードのほうが，心房とか心室の電気の波高がずっと大きく見えるハズだけれど，イメージ湧くかな？

🍁 爆弾が爆発する音を"遠く"で聞くのと"近く"で聞くのとの違いと同じですね．同じ"音"を聞いてもどこで聞くかでまったく大きさが違うわけですね．

👓 そうだね．一般的に心房リードでは心房興奮は 1〜2 mV くらい，心室リードでは心室興奮は 5〜10 mV くらいの波として見えるんだ．この心内電位波高の値をセンシング値というんだよ．

🍁 すごい．"内"と"外"とは 10 倍くらい違うのですね．

センシング・チェックの実際

🛡️ センシングの概念はだいたいわかりました．でも，実際にはどうやってプログラマーでセンシングを測定するんですか？

👓 じゃあ，**センシング・チェック**の仕方を教えちゃおう．ペーシング閾値の時と同じようにプログラマーからペースメーカーの設定を一時的にうまく変えてやるのさ．

🛡️ "無理矢理"のお話ですね．今度は目指せ"無理矢理"センシングですか？

👓 そうだね．鋭いよ．"センシング"っていうのは自己のP波とかQRS波を見るわけでしょ．だから，その値を見るためには基本的にペースメーカーの下限レートを遅く設定して自己脈を出してやらなきゃいけないよ．まずは具体例で見ていこう．

【症例❶】 洞不全症候群に対してペースメーカー植込みがなされた64歳女性．設定はAAIモード（70/分）．

👓 この女性の基本設定と心内心電図を見てみよう（**図2**）．

🛡️ はい．マーカーで**AP**って表示されてますから心房はすべてペーシングですね．設定レート通り70/分です．心室は，えっと…あっ，心室にはリードが入ってないから幅の狭い自己QRS波に決まってますね．

👓 洞不全症候群はP波が作れない病気だからね．この女性では下限レートを70/分にするとオール・Aペースなんだね．今からこの女性で心房リードのセンシングをチェックすることを考えよう．

🛡️ センシングを見るには自己脈を出すんですよね．70/分だとペーシングになっちゃうから，下限レートを下げちゃえばいいんですね．一気に30/分とかにしちゃえばいいですかね？

👓 いや，それじゃ患者さんがかわいそうだよ．もし30/分にまでいきなり

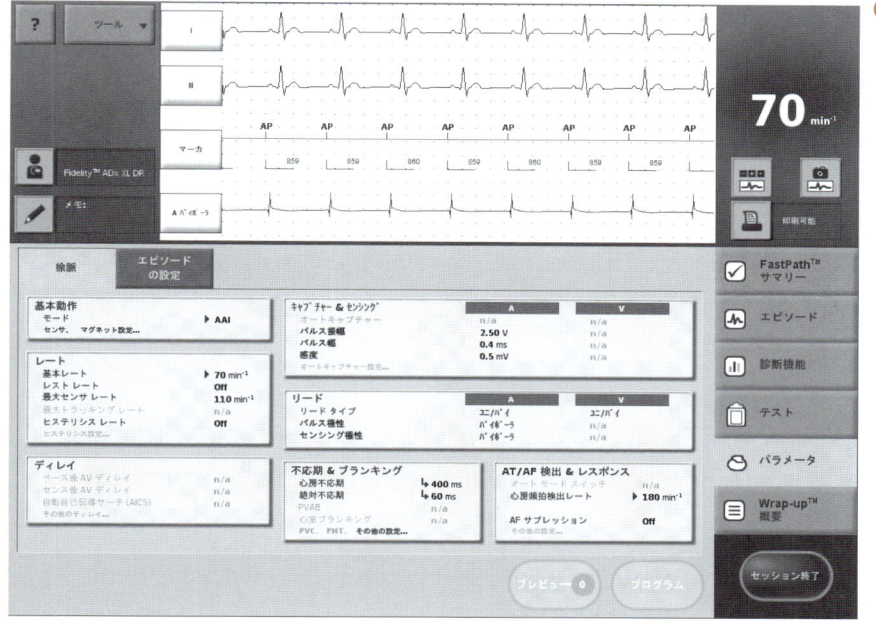

ペースメーカー機能
18 センシング閾値

図2

レートを下げて自己脈が出なかったら，気分が悪くなる人だっているはずだよ．

🛡 たしかにそうですね．

👓 患者さんに「少し脈が遅くなります．ご気分が悪いようでしたらおっしゃってくださいね」と声をかけながら，設定レートを50/分→40/分→30/分のように徐々に下げていって自脈が出るかを逐一チェックしていくのが理想だね．この患者さんでは50/分に下げたら自己脈が出たよ．

🛡 なるほど．チェックのたびにペースメーカーを入れてから久しく忘れていた"頭がボーッとする感じ"の悪夢をよみがえらせちゃダメなんですね．そういう気遣いって大事ですね．ちょっと乱暴でした，反省します．

👓 そうだね．こうやって下限レートを下げてからチェックをスタートさせてやると，最近のペースメーカーは優秀だから，あとは自動的にセンシング値を測定して"〜mV"ってピピッと表示してくれることも多いよ．

🔵 だから，センシング値をチェックする場合の私たちの仕事はいかに**うまく自己脈を出すか**，っていうことになるね．

🔴 なるほど．しかも患者さんに不快な症状をなるべく与えずに，ですね．難しいなぁ〜．

半自動センシング・チェック

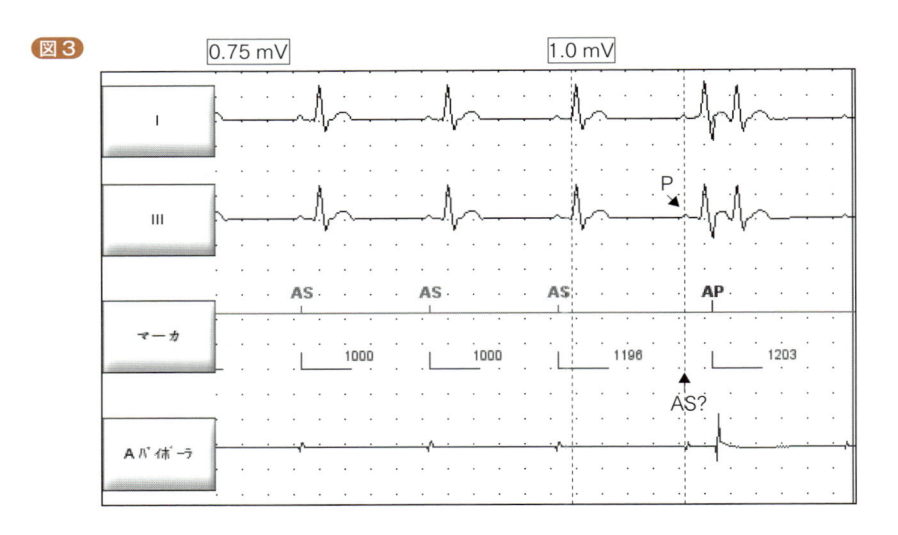

🔵 ここではペースメーカーのセンシングの仕組みをもっと詳しく知ってもらいたいので，自動計測ではないセンシング・チェック法を紹介するね．さっきの女性の例で見ていこう．下の画面（**図3**）を見てごらん．

図3

[0.75 mV] [1.0 mV]

Ⅰ

Ⅲ P

マーカ AS AS AS AP
　　　　　1000　1000　1196　1203
　　　　　　　　　　　　　AS?

Aバイポーラ

🔴 体表面心電図と**心房心内心電図（AEGM）**ですね．どうやって見るんですか？

🔵 これは**半自動（semi-auto）**センシング・チェックといわれる方法なんだ．たとえば，プログラマーが「リード先端では心房興奮を〜mVの高さの波として認識できますか？」という"質問"をペースメーカー本体に投げかける．すると，ペースメーカー本体の"脳みそ"は心房興奮（P波）をきちんと認識できる場合には**"AS"**と表示してセンシングできたことを"返答"するんだ．

🔴 "問答"ですね．**図3**で最初の3拍は「0.75 mVはわかる？」というプロ

ペースメーカー機能
18 センシング閾値

グラマーの"質問"に対してペースメーカーは「余裕でわかりますよ」っていう感じで"AS"という"返答"をしてるんですよね.

🔍 じゃあ, 問題の4拍目を考えてみよう. この瞬間から, プログラマーは若干"質問"の難易度をアップさせて「1.0 mVはわかる？」と聞いてきたんだけど. ペースメーカー側の"返答"はどうかな？

📘 明らかにP波とわかる部分に"AS"の表示がありませんね. しかも, その直後に"AP"って出ていますから心房ペーシングをしてしまっています. いったい何が起きたんですか？

🔍 正解は"質問"のレベルが1.0 mVにアップした瞬間にペースメーカーは心房興奮を認識できず"AS"という"返答"ができなかったんだ. さっき"半自動"って言ったけど, ペースメーカー自体はまさか自分が"暴走"してるって気付かないから, 私たち人間がこの時点で［Stop］ボタンを押してテストを終了してあげるんだよ.

📘 なるほど. ペースメーカーが"見逃し"をしてしまった瞬間に"強制終了"してあげるのが僕たちの役目なんですね. "セコンドからタオル投入"ですね. あと, 次の"AP"はなんで出たんですか？

🔍 この時は設定下限レートを50/分にしてチェックしてるんだけど, 4拍目の自己P波を"見逃した"ために, 3拍目のP波をセンスしてから, 下限レートに相当する50/分, つまり6"マス"が経過してしまったと"勘違い"して思わずペーシングしてしまった, というのが正解だよ.

📘 なるほど, フムフム. 少し難しいけれど考え方はわかりました.

センシング閾値の考え方

🔍 この場合には心房リードのセンシングは「0.75 mVはOKだけど1.0 mVはNG」ということになって, 0.75〜1.0 mVがセンシング値になるよ. またはペースメーカー本体がP波を"どこまで認識できるか？"の観点でとらえた場合をセンシング閾値っていうんだけど, この場合はどうなるかな？

📘 センシング閾値としては0.75 mVになりますかね.

🔍 正解. 以前, ペースメーカー手術のところ（⇨ 11章参照）でちょこっと

触れたけれど，理想的な心房センシング値は 1〜2 mV くらいだったね．それから比較すると少し悪いセンシング値ということになるかもね．それと，私たちが最初に設定してあげなきゃいけないものにセンシングのスタート値があるよ．心房では 0.5 mV，心室の場合には 2〜3 mV くらいから始めることが多いよ．

なるほど．理想的なセンシング値の半分くらいから始めればいいんですね．

そうだね．もちろん，はじめてのチェックでなければ，前回チェック時のセンシング値を参考にして，そのちょっと手前くらいから始めるのがスジの良いやり方だね．

自己脈が出ない時は？

前回値から大きく変動していないかも大切ですからね．あと，先生，レートをトコトン下げても自脈が出ずにペーシングになってしまう場合にはどうしたらいいですか？

その時には"自己脈なし"としてセンシング記入欄に"自己脈（−）"とか，あるいは単に"（−）"と記せばいいよ．

なるほど．

じゃあ，次の症例のセンシング・チェックはどうだろう．

【症例❷】徐脈性心房細動に対してペースメーカー植込みとなった 78 歳男性．設定は VVI モード（70/ 分）．

VVI だから今度は心室リードのセンシングですね．f 波がきれい見えていて心房細動です．図 4 の画面では 70/分でオール・V ペーシングのようですね．自脈を出すべく下限レートを下げればいいんですね．ペースメーカーの設定された心拍数は 70/分ですから，60/分→50/分と徐々に下げていきましょうか．

18 センシング閾値

図4

そうだね．この症例では 40/分にまでレートを下げると安定して自己QRS 波が出るようになったよ．心室の良好なセンシング値は 10 mV くらいだから，その半分の 5 mV をスタート値としてチェックをはじめたよ．じゃあ，下の画面（**図5**）を説明してみて．

図5

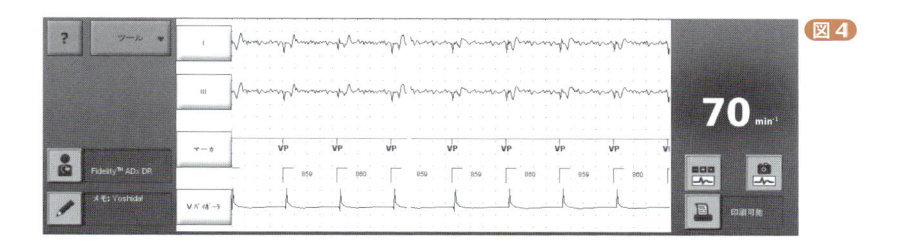

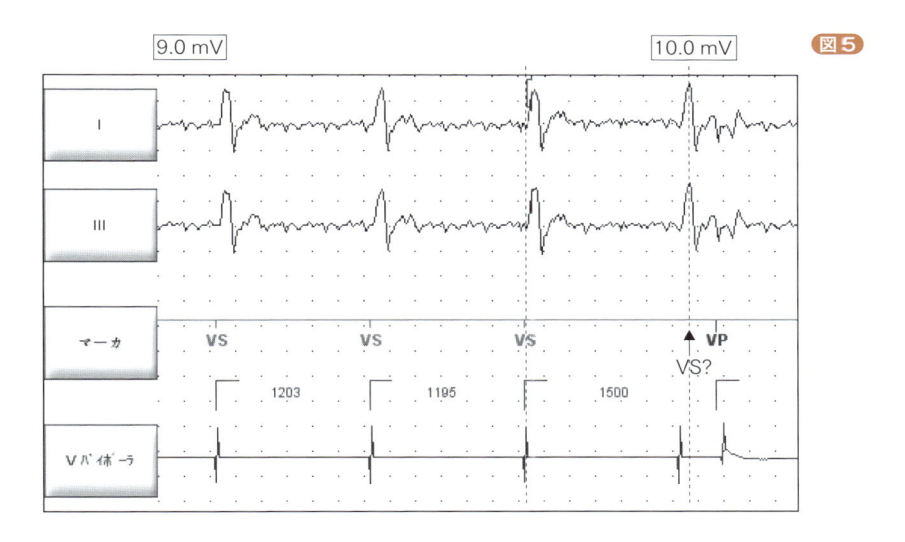

最初の 3 拍の 9.0 mV の時には "VS" と表示されきちんとセンスできてます．でも，10 mV に "ハードル" が上がった瞬間に 4 拍目の QRS 波を見落としてしまい，少し遅れて V ペースを出してしまってます．ここで，[Stop] ボタンを押せばいいですね．心室センシング値は 9.0〜10.0 mV でセンシング閾値は 9.0 mV です．

そう．よく理解してるね．これはカンタン，と．じゃあ，最後にこの症例ではどうだろうか（**図6**）．少し難しいぞ．

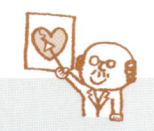

【症例❸】62歳男性．完全房室ブロックに対してペースメーカー植込みとなった．DDDモード（50〜130/分），AVディレイは200 msに設定されている．

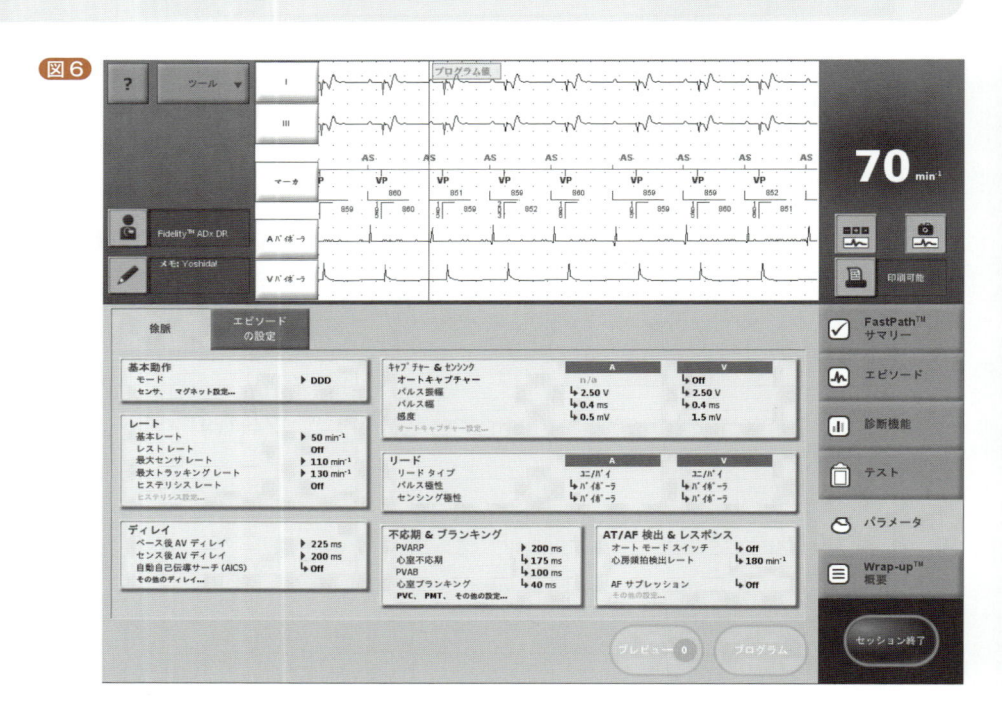

図6

🛡 心電図は洞調律で"Aセンス-Vペース"ですね．自己Pレートは70/分です．この人のセンシング・チェックをするんですね．DDDだから心房リードと心室リードの両方のセンシング・チェックをしないといけないですね．

まずは心房センシングから

👓 そうだね．じゃあ，まずは心房からいってみよう．設定はどうする？設定するのはモードと下限レートとAVディレイだったね．

🛡 心房のセンシングですね．えっと…，先生，心房は普段から"AS"，つ

ペースメーカー機能
18 センシング閾値

まり自己脈センシングですから，そのままの設定でいいでしょうか…？

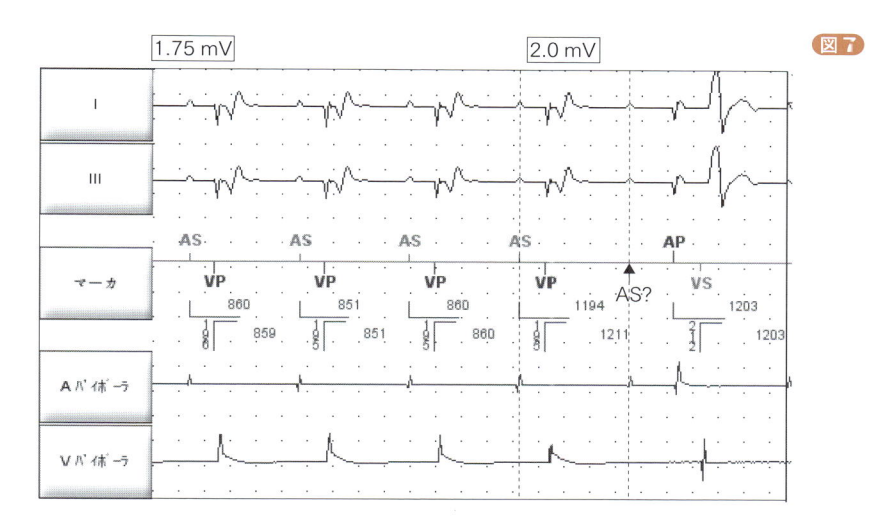

👓 よくできました．その通り．そのまま心房リードのセンシングのチェックを開始していいね．では次の図（**図7**）実際の値はどうかな？

図7

💊 1.75 mV までは OK で，"ハードル"が2.0 mV に上がった瞬間に P 波を見落としてます．心房センシング値は 1.75～2.0 mV になりますね．

👓 そう．直後に A ペースが出てて，次に "VS" が出ているね．完全房室ブロック症例だから，A ペースで作られた P 波がつながって QRS 波ができたというよりは心室性補充収縮が出たと考えた方がいいね．まぁ，それはいいとして，次に心室のセンシングはどうかな？

心室センシング測定には工夫が必要

💊 心室は普段はペーシングですから心拍数を下げますよ．自己脈を出すために，患者さんには「少し脈が遅くなるから気分が悪くなったらゴメンなさーい」って言ってからチェックします．DDD モードで 40/分でどうでしょうか．

👓 本当かな？ 心房と心室のペース・センスはどう？

💊 洞結節レートが 70/分ですから，基本的に心房は A センス（自己 P 波）

のハズです．

👓 じゃあ，心室はどうなる？ この患者さんは完全房室ブロックだから，AVディレイをいくらにしてもAセンス後に心室へは電気がつながらないから確実にVペースになってしまうでしょ？ だから，この設定では原理的にはVセンス，つまり自己QRS波は出ないはずじゃないかな？

📘 たしかに．困りましたよ，先生…

👓 この場合，単純に設定レートを下げただけではダメなんだ．ヒントは**モードを変えるんだ**．結局，AセンスされちゃうとVペースが入っちゃうから，**DDDモードをやめるんだよ**．**VVIモード**にしてみたら？

📘 なるほどね．VVIモードにしてみればいいんですね．

👓 この患者さんは完全房室ブロックだから，心室の自己波が出るとすれば**補充調律**によるQRS波でしょ？ 房室接合部なら50/分くらい，心室なら30/分くらいのレートだよ．だから，患者さんにちょっと我慢してもらって脈を遅くしてみるんだね．でも，いったんペースメーカーを入れちゃうと補充調律も出にくくなるし，こういう状況でセンシングを測定している間は患者さんは非常に苦痛だろうから，**あまり無理しない**ほうが無難だよ．

📘 なるほど．毎回，何が何でもチェックしようとしなくていいんですね．．

👓 でも，この患者さんの場合にはVVI 30/分程度にしたら安定した自己QRS波が出るようになったんだ．さて，せっかくだから図8では心室センシングはどう？

📘 もう大分慣れてきました．5.0 mVまではOKで6.0 mVでセンスできなくなってますから，**心室センシング値**は5.0〜6.0 mVです．

👓 **センシング閾値**で言うと5.0 mVだね．3つの例でそれぞれ特徴があったけれども，センシング・チェックはわかったかな？

📘 はい．はやく実際に"聴力検査"してみたいです！

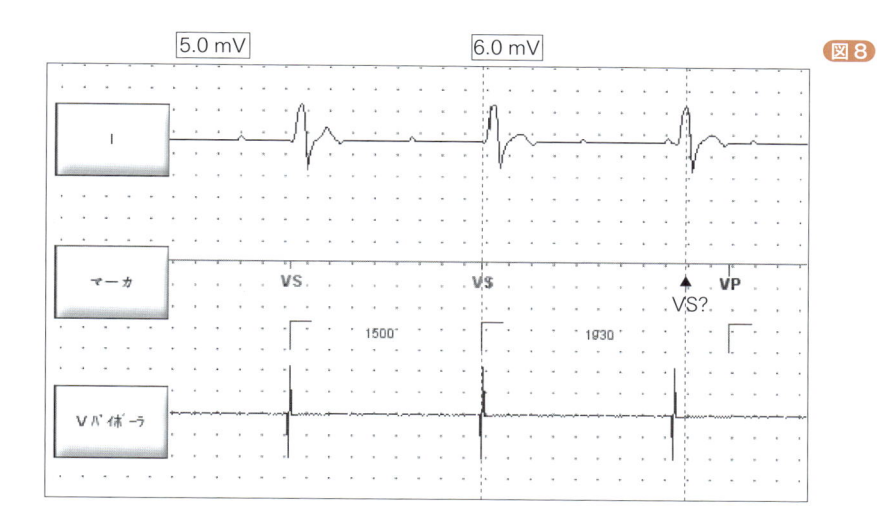

ペースメーカー機能
18 センシング閾値

図8

サマリー

- ☑ センシング値は適切な感度を設定するためにチェックすることを理解しよう．
- ☑ センシングを実際にどうチェックするのかを理解しておこう．
    - 設定レートやモードを変更して自己（心房・心室）波を出す．
    - ペースメーカーが自己波を認識できなくなる直前の波高値がセンシング閾値になる（何 mV まで正しく認識できるか？）．

合併症

19 手術の思わぬ"落とし穴"
──一寸先は"肺"

【症例】85歳，女性．
【既往歴】甲状腺機能低下症：75歳より．
【現病歴】2004年6月から軽度の弁膜症および発作性心房細動にて近医にて外来フォローされていた．2005年1月ごろより体動時の息切れ，ふらつきが生じるようになったが"年齢のせい"とされていた．その後，症状は徐々に増悪傾向を認め，8月に施行された精査のホルター心電図にて"頭がボーッとする感じ"に一致して最大5秒間の洞停止が見られたため，ペースメーカー植込み目的にて当院紹介入院となった．
【生活歴】喫煙：なし，飲酒：なし．
【家族歴】特記事項なし．
【理学所見】身長154.2 cm，体重49.0 kg（BMI 20.6），体温36.5℃，血圧136/66 mmHg，脈拍48/分・整，心雑音：心尖部で汎収縮期雑音，第2肋間胸骨左縁で収縮期駆出性雑音（ともにLevine II），下腿浮腫：両側とも軽度．
【血液検査所見】WBC 6,300/μL，Hb 11.4 g/dL，Plt 16.6×10^4/μL，PT-INR 1.10，APTT 32.9 sec，Alb 3.7 g/dL，BUN 19.9 mg/dL，Cre 0.65 mg/dL，UA 5.2 mg/dL，Na 144 mEq/L，K 4.3 mEq/L，Cl 111 mEq/L，GOT 28 IU/L，GPT 16 IU/L，ALP 180 IU/L，γ-GTP 31 IU/L，LDH 420 IU/L，CK 129 IU/L，CRP＜0.2 mg/dL，BNP 321 pg/mL，TSH 2.467 μIU/mL，fT$_4$ 1.5 ng/dL．
【胸部X線】図1
【心電図】図2
【心エコー所見】IVST/PWT 8/8 mm，LVDd/Ds 49/30 mm，FS 39%，EF 69%（Teichholz法），LAD 52 mm，AoD 33 mm，RVD 31 mm，MR(1+)，AR(±)，TR(2+)，RVSP 37 mmHg，PR(±)，LV wall motion: normal．
【内服】ラシックス 10 mg 1x，アルダクトンA 25 mg 1x，チラーヂンS 50μg 1x．
【入院後経過】洞不全症候群として入院翌日にペースメーカー植込み術が施行された．心房リードは右心耳に留置され，AAIモード（60/分）とされた．入院前から歩行時息切れの症状を認めていたが，ペースメーカー植込み後も息切れが残存すると訴えた．病棟2周歩行にて経皮酸素飽和度（SpO$_2$）は安静時97%から92%にまで低下し努力呼吸を呈した．

合併症
19 手術の思わぬ"落とし穴"

図1

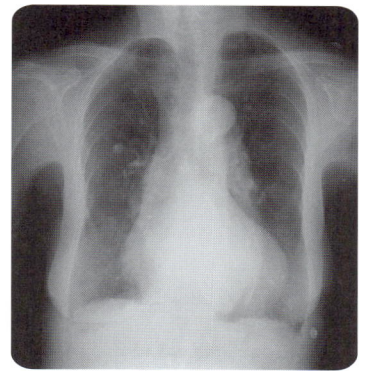

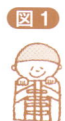

息切れの原因は？

さて今回はペースメーカー植込み術後に体動時の息切れが残ったこの高齢女性について考えよう．

てっきり洞不全症候群による徐脈が悪さをしてたと思ったのですが…．でも，それならペースメーカーを入れて60/分以上の心拍数を確保したのだから，少しは症状も改善するはずですよね．

そのとおり．この女性は術前の胸部X線（図1）でも心拡大と両側胸水貯留が疑われ，徐脈性心不全と思われたんだ．入院時BNP値も321 pg/mLと高いでしょ？　ならば，通常はペースメーカーを入れれば多少は良くなるのに，この女性は正直に「ペースメーカーを入れてふらつきは消えたが，息切れはむしろ強くなった」と訴えたんだ．トイレに行くのも"肩で息をする"感じだったよ．

ひょっとして心不全の原因が別にあるのでしょうか？

いや，弁膜症はあっても，それほど重症ではないし，左室壁運動も良好なんだ．しかも心房細動などの不整脈もなかったよ．

では動いた時の脈拍の上がり，レート・レスポンスが悪いのでしょうか．

病室は個室で，トイレまで歩く距離なんてのはせいぜい2〜3メートルだから，60/分の心拍数で足りないことはないはずじゃない？

図2

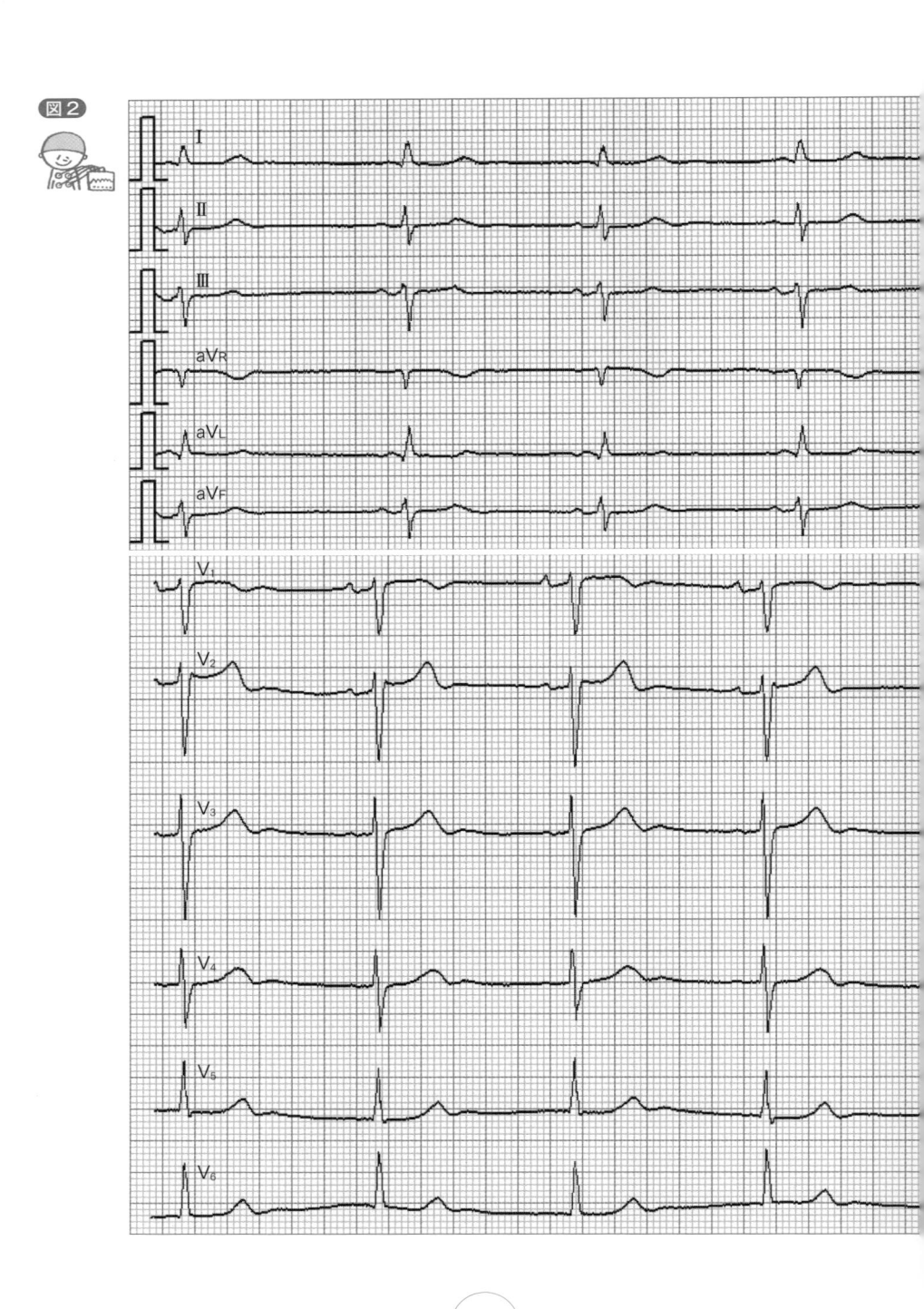

そろそろヒントを出すと，ペースメーカー術後にしなくてはならない検査には何がある？

🛡 血液検査，心電図，胸部 X 線くらいでしょうか．

👓 あとは心エコーで心嚢液が貯まってないかも見ることだね．本例では血液検査，心エコーは術前後で変化なく，心電図もきっちり 60/分の心房ペーシングで房室ブロックもなかったんだ．とすると残るは，胸部 X 線だよね？

🛡 たしかに．でもペースメーカー植込み術直後の X 線ってイマイチ何を見るべきなのかわかんないんですよね．

👓 では，ここでまとめておこう．

> 【ペースメーカー植込み術後の X 線のポイント】
> 1) リード位置の確認：狙った場所にリードが正しくあるか（⇒12章参照）．
> 2) 心拡大がないか：リード穿孔などによる心嚢液貯留（心タンポナーデ）がないか（⇒アドバンス 9 参照）．
> 3. 静脈穿刺によりリードを挿入した場合は，必ず気胸の有無をチェックする．

🛡 リードは右心耳にきれいに入っていそうで心臓サイズももともと大きいからなぁ．でも術前と大きくは変わりません．3つ目ですけど気胸の X 線はどうも苦手です．胸膜のラインなど見逃してしまうことも多いし．

👓 穿刺法で経静脈的にリードを挿入する時は必ず気胸を念頭に置いてね．術後 1 枚だけで勝負しないで．必ず術前後の所見を比較することが大事だよ．

🛡 そう言われて術前後の胸部 X 線（図 1，3）と比較してみると術後は左肺の上のほうが少し明るい（黒い）気がします．

👓 そうだね．よく見ると，胸膜のラインもはっきりわかるよ．この症例では次に示したように胸部 CT（図 4）も撮ってるから，よりわかりやすいよ．

図3

図4

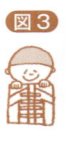

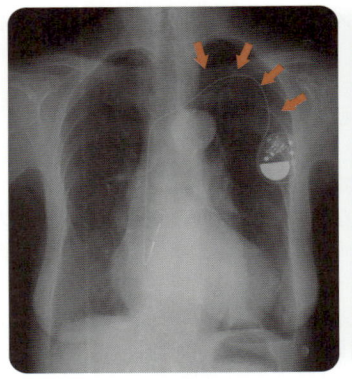

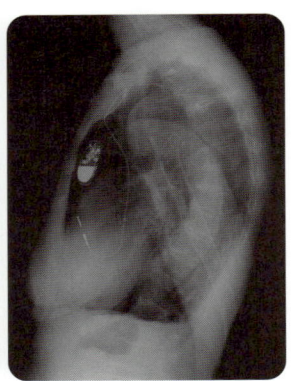

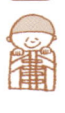

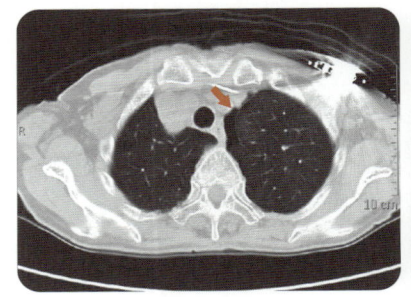

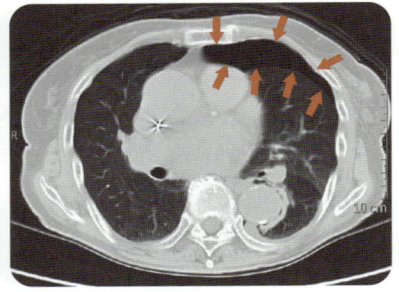

🛡 はい．CT画像で見るとたしかに気胸（図中⬇）になっています！　残存する息切れ増悪の正体は気胸だったのですね．

気胸を見逃すな！

👓 この症例は小さな気胸だし，日に日にSpO₂も回復してきていたから，そのまま脱気せずに経過観察にしたよ．退院10日後の外来時X線では，肺は完全に再膨張していたんだ．

🛡 それは良かった．

合併症
19 手術の思わぬ"落とし穴"

👨‍⚕️ 術者は鎖骨下静脈穿刺時にシリンジで少しでもエアー（air）が引けた気がすれば，術後注意深く胸部X線を見るだろうけど，実際の病棟担当医は必ずしもオペ室に入っているわけではないから，いつも**気胸があるんじゃないか？**という気持ちで見ることが重要だね．疑わないと診断はできないからね．もう一例，気胸の胸部X線（**図5**）を示しておこう．

図5

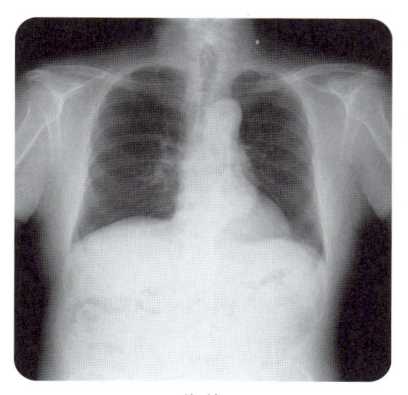

術前 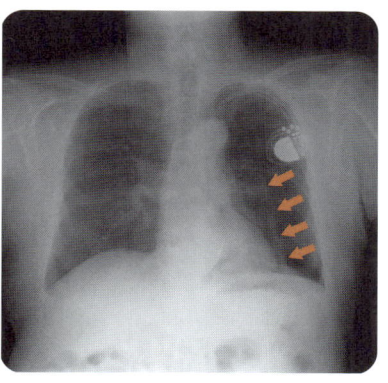 　　　　　　　　　　　　術後

🔖 これは大きい気胸ですね…．僕でもすぐわかりますよ．今後は術前と並べて先ほど先生がおっしゃった3点に注意しながら術後の胸部X線像をきっちり見なくてはと思います．

👨‍⚕️ この症例は若い先生が術者でもあり，脱気チューブが必要となった例だよ．気胸はまだいいかもしれないけれど，動（静）脈と肺を両方刺してしまった場合には**血気胸**となる可能性もあって，こちらは命に関わるから要注意だね．じゃあ，今日はこれで終わり．

サマリー

- ☑ ペースメーカー植込み術後の胸部X線での確認事項を知ろう．
  - ペーシング・リード位置（X線は2方向撮影が基本）
  - 気胸の有無（植込み前のものと並べて比較）
  - 心拡大（心囊液貯留）の有無
- ☑ ペースメーカー植込み術の急性期合併症（⇒アドバンス9，213ページ表1参照）

アドバンス 9

リードが"凶器"にかわるとき
──進み過ぎに注意！

今回の症例はペースメーカー植込み術の合併症として気胸を学んだけど，気胸以外の他の合併症についても勉強しておこうか．さて，ペースメーカー術後の急性期合併症として何が思いつく？

いきなり言われても…．一つは先生もおっしゃっていた心タンポナーデですか？

そうだね．広く言うとリード線による心血管損傷だね．最近のリードは血管とか心筋壁を傷つけないように工夫されているし，リードの挿入・留置のプロセスもすべてX線透視下で行われるから，熟練した術者の場合にはめったに起こらないけれど．

たしかにブラインドは怖すぎますね．ちゃんとした場所にいっているかを常にX線透視で確認しながら安全に行うんですね．

ここではリードによる心穿孔，特に心嚢液貯留に注目してみようか．ペースメーカーのリードには"ネジ"タイプのスクリューイン（screw-in）型と"羽根"のついたタインド（tined）型があったよね（⇒12章134ページ参照）．さて問題，心穿孔はどちらが起きやすいでしょうか？

普通に考えると"ネジ"ですかね．心筋にグリグリねじ込むわけだから．

そうだね．そのイメージは間違ってないと思うな．第一，タインド型リードは心房・心室の固定の良い場所にそっと置いてくるわけだから，絶対に心臓の壁を突き破ることはないと思うよね？

ええ，普通に考えると．

🤓 そう思うでしょ．でも，実際にはタインド・リードでも心穿孔は起こりえます．留置する過程で透視も確認せずに乱暴に扱ったり，そうじゃなくても術後にリードに先に進もうとする変な力がかかってれば心穿孔を生じうるんだ．

🔰 そうなんですか．タインド型なら絶対大丈夫だって思ったのに．

🤓 じゃあ，心穿孔をどうやって診断する？　あいてしまった穴を介して心臓の血液が心嚢腔へ漏れ出すから…

🔰 確実なのは心エコーです．あと，心拡大もするでしょうから胸部 X 線のチェックも大事だと思います．

🤓 そうだね．たとえばこの例はどうだろう？　この症例はペースメーカーじゃなくて植込み型除細動器（ICD）埋込み術をした症例だよ．植込み後 10 日たって退院してから再び入院になった時の心エコーを見てよ．

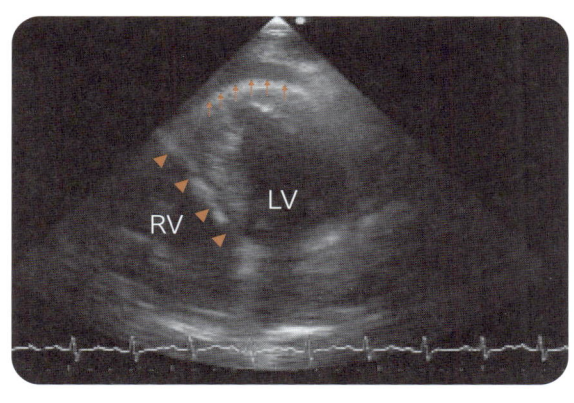

図 1

RV：右室
LV：左室

🔰 これは明らかに心嚢液（図 1 ↑）があります．よく見ると，リード（図 1 ▲）が心室筋を貫いているようにも見えます．心タンポナーデだったんですか？

🤓 来院時, 脈拍 110/分の洞性頻脈で血圧は 100 mmHg ギリギリだったよ．この症例は手術直後の心エコーでは心嚢液もなかったんだけど，術後 10 日の間で除細動リードに何らかの推進力が働いて右室壁を穿孔してしまったと考えられたんだ．リード自体が穴の蓋（ふた）になっていたこともあってゆっくり血液が漏れ出したから急激なショックにならずに

すんで一命をとりとめたんだよ．

📕 治療は…心嚢穿刺したんですか？

👓 もちろん．この症例は今でも思い出すけれど，年末の12月30日にプレショック状態で運ばれてきて緊急で心嚢穿刺したんだ．最終的には数日間はドレナージ用の細いカテーテルを留置しておいたけど，心嚢液の再貯留もなく抜去できて最終的にリード再手術もせずにすんだけれど．もう二度とこんな思いはしたくないって思ったよ．

📕 ヒヤヒヤですね．

👓 ペースメーカー術後に限らないけど，心タンポナーデの診断のポイントを列挙しておくと，

> 1）バイタルサイン：血圧低下はないか？　頻脈になってないか？
> 2）心エコー：心嚢液貯留はないか？　心タンポナーデ所見は？
> 3）胸部レントゲン：心拡大は？　リードが心陰影の外にないか？

のようになるかね．

📕 はい，使ったリードがスクリュー型でもタインド型でも絶対に確認するようにします！

👓 他の大事な急性期合併症としてリード脱落の問題があるけど，これはまた別のところ（⇨20章参照）で勉強するよ．他には？

📕 あとは，リードやガイドワイヤーやシースなどの異物に血栓が付着してそれが右房→右室→肺動脈と流れて肺に詰まる，いわゆる肺塞栓なども起こりうるって教科書に書いてあったような気もしますけど…

👓 そうだね．それもそんなに頻回に起こるとは思えないけど，まぁ，頻度は別として起こり得る可能性があるとして術前に患者さんに説明しておく必要はあるね．じゃ，最後にペースメーカー手術に関する合併症をまとめておいたから，よく見ておいてね（**表1**）．

アドバンス
9 リードが"凶器"にかわるとき

表1　ペースメーカー関連合併症

1. 急性期：1〜2週間以内
   気胸・血（気）胸
   リード脱落：ペースメーカー不全
   リード穿孔：心嚢液貯留・心タンポナーデ
   ポケット内出血（血腫）
   その他（三尖弁閉鎖不全症, 肺塞栓症, 胸管損傷など）

2. 亜急性期〜慢性期：2週間以降
   ポケット感染
   リード脱落：ペースメーカー不全
   リード損傷（断線・被膜損傷）
   その他（鎖骨下静脈閉塞, 金属アレルギーなど）

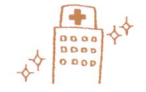

合併症

20 いつまでも"そこ"にいると思うなよ
―― リードは足の生えた生き物？

【症例 1】65 歳，男性．
【既往歴】なし．
【現病歴】2006 年 7 月下旬ごろより短時間のめまいを自覚，その後にも何度か"頭からサーッと血の気が引く感じ"を認めたため近医受診．ホルター心電図で症状に一致して約 4.5 秒の洞停止が見られたため，精査入院を勧められたが仕事の都合がつかずプレタール内服で経過観察とされていた．その後，しばらくは症状なく経過していたが，2006 年末より軽度ながら歩行時息切れが出現，めまい・ふらつき発作の再出現も認めた．ペースメーカー適応とされ，2007 年 1 月上旬に当院へ紹介入院となる．
【生活歴】喫煙：過去に 20 本/日 × 10 年の喫煙歴あり，飲酒：機会飲酒．
【理学所見】身長 168.3 cm，体重 84.0 kg（BMI 29.7），体温 36.2℃，血圧 120/64 mmHg，脈拍 42/分・整，その他：特記すべき異常所見なし．
【血液検査所見】WBC 4,600/μL，Hb 14.2 g/dL，Plt 21.0 × 10^4/μL，PT-INR 0.99，APTT 35.8 sec，Alb 4.3 g/dL，BUN 19.3 mg/dL，Cre 0.75 mg/dL，UA 6.0 mg/dL，Na 143 mEq/L，K 4.2 mEq/L，Cl 107 mEq/L，GOT 24 IU/L，GPT 21 IU/L，ALP 139 IU/L，γ-GTP 18 IU/L，LDH 301 IU/L，CK 185 IU/L，CRP < 0.2 mg/dL，BNP 11 pg/mL．
【胸部 X 線】心拡大なし（心胸比 46％），肺うっ血・胸水貯留なく肺野は清．
【心電図】洞性徐脈（42/分），左軸偏位，完全右脚ブロック，ST-T 異常なし．
【心エコー所見】IVST/PWT 11/9 mm，LVDd/Ds 53/30 mm，FS 43％，EF 74％（Teichholz 法），LAD 41 mm，AoD 39 mm，RVD 35 mm，MR（1＋），AR（－），TR（1＋），PR（1＋），LV wall motion：normal．
【内服】プレタール 200 mg 2x．
【入院後経過】入院翌日にペースメーカー植込み術施行．右心耳および右室心尖部にリード留置がなされ，退院まで AAI モード（70/分）で経過観察とされた．退室前の最終 X 線透視像にてリード位置も問題なく手術終了となった．帰室後，患者は無症状であったが，モニター心電図をつけた担当ナースからドクター・コールが…

合併症
20 いつまでも"そこ"にいると思うなよ

🧑 何かイヤな終わり方ですね.「ドクター・コールが…」のあたりが.

👨‍⚕️ そうだね.今回もペースメーカーの大事な合併症を扱うね.まず現病歴はどう？

📖 めまいや"脳貧血"症状は洞不全症候群によるものですね.実際にホルター心電図で 4.5 秒の洞停止もつかまっていますから有症候性と言えます.ルーベンシュタイン分類では Ⅱ 型です.
ところで先生,抗血小板薬であるプレタールをなんで飲んでいるのでしょうか？

洞不全症候群の薬物療法

👓 いい質問だね.これは時々される処方だよ.薬の中にも副作用として動悸・頻脈を生じる薬があってプレタールや喘息薬のテオドールが代表的なんだけど,洞不全症候群の人でペースメーカー植込みの前にこれらが試されることがあるんだ.

📖 へぇー,副作用を利用した"治療"なわけですね.

👓 この患者さんもしばらくは調子が良かったんだけど,半年ぐらい経つとプレタールを飲んでいても時々めまい発作が起こるようになって,何より以前にはなかった歩行時の息切れも出てきたんだ.すごくアクティブに仕事をされる方だったから,「これじゃ仕事にならんからペースメーカーを入れてくれ」となったワケ.

📖 なるほど.僕は最初の段階でペースメーカーかなと思いましたが,仕事の都合で手術を延ばし延ばしにするぐらいですから,かなりの"仕事人間"ですね.

👓 もともと"完全右脚ブロック＋左軸偏位"のいわゆる 2 束ブロック（bifascicular block）で,ペースメーカー手術時の 1：1 房室伝導チェック（⇒ 9 章 96 ページ参照）でも最大 100/分までと房室伝導能低下が見られたから,心房に加えて心室にもリードを入れたんだよ.

📖 つまり房室伝導がそれほど良くないから,洞不全症候群であっても心室にもリードを入れたんですね.

👓 そう.今後房室ブロックを発症する可能性はあるけれど,ふつうは入院

215

中にどうこうはないと思ったから AAI モードにしてたんだ．

🔖 下限レートは 70/分ですね．それで帰室時に何があったのですか？　担当の看護婦さんはなぜにドクター・コールを？

ドクター・コールの理由

👓 担当ナースが病棟に帰ってきた患者さんにつけたモニター心電図にビックリしたんだ．「AAI の 70/分です」とオペ室ナースから申し送りされたのに，モニターでは脈拍が 40〜50/分だったから．

🔖 AAI の 70/分ならモニター心電図の心拍数が 70/分以下になることは原理的にないですからね．

👓 私が飛んでいったとき，患者さんは無症状だったし，血圧も問題なかったから，まずはその看護婦さんに落ち着いてもらって，病棟で心電図をとってもらったのがこれ（**図 1**）だよ．

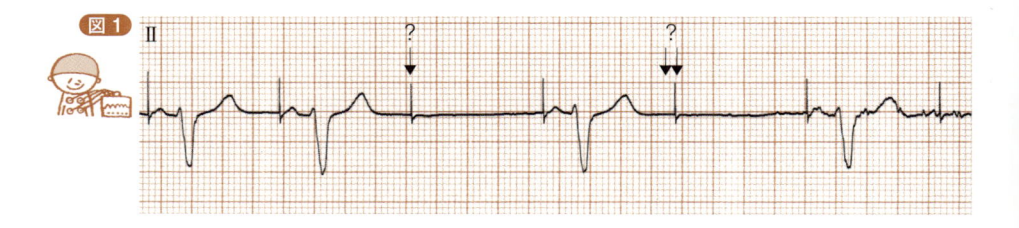

図1

🔖 先生も落ち着かないといけませんね．しかし，なんだこりゃ．**ペーシング・スパイクが入っているのに P 波がない部分**がありますね．

👓 そう．最初の 2 拍はいいでしょ？　下限レートである 70/分で A ペース–V センスになってるね．でも次（図中↓）はペーシング・スパイクだけで P 波も QRS 波もないよね．

🔖 その次はちゃんとした A ペース–V センスがあって，さらにその次（図中↓↓）はまたペーシング・スパイクだけになっています．どういうことですかコレは？

👓 こういう異常を**ペーシング不全（pacing failure）**というんだ．

ペースメーカー不全とリード脱落

【ペースメーカー不全の3パターン】
1) スパイクが出てもP波（あるいはQSR波）が作られない（ペーシング不全）
2) スパイクが出る必要のない場所で出てしまう（センシング不全―アンダーセンシング）
3) スパイクが出なくてはいけない状況なのに出ない（センシング不全―オーバーセンシング）

👓 術後急性期にこういった異常を見つけた時にまず疑うべきはリード脱落（lead dislodgement/dislocation）だよ．この3つを覚えろ，ということではなくて，普通のペースメーカーの機能からすると変だな，と思う部分がある場合には，一回はリード脱落を疑ったほうがいいよ．

📙 今回は1）ですね．ところで先生，"脱落"とは，リードがどこからか"落ちる"ということですか？

👓 本来，狙ったはずの右心耳や右室心尖部から先端がズレて"あさって"の方を向いてしまうことがあって，それをリード脱落というんだ．

📙 オペ室を出る直前までは正しい場所にあったはずなのに…

👓 そう．この症例は極端なケースでオペ室退室から病棟へ戻るまでにリードが脱落したと思われたんだ．術後数か月，特にはじめの1週間はリード脱落しないか要注意だね．

📙 正しい場所にないからリードがうまく働かないのですね．この患者さんではペーシング・スパイクが入ってもP波が出ないということは，心房リード脱落ですか？

👓 そのとおり．そもそも今回のケースではAAIになっていて心室リードは使ってないから，心電図からわかるとすれば心房リードの異常だよ．では，リード脱落が疑われた場合，私たちは何をすればいいと思う？

📙 実際に心房リードが動いているかを確認したいので胸部X線ですか？

🤓 そうだね．リード脱落の確定診断は胸部X線で行うね．本症例は無症状で緊急性もないから，車椅子でX線撮影室にお連れして撮影したよ．

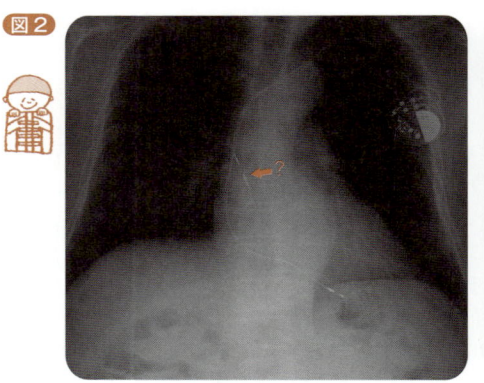

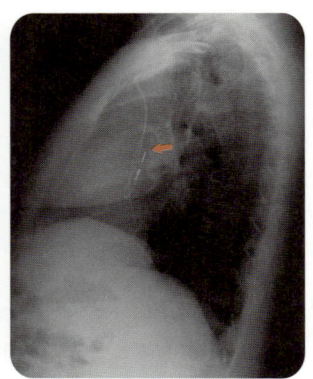

図2

正面（PA）像　　　　　側面（RL）像

📖 正面像で見るとちょっと外側を向いているように見えますが，これだけでは異常とはいえない気がします．

ペースメーカーのX線は2方向で

🤓 側面像は？　いつも言っているけれど，ペースメーカーのX線所見は2方向を見るまでは何も言っちゃいけないの！

📖 はい，すみません．たしかに側面像は明らかにヤバイです．心房は右心耳にJリードをひっかけたはずだから，先端は前に向いてなくてはいけないのに，この写真は先端が後を向いていますよ！

🤓 正面像だけではダマされるでしょ？　側面像を見れば心房リードが右心耳にないって一発で診断できるんだ．

📖 危ない，危ない．正面像だけしか撮らないと見逃しますね，これは．

🤓 ちゃんと2方向で見るクセをつけようね．ところでX線はmustだけど他にリード脱落を疑ったときにするべき検査がペースメーカー・チェックだね．もちろん，今回の例のようにモニター心電図と胸部X線だけで明らかに診断できる場合には必要ないけれど．
　胸部X線では一見正しい場所にあるけれど，心電図でペースメーカー

の誤作動（ペースメーカー不全）らしい所見があることだってあるからね．そういう時にはリードの微小脱落（micro-dislodgemant）っていって，プログラマーでチェックしてはじめて診断できるんだ．

📖 たしかにプログラマーのチェックは，患者さんは痛くもないし放射線被曝もないですから，病院に備え付けのプログラマーがあるなら是非ともチェックしたいところですね．

👓 この症例でペースメーカー・チェックをすると何が異常になるでしょう？

📖 リードが本来の場所にないわけですから，心房センシング値（心内P波高）が変な値になるでしょうし，先端が心筋から離れてると心房のペーシング閾値も高くなる気がします．

👓 そうだね．植込み時にも必ずセンシングとかペーシング閾値をチェックしてあるはずだから，オペ室での記録と比べてみることが必要だよ．

📖 植込み時の値と全く違う値になっている時はリードが動いている可能性が高いと考えればいいですね．ちなみに，この症例ではチェックしましたか？

👓 もちろん．センシングは 1.75〜2.0 mV と保たれてリード・インピーダンスも正常だったけど，ペーシング閾値が電圧閾値で 7.5 V 以上（0.4 ms）と著明に上昇していたよ．ちなみにこの機種の最高出力である 7.5 V × 1.5 ms に設定しても時々ペーシング不全になったんだ．

📖 なるほど．プログラマー・チェックからも心房リードの脱落なわけですね．それで，リード脱落とわかったら何をすればいいですか？

👓 答えは一つ，リード再固定術だ．この症例も患者さんに状況を説明して，泣く泣く当日にもう一度傷口を開けて心房リードを右心耳の固定の良い部分に置き直した．これが術後の胸部X線だよ（図3）．

📖 たしかに今度は側面像もJリードはきれいに前を向いています．

👓 本例は幸いにもこの後はリードの再脱落もなく経過したけれど，こういうリード脱落症例はもう一度リードが脱落することがあるから，普通の患者さん以上に神経を使って経過を見ていかなければならないね．

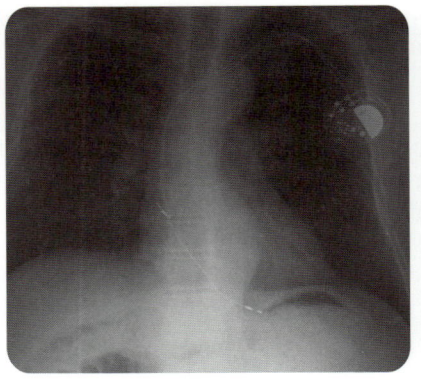

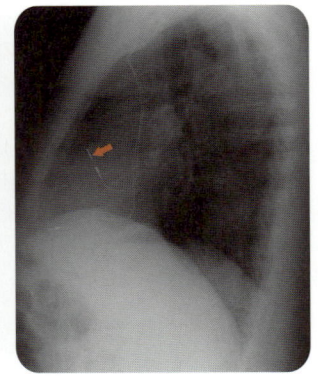

図3

正面(PA)像　　　　　　　側面(RL)像

🛡 マメに胸部X線を撮って，ペースメーカー・チェックもしろ，と．

👓 そうだね．さて，話は変わって心房リードの場合は仮に脱落しても命に関わるってことは少ないんだけど**心室リード**の場合にはどうだろうか？

心室リード脱落

🛡 考えただけでも恐ろしいです．心拍をペースメーカーに依存している人でリード脱落が起きると命に直結します．

👓 そう．次の症例を見てみよう．

【症例2】69歳，女性．
【現病歴】肥大型心筋症，糖尿病および発作性心房細動にてフォロー中であった．I群抗不整脈薬による洞調律維持は困難であり，電気的除細動を繰り返していた．心房細動時には頻脈を呈し，強い動悸を訴える一方，普段は洞性徐脈を認めるため薬剤による心拍数コントロールが躊躇されたため，房室接合部アブレーションによる完全房室ブロック作成術に引き続きペースメーカー植込み術が施行された．術後2日目の朝方，トイレの後に突然頭がボーッとして気分不快が出現したためナース・コールがあり，当直医がコールされた…

🛡 なんだかまた不穏な感じが…

👓 このように発作性心房細動を繰り返す症例で薬が効かない，あるいは洞不全症候群があってβ遮断薬やカルシウム拮抗薬が使えないという場合に房室結節付近をカテーテルで焼灼して完全房室ブロックを作る治療がされることがあるんだ．

🛡 カテーテル・アブレーションですか？ わざわざ完全房室ブロックを作るとは荒ワザですね．

👓 そうすれば頻脈になることはないから，動悸もなくなるし頻脈性心房細動による心不全もなくなるでしょ．さらにこの患者は肥大型心筋症だから，良い適応だと考えられたんだよ．

🛡 肥大型心筋症に心房細動は時に危険でしたね．

👓 しかし，ただ"切る"だけでは当然済まされない．なぜなら完全房室ブロックを放置することになるのだから．

🛡 必ずペースメーカー植込みもペアでしないといけないですね．

👓 この治療は ablate and pace 治療と呼ばれているよ．"ablate"はアブレーションの意味で房室結節付近を"焼灼する"で，"pace"はペースメーカーを入れるということさ．ただ今回の本題はその後なんだ．

🛡 術後2日目の朝方の"事件"ですね．

👓 私が訪室してみると，患者さんは真っ青な顔して気分悪そうにしている．血圧も 100 mmHg ギリギリだよ．心電図を見て（**図 4**）．

図4

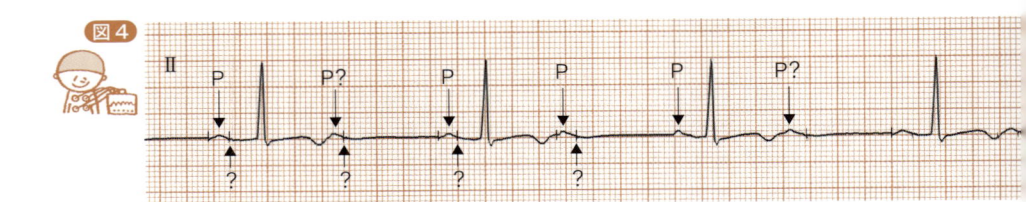

📘 すごい徐脈ですね．R-R 間隔はザッと見て 8 "マス" ちょっとなので心拍数は 35/分くらいです．しかも小さいけれど，ところどころに ペーシング・スパイク が入っています．よく見ると 2 つずつペアになっていますね．

👓 この患者さんのペースメーカー設定は DDD モード（70〜120/分）で AV ディレイは 150 ms なんだ．最初のスパイクが A ペース，2 つ目が V ペースだ．よく見ると P 波は 70/分のペースでスパイクが出ていることがわかるね．

📘 たしかに．でも 2 つ目のスパイクは QRS 波を作っていません．ひょっとして…

👓 言うまでもなくこれは心室の ペーシング不全 だ．パッと見ると 70/分の P 波が 2：1 伝導しているように見えるけど，実は P と QRS はつながっていないんだ．理由は 2 つあって，1 つはよく見ると PR 間隔がテンデンバラバラなこと．もう一つは？

📘 カテーテル・アブレーションで完全房室ブロックをわざわざ作ったんでしたね．

👓 そう，だからこの QRS 波は 房室接合部性補充調律 なんだよ．こういう時には何を考える？ ペースメーカー術後急性期でおかしなペーシング，ってくれば？

📘 リード脱落 です！　そうか，今度は 心室リード脱落 ですね．

👓 ご名答！　この補充調律がなくなった瞬間にこの女性は心停止だから，一瞬の猶予もないよ．早急に診断して対処したいけれど，どうする？

合併症
20 いつまでも"そこ"にいると思うなよ

🛡 実際にこの場に自分が遭遇したらパニックになってしまいそうです．リード脱落が強く疑われますから，まずは診断…胸部X線でしたね．

👓 それも大事だけれど．私はX線撮影室にすぐ電話しつつ，看護師さんには経皮ペーシングのできる体外式除細動器（**図5**）を全速力で持ってきてと頼んだよ．

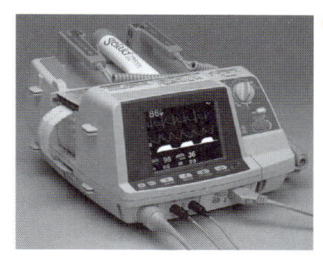

図5

🛡 この状況で先生と夜勤の看護師の2人だけだったんですか？

👓 そうだよ．私はいつでも心臓マッサージができる準備をして患者さんのそばに待機していたよ．
補充調律は幅の狭い（narrow）QRSで比較的安定して出ていたので，経皮ペーシング用のパッドを胸に貼っていつでもペーシングできるようにしておいて胸部X線を撮ったのさ（**図6右**）．植込み当日の胸部X線（**図6左**）と比べてみてね．

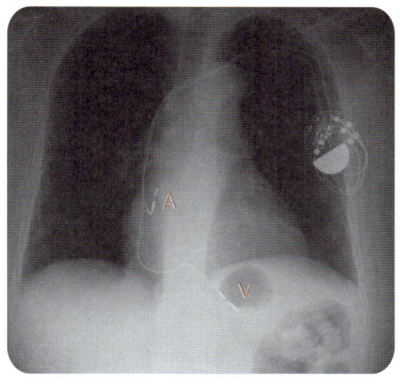

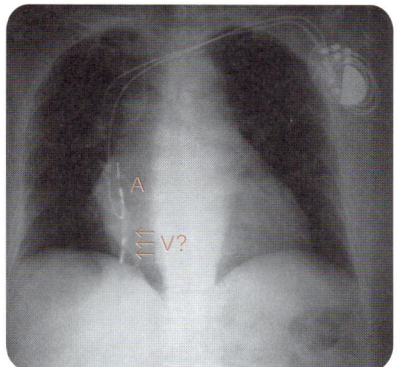

図6

術直後　　　　　　　　　　　術後2日目

🔖 心室リードの先端がソッポを向いています．これは右房の中かな．

👓 おそらくそうだ．手前に引っ張られたんだね．この後にすることは？

🔖 緊急で心室リード再固定術です！

👓 普通はたとえば大腿静脈から経静脈的に一時ペーシング・リードを入れるね．普段からリード脱落を意識しておかないと，ただでさえ慌てる状況で正しい判断・対処はできないよね．

🔖 特に後半はスリリングな話で，とても勉強になりました！

サマリー

- ☑ ペースメーカー植込み術後1週間以内はリード脱落に注意！
  - ・胸部X線におけるリード位置の確認（手術直後と比較）
  - ・心電図・モニター管理（ペースメーカー不全）
  - ・必要と思えば迷わずペースメーカー・チェック（プログラマー）
- ☑ リード脱落を生じた場合にはリード再固定術を行う．

ペースメーカーの設定

21 最終設定を決めよう（シングルチャンバー編）
――何事もはじめが肝心

ペースメーカーの適応から始めて，実際の手術やX線画像，そしてペースメーカー・チェックや合併症までいろいろ勉強してきたね．最後は患者さんが退院する前にペースメーカーの最終設定をすることを考えよう．ペースメーカーを入れたら"入れっ放し"じゃなくて，きちんとした設定で帰してあげないとね．

ペースメーカー・クリニックでこれから長い付き合いになるわけですからね．

ペースメーカー設定の仕方はシングルチャンバーとデュアルチャンバーとで少し違うから，それぞれ分けて考えていこう．まずはシングルチャンバーから．

シングルチャンバー・ペースメーカーの設定法

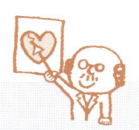

では，まず次の症例について考えてみよう．

【症例❶】85歳女性．洞不全症候群に対してペースメーカー植込みとなった．リードは右心耳に1本のみとされた．退院時レントゲンでリード移動や脱落はなかった．

植込み1週間後にプログラマーを用いてチェックしたら次の通り（**表1**）だったんだ．

表1　退院直前ペースメーカー・チェック

	心房	心室
センシング値	1.4 mV	＊＊＊
ペーシング閾値	0.75 V at 0.4 ms（電圧）	＊＊＊
リード・インピーダンス	562 Ω	＊＊＊

🔰 リードは心房 1 本のみだから心房のチェック値になってますね．

👓 この値と基礎疾患を考えながら設定を決めていこう．

シングルチャンバーでの設定項目

> 1) モード（mode）
> 2) 下限レート（lower rate）
> 3) 感度（sensitivity）
> 4) ペーシング出力（pacing output）
> 5) レート・レスポンスの有無
> 6) 不応期（refractory period）

モードと下限レート

👓 シングルチャンバー・ペースメーカーで設定しなくてはならない項目をはじめにまとめておくよ．最初から見ていこうか．まずはモード．これは前にも言ったけど，リード 1 本の場合には，

> 心房リード 1 本なら AAI，心室リード 1 本なら VVI

のような"1 対 1 対応"でほぼ OK だよ．それ以外のモードにすることは，よほど特殊な状況でないとありえないからね．

🔰 次に 2) の下限レート（心拍数）はどうやって決めますか？

👓 これには特別な決まりはないけれど，よくされるのは 60/分くらいだね．あまり早くしすぎると普段から動悸がするし，遅くしすぎるとペースメーカーを入れた意味がないからね．

🔰 60/分ってことは 1 秒に 1 回でいいですね．患者さんには"心臓が 1 秒に 1 回収縮するペースです．"と説明すれば良いですね．これでレートも決まりました．

👓 私たちが寝ている時にはもう少し脈が遅くなるのが普通だから，夜間だけ下限レートを遅くする睡眠レート（sleep rate）または night mode とよばれるモードが設定できる機種もあるよ．全部ではないけれど．

ペースメーカーの設定
21 最終設定を決めよう（シングルチャンバー編）

感度の設定—センシング値と混同しないで！

👓 次の3)感度は初めて出てきた言葉だね．これはセンシング値のところ（⇨ 18章参照）で話した"自己の心筋興奮が何 mV として見えるか"，という話と関連してるよ．よくセンシング値（心内電位波高）と感度が混同されてることが多いからその違いを押さえよう．

📘 "ロボット"の"聴力検査"として学んだのがセンシングでした．

👓 そう．"ロボット"は"音"が聞こえたら"我慢"，聞こえなければ"ハンマー"を打たなければいけなかったね？（⇨ 13章参照）"音"が"聞こえる"か"聞こえない"かを判断する基準を感度というんだ．これ以上であれば"音"が"聞こえた"と判断しなさい，と私たちが"ロボット"に教えてあげるの．それが感度設定をするということなんだ．

📘 この患者さんの心房センシングは 1.4 mV ですから，その値を感度にすればいいですね，じゃあ．

👓 そう思うのももっともだけれど，それは間違いなんだ．心臓というのは 1日に 10万回近く収縮して，その 1拍 1拍でセンシング値が変わるのさ．いろいろな不整脈も出るし体勢とか呼吸でも変わるんだよ．

📘 では少し甘めにして 1 mV ぐらいでいいですか？

👓 いや，それでも甘いな．この時のチェックでは 1.4 mV でも，センシング値が予想以上に低いときもあるかもしれないでしょ？

📘 なるほど，ある瞬間，数拍の心拍のセンシング値だけですべてを知った気になってはいけないのですね．

👓 ペースメーカーは患者さんの"命綱"だから，"もしも"があるといけないワケさ．だからマージン（安全域）を見込んで感度を設定するんだ．

> 感度は実際のセンシング値から少なくとも 2倍マージンを見込んで設定する（設定値としては半分になる！）

📘 2倍といっても感度の値としては半分の値にするのですね．より低い方がわからないといけませんから．本症例の感度は 0.7 mV にすればいい

ですか？　最悪の状況を想定して．

まぁそれでも OK だけど．キリ良く 0.5 mV でどうかな．心房の理想的なセンシング値は 1〜2 mV（⇨ 18 章 193 ページ参照）だから，心房リードが正しい場所に留置できた場合は心房リードの感度は 0.5〜1.0 mV 前後にされることが多いんだ．

> 【問題】本症例の心房センシング値が 0.7 mV だったら感度はどうする？
> 1）0.1 mV　　　　2）0.25 mV
> 3）0.5 mV　　　　4）1.0 mV

0.7 ÷ 2 = 0.35 mV ですから 1）か 2）ですね．まあ，より近い 2）が無難ですか？　1）ではダメですか？

正解は 2）だね．1）でいいこともあるけど，あまり感度を良くしすぎると"雑音"まで拾ってしまって，実際には"音"がしてなくて，本来は"my ハンマー"で"鐘"を鳴らさなければいけない状況でサボってしまうことがあるんだ．自己脈のない患者でこれが起こると大変なことになるでしょ．こういうミスをオーバーセンシング（oversensing）っていうんだ．

> - センシング値は個々の患者さんから得られる"生体情報"
> - 感度は私たちが決めてあげる"設定値"

ペーシング出力の設定

これで間違えなくてすみそうです．次に 4）のペーシング出力ですね．ペーシング閾値のところ（⇨ 17 章参照）で勉強しました．電圧とパルス幅の値を指定するのでしたね．

そう．出力はペーシング閾値を参考に決めるんだよ．ここでもペーシング閾値とペーシング出力が混同されるので要注意だよ．

私たちが設定してあげるのはペーシング出力のほうで，チェックで得られたペーシング閾値を参考に余裕をもって設定するんだ．

> ペーシング出力はペーシング閾値（電圧閾値）の2倍マージンを見込んで設定する

🛡 なるほど．やはり2倍の安全域（マージン）を見込むのですね．この症例のペーシング閾値はパルス幅0.4 ms固定の電圧閾値で0.75 V（表1）でしたから，0.75 × 2 = 1.5 Vでいいですか？

👓 基本的な考え方はそれでいいよ．ただまだ植込みから1週間後だから，これからペーシング閾値が上がってくる可能性もあるし，普通は出力を 2.0〜2.5 V以下にはしないほうが安全 だよ．この患者さんの閾値は 0.75 V at 0.4 msと非常に良かったけれど，出力は電圧2.5 V，パルス幅0.4 msとしたよ．これを 2.5 V × 0.4 ms と表現しよう．では次の問題はどうかな？

> 【問題】この患者さんのペーシング閾値が1.75 V（電圧閾値）だったら出力はどうする？
> 1）1.75 V × 0.4 ms　　2）2 V × 0.4 ms
> 3）3.5 V × 0.4 ms　　4）5 V × 0.4 ms

🛡 これも簡単です．1.75 Vから2倍のマージンを見て3.5 Vの3）です．

👓 そうだね．もちろん4）でもいいけど，電池の"無駄遣い"はしなくていいでしょ．なるべく長持ちさせてあげるのが患者さんのためだよ．また植込みから時間が経って慢性期に入ると2倍のマージンを取らないこともあるけど，出力設定の基本は ペーシング閾値の2倍 だから覚えておいてね．

レート・レスポンスをつけるか？

🛡 さて，次は レート・レスポンス機能 ですね．これは運動したときに自分で脈が増やせない人にONにしてあげる機能でした． 体動（加速度） とか 換気量 をペースメーカーが感知して心拍数を増やしてくれるんですよね，たしか．

👓 では本症例でAAIにするかAAIRにするか，つまり レート・レスポンス機能をつけるかどうか はどうやって判断すればいいと思う？

🔖 患者さんに運動をしてもらえればいいです．トレッドミル検査ですかね，やるとしたら．

👓 そうだね．一般的には運動負荷をしてみて，運動できる範囲できちんと脈拍が増えればレート・レスポンスはいらないだろうし，逆にまったく設定した下限レートから心拍数が増えなくて途中で苦しくなるようなら，レスポンスをつけてあげればいいね．

🔖 なるほど．

👓 ただこの患者さんは85歳だけれど，それでもトレッドミル検査をやる？　ペースメーカーを入れる人は高齢の方が多いから，中には足腰も弱くて激しい運動ができない場合もあるんだ．そんな時，私のオススメは患者さんと病棟で一緒に歩くこと．携帯型の心拍数モニターでも酸素飽和度測定モニターでもいいから患者さんにつけてもらって，いつもの自分のペースで歩いてもらうのさ．この患者さんには病棟を2〜3周してもらって心拍数が80/分くらいまで上がったから，レート・レスポンスはつけなかったよ．

🔖 はい，わかりました．何でも検査すればいいってものでもないですね．最後の6)不応期というのはあまり聞き慣れませんが．

👓 そうだね．最初のうちは出荷時設定のままでいいよ．不応期ってのは，"心房ペーシングないしセンシングしてからしばらくは働きません"という期間だ．

🔖 "休憩時間"みたいなものですか？

👓 そんなもんだね．実際の心房・心室の心筋細胞にも不応期があって，基本的には"外から電気刺激が入ってきても興奮しない時間帯"のことさ．ペースメーカーではこのマネゴトをしているんだ．
ちなみに電気生理学的検査（EPS）でも不応期を測定するんだけど，正常の心房や心室筋では200〜300 ms，標準的には250 ms前後となることが多いかな．実際のペースメーカーは会社ごとに少しずつ違うけど，だいたい250〜350 msくらい，つまり"300 ± 50 ms"になっているよ．ただあまり深入りしなくていいよ．はじめのうちは．

🔖 わかりました．それからリード・インピーダンスも"だいたい500Ω"の基準をクリアしていてOKです．これで一通り設定を習いました．先生，

ペースメーカーの設定
21 最終設定を決めよう（シングルチャンバー編）

理解の助けのためにもう一例くらいやってくれませんか？

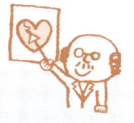

🤓 じゃあ，次の症例はどうだろう？

【症例❷】77歳女性．64歳時に徐脈性心房細動による労作時息切れを認めペースメーカー適応とされた（リードは右室心尖部に1本のみ）．今回は電池消耗につき電池交換術を施行された．術翌日にペースメーカー・チェックを施行した．

表2　手術翌日ペースメーカー・チェック

	心房	心室
センシング値	＊＊＊	5.3〜6.0 mV
ペーシング閾値	＊＊＊	1.6 V at 0.4 ms（電圧）
		0.16 ms at 2.5 V（パルス幅）
リード・インピーダンス	＊＊＊	352 Ω

🛡 ペースメーカー電池って10年以上もつこともあるんですね．今度はシングルチャンバーでも心室リードのみのVVIペースメーカーですね．

🤓 そうだね．VVIでもペースメーカーもさっきのAAIとまったく同じ考えでいいよ．実はシングルチャンバーのペースメーカーって"心房用"とか"心室用"って分かれてるわけじゃなくて，まとめてSSI型ペースメーカーと言うんだったでしょ（⇨14章151ページ参照）．

🛡 "Single"の"S"でしたね．

🤓 そう．心房ならAAIモード，心室ならVVIモードとして作動するよ．プログラムも両者共通だから設定項目も同じなんだよ．
ちなみに運動中の脈拍の上がりはあまりなく，ずっと下限レートでのペーシングで運動もあまりできなかったよ．まあ，年齢の問題もあるけれど．

🛡 では一応VVIRモードと．

🤓 次に下限レートは？　レート・レスポンスをつけた時には上限レート

（upper rate）も設定するよ．年齢的に 100〜110/分 くらいでどうかな．

📘 心拍数 100/分以上の運動を頻回にするとも思えませんし，下限レートは 60/分でいいですか？

👓 そうだね．心房細動の時には洞調律よりも心拍出量が減る分をレートで少しカバーしてあげるなら 70/分 でもいいかもしれないよ．逆に普段から自己脈がけっこう出ていて，たまに脈が伸びるような場合は 50/分 くらいにすると電池が温存できるね．そんなバランス感覚が大切だよ．

📘 なるほど．次に感度ですね．心室センシング値が 5.3〜6 mV ですから，2 倍のマージンを見込んで 2.5 mV くらいですか？

👓 そうだね．センシングが十分に高い値の場合でも心室リードの感度は 2〜3 mV くらいで設定されることが多いかな．もちろん，センシングが 3.8 mV とか低めの場合には 1.5 mV にするとか適宜工夫してね．本症例でもリードを入れて 14 年も経って少し傷んでるのか，センシングが少し悪くてインピーダンスも低いよね？

📘 そうですね．一部に被膜損傷を生じているのかもしれませんね．（⇨ 16 章 176 ページ参照）まあ，植込み時の値とか経過とかも見ないとダメですが，続いてペーシング出力ですが，これをペーシング閾値を参考にして…．あっ，閾値が 2 種類書いてありますよ！

👓 そう．この会社のペースメーカーではパルス幅閾値も出せて便利なんだ．まずは電圧閾値で考えてみよう．

📘 はい．ペーシング閾値はパルス幅 0.4 ms 固定の電圧閾値で 1.6 V と許容範囲ですから，これなら 3.5 V なら 2 倍以上のマージン確保ができます．出力は 3.5 V × 0.4 ms でどうでしょうか？

👓 いいね．実際には慢性期になってるからそんなに上下しないと考えて 2.5〜3.0 V × 0.4 ms くらいにしておけば十分だよ．ではパルス幅閾値の方でも考えてみよう．この場合には 2.5 V で設定することを考慮して 2.5 V 固定で測定しているよ．

📘 電圧 2.5 V 固定のパルス幅閾値が 0.16 ms ですね．0.1 ms 以下ではないけれど，これも許せる範囲内です．ここでも 2 倍のマージンでいいですか？

👓 いや，違うんだ．詳しい理由はなかなか難しいけど，

> パルス幅閾値を参考にペーシング出力を決める際には3倍マージンを見込んで設定しなくてはならない

と覚えておいてくれない？

📘 はい？ でもなんで？

👓 心筋を興奮させるのに必要なエネルギーを考えた場合，電圧の場合には2乗で効いてくるのに対し，パルス幅はそのまま比例するだけだからなんだ．電圧閾値での2倍マージンはエネルギーとしては4倍だけど，パルス幅は2倍マージンでもエネルギーが2倍になるだけだね．でもそれでは心もとないので3倍にしたワケ．まぁ，これも深いこと考えずに"そういうもんなんだ"でいいと思うな．

📘 逆にいえば，パルス幅閾値を有効利用すれば，電圧閾値で設定するより"消費電力"が抑えられる可能性がありますね．

👓 そう．パルス幅閾値は全部の会社のペースメーカーで測定できるわけではないけれど，可能なら試してみたいね．0.16 ms × 3 ＝ 0.48 ms で，出力も 2.5 V × 0.4 ms では少し心もとない気もするから，さっきの電圧閾値も参考にして 3.0 V × 0.5 ms を最終的な出力にしておいたよ．

📘 なるほど．出力設定を電圧閾値で考えてもパルス幅閾値で考えても，だいたい同じくらいの値に落ち着くんですね．

👓 そうだね．必ず両方の方法で測定しなければいけないわけではないけれど，いざという時にはできるようにしておきたいね．

> 【問題】この患者さんのペーシング閾値が 0.24 ms at 3.0 V（パルス幅閾値）だったらどうする？
> 1）出力を 3 V × 0.5 ms にする
> 2）出力を 3 V × 0.7 ms にする
> 3）2.5 V でパルス幅閾値を測りなおす
> 4）4.0 V でパルス幅閾値を測りなおす

📘 電圧 3 V 固定のパルス幅閾値が 0.24 ms ですね．以前，先生が理想的とおっしゃったパルス幅閾値は 0.1 ms 以下ですから（⇨ 17 章 185

ページ参照)，けっこう高いですね．パルス幅閾値では 2 倍ではなく 3 倍のマージンをとって出力を設定しますから，2) が正解です．

🤓 そうだね．さらにもう一つの考え方として 4) もあるよ．少し固定電圧を上げてあげると閾値が 0.1〜0.2 ms くらいにはできるかもしれないでしょ？パルス幅の設定値としては 0.4〜0.5 ms くらいが一番効率的と言われているから 0.7 ms にするのがイヤなら 4) も正解かな．

📘 古いリードの測定値があんまり良くない時には，こうした工夫が必要になることが多いのですね．

🤓 最後に不応期は，デフォルトの 330 ms のまま変えなくていいことにしよう．
以上がシングルチャンバーのペースメーカーの基本的設定の仕方だよ．デュアルチャンバーの場合にはもう少し別の"味付け"が必要になるけど，それは次回学ぶことにしよう．

サマリー

- ☑ ペースメーカー設定は病態（疾患など）やプログラマー・チェックでの測定値を参考に決めることを理解しよう．
- ☑ シングルチャンバーの場合にはモード，（下限）レート，感度，ペーシング出力，レート・レスポンスの有無などを設定しよう．
  - モードは心房リードなら AAI，心室リードなら VVI．
  - 下限レートは 50〜60/分前後．
  - 感度はセンシング値を参考に少なくとも 2 倍マージンを見込んで設定する（設定値としては 1/2 になることに注意！）．
  - ペーシング出力はペーシング閾値を参考に設定する（電圧閾値なら最低 2 倍マージン，パルス幅閾値なら最低 3 倍マージンを見込んで設定しよう）．

ペースメーカーの設定

22 最終設定を決めよう（デュアルチャンバー編）
―― ここまでできれば免許皆伝

デュアルチャンバー・ペースメーカーの設定法

今回が最後の最後だよ．デュアルチャンバーでの設定法について勉強しよう．ここまでできれば，ペースメーカー管理については"免許皆伝"だよ．

ホント長い道のりだったけど楽しかったです．最後に DDD ペースメーカーの設定ですね．

じゃあ，いつものように具体的な症例で見ていこう．

【症例❶】62歳男性．完全房室ブロックに対してペースメーカー適応となった．洞調律であり，リードは右心耳と右心室心尖部に留置された．術後経過は良好で1週間後のチェックの様子は以下の通り（**表1**）．

表1 退院直前ペースメーカー・チェック

	心房	心室
センシング	1.8 mV	15.6 mV
ペーシング閾値	0.75 V at 0.4 ms（電圧）	0.5 V at 0.4 ms（電圧）
リード・インピーダンス	591Ω	632Ω

デュアルチャンバーですから心房，心室それぞれのチェック値がありますね．シングルチャンバーの時よりも複雑そうです．

デュアルチャンバーのペースメーカーの設定項目

1) **モード**（mode）
2) **下限レート**（lower rate）・**上限レート**（upper rate）
3) **感度**（sensitivity）：心房・心室それぞれ
4) **ペーシング出力**（output）：心房・心室それぞれ
5) **AV ディレイ**（AV delay）
6) **レート・レスポンス**の有無
7) **不応期**（refractory period）

📖 シングルチャンバーの時とほとんど同じ項目を決めるんですね．当たり前ですが，感度やペーシング出力は，**心房と心室で別々に設定する**んですね．それから **AV ディレイ**も設定しなければならないのもデュアルチャンバーの特徴ですね．

モードと設定レート

👓 そうだね．最初から見ていこう．まずはモードで，これは簡単だったね．

> デュアルチャンバーでは基本的に DDD モードで OK

📖 はい．DDD はオールマイティなモードでした．2）下限レートは **60/分**でいいですね．洞機能不全がなければ基本的には A センスだと思います．

👓 そうだね．でも，就寝中や日中でもおとなしくしていたり，降圧目的にβ遮断薬を飲んでいたりすると普段から心房レートが 60/分以下かもしれないよ．

📖 そんな時には A ペースになりますか？　とすると，電池がもったいない気もしますが．

👓 じゃあ，下限レートを **50/分**にしてみたら？

📖 なるほど．じゃあ，"省エネ"でムダな A ペースをしないように下限レートは 50/分に設定することにします．

> 上限レートはどうする？ モードの説明時（⇒ 14 章 151 ページ参照）にも話をしたけれど，DDD モードは P 波のペースに合わせて心室をペーシングしてあげるんだね．これを同期（トラッキング）というよ．

> その話を聞くと"餅つき"をイメージしちゃいます．杵（キネ）で打たれないようにうまくタイミングを見計らって餅をこねてるみたい．

> いいたとえだね．DDD は"餅ペッタン"なわけか．上限レートは杵のペースにどこまで合わせて手を入れるか，っていう感じかな．この P レートまで心室ペースで"お付き合い"しますっていう値だよ．

> あんまり早いペースで"杵つき"されちゃうと，危なくてついていけないわけですね．

> 実際には上限レートは無制限に決められないよ．詳細は省くけれど，AV ディレイや心房の不応期との兼ね合いで制限されるからね．実際には 120～130/分 くらいまで，設定によっては 100/分 くらいまでしかダメなこともあるんだ．

> 完全に自由に決められるわけではないのですね．

> 最近のペースメーカーはとても賢いから，無理な上限レートを設定しようとするとエラー表示が出るか，そもそもそのレートが選べないようになっているよ．

> よほど若い人でもない限り，120/分以上の運動をすることも少ないと思いますが．

> そうだね．この人は退院前のトレッドミル検査で最大 130/分 くらいまで自己 P レートが増えたから，上限レートを 130/分 に設定したんだ．

感度・ペーシング出力の設定

> そうなると 6) のレート・レスポンス機能はいりませんね．まとめるとこの人のモードは DDD でレートは 50～130/分 になりますね．
> 次に 3) の感度ですが，シングルチャンバーの時と同じでいいですか？心房も心室もそれぞれ 1.8 mV，15.6 mV と十分にセンシングできているので，感度としては標準的な値で心房 0.5 mV，心室 2.5 mV でどうでしょうか？

🤓 いいね．この患者さんは心室性補充調律がしっかり出て心室のセンシング値も測定できたんだね．

📘 次にペーシング出力は心房も心室もパルス幅 0.4 ms 固定の電圧閾値で 0.75 V，0.5 V ですから，ともに 2.5 V × 0.4 ms で十分 "お釣り" がきますね．

🤓 OK．まぁ術後急性期にはペーシング閾値が上昇することもあるから，私は少し余裕をもって 3.5 V × 0.4 ms くらいに設定して，数か月後に安定するのを確認してから 2.5 V にしているよ．

📘 なるほど．ここまではもう簡単ですよ．

AV ディレイについて

🤓 ここまではシングルチャンバーのところで学んだ知識で十分に対応できたね．DDD の設定での最大のポイントは AV ディレイだ．ちなみに AV ディレイとは何だった？

📘 P 波をセンスしてからしばらく待って，ある時間内に自己 QRS 波が出るかを見て，出ない場合には V ペースするという，ある種の "制限時間" でした．ディレイ (delay) は "遅れ" という意味ですよね，たしか．

🤓 この時の "制限時間" を sensed AV ディレイとか PV ディレイというよ．いずれも，自己心房興奮がセンスされた時の AV ディレイという意味で自己 "P" 波の時の AV ディレイだから PV ディレイともいうんだ．

📘 いきなりレベルが上がりましたね．ではペーシングされた時の AV ディレイというのもありますか？

🤓 それは paced AV ディレイないし狭義の AV ディレイというんだ．しかも，

> paced AV ディレイは sensed AV ディレイよりも 30〜50 ms 程度長く設定するのがふつう

A ペースの際には P 波を作ってから V ペースするので，"完成品" の P 波をみてから V ペースをするまでの sensed AV ディレイのほうが短いという風に考えてくれるかな．

📖 なるほど．A ペースしてから P 波が作られるまでの時間を，30〜50 ms だけ余分に計算するのですね．

AV ディレイを決めよう

👓 さていよいよ本題．AV ディレイをどうやって決めるかだ．
AV ディレイを決める上では，

> 1) 心機能はどうか？
> 2) V ペースは回避可能か？

の 2 つを念頭に置いてほしいんだ．

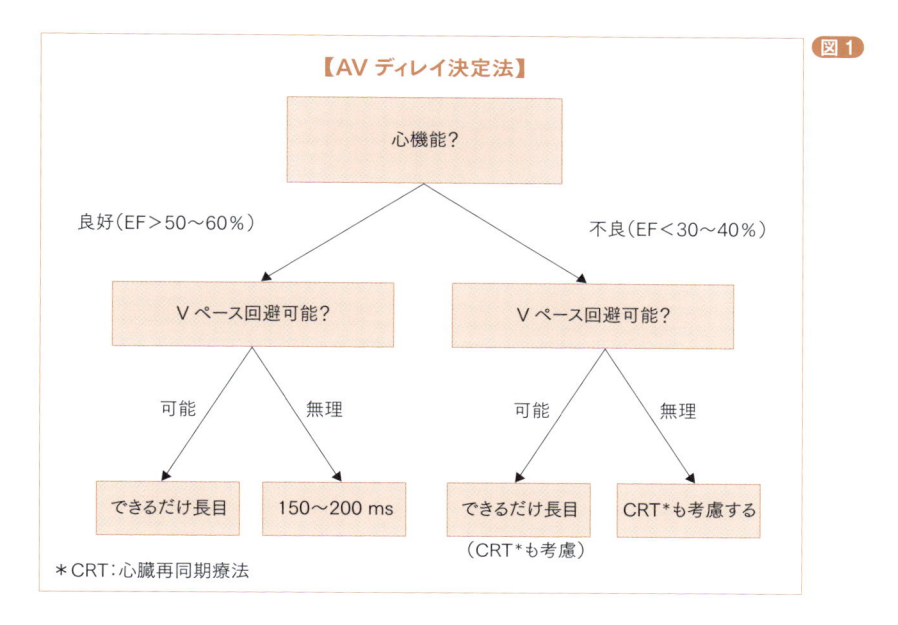

図1

【AV ディレイ決定法】

```
            心機能？
     良好(EF>50〜60%)   不良(EF<30〜40%)
     V ペース回避可能？    V ペース回避可能？
     可能    無理        可能      無理
   できるだけ長目 150〜200ms  できるだけ長目  CRT*も考慮する
                        (CRT*も考慮)
```

＊CRT：心臓再同期療法

📖 このフローチャート（**図1**）に従って AV ディレイを決めればいいですね．でもこんな図は見たことがないです．

👓 絶対ではないから，あくまでも原則の話として聞いてね．まず 1) の心機能は心エコーでの左室駆出率，いわゆる EF（ejection fraction）のことだけれど，具体的な値より大事なのは心機能が良いのか，悪いのかなんだ．

🔖 EF40％が良い悪いの境い目ですかね？

心機能良好な場合のAVディレイ

🧬 そうだね．次はAVディレイを変化させた時の心拍出量の変動を表した図（図2）だけれど，心機能が良い患者さん（健常例）の場合にはAVディレイによって心拍出量はあまり変わらないのがわかるかな？

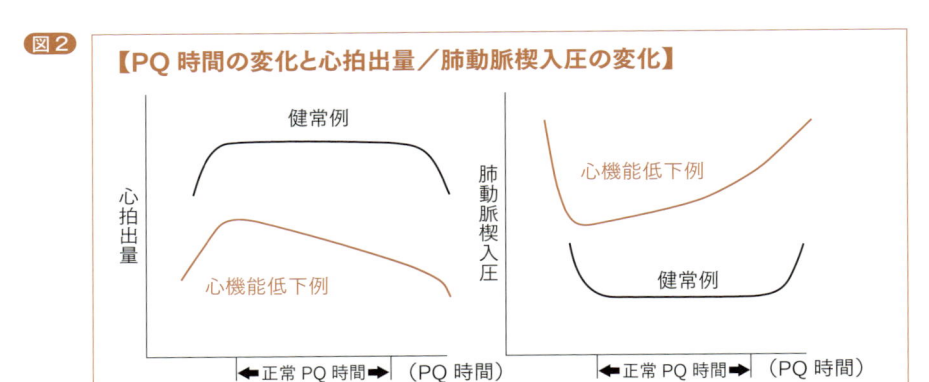

図2 【PQ時間の変化と心拍出量／肺動脈楔入圧の変化】

（石川利之：Athoventvicularl(AV)delayの至適化．不整脈 2004；20(3)：342-352）

🔖 たしかに．心機能低下がある人でなければAVディレイをいくつにしても変わらない気がしますね．

🧬 だから心機能が良好な患者でDDDペースメーカーを入れるときのAVディレイには多少無頓着でいい気がするでしょ？

🔖 じゃあ，AVディレイというのは普通の人のPQ間隔に相当するわけだからみんな一律150 ms前後にしておけばいいですか？ PQの正常値と同じイメージで．

🧬 それは半分正解で半分間違い．つまり，2つめの条件"Vペースは回避可能か？"があるからね．
ここは大事なところだけれど，Vペースはどこからする？

🔖 一番多いのは右室心尖部でした．

右室心尖部ペーシングのジレンマ

👓 そう．実は最近，右室心尖部からのペーシングにはいろいろなデメリットがあると言われるようになってきているんだよ．知ってるかな？

📙 何のことかサッパリ…

👓 つまり，正常の心臓では房室結節を経由した電気刺激は，まず真ん中の心室中隔を下って心尖部に来てから左右の心室へ分かれるように折れ返すんだ．そして左右の心室はほぼ同時に収縮することになるんだ．
一方，右室からペーシングした場合にはどうなると思う？

📙 右室から電気を流すからこの場合は左右同時ではなくて，右室→左室っていう順序で右室から収縮するハズです．何か問題ですか？

👓 実はこの右室ペーシングによる心室収縮は左脚ブロックと同じ血行動態を示すといわれているんだ．
右脚は右室への電気の通り道，左脚は左室への電気の通り道だと考えてみて．左脚ブロックになると右脚が先に興奮して，左室は右室側からの"おこぼれ"の電気をもらってから収縮するから時間差が生まれるでしょ？　だから，結果として右室→左室って収縮することになるじゃない？

📙 たしかに右室ペーシングと左脚ブロックは似ていますね．でも先生，左脚ブロックと同じだと何が悪いのでしょうか？

👓 いくつかの疫学研究の結果，長い目で見ると左脚ブロックの人たちは予後不良であると示されているんだよ．

📙 そういえば，心不全の患者さんには左脚ブロックが多いって聞いたことがあります．

👓 右脚ブロックは健常な人にもけっこういるけど，左脚ブロックは心臓病のある人にしかまず見られない，と習わなかった？

📙 左脚ブロックは悪いサインなので，左脚ブロックと類似した右室ペーシングも悪いということですね．

🤓 そう．右室ペーシングするというのは，患者さんを人工的に左脚ブロック状態に陥れることなわけで，"可能な限り避けたい" というのが私たちの本音なんだよ．もちろん心室にもリードが必要だから入れるのだけれど．

🔰 "必要悪" なんでしょうけど，ちょっと皮肉ですね．だから，AVディレイを考える上での第2条件として "Vペースを避ける努力をしろ" ですね．

房室ブロックでの心室ペーシング

🤓 そう．まず完全房室ブロックの人たちで "Vペース回避" はできると思う？

🔰 それは無理だと思います．どんなに待っても自己QRS波にはつながりません．

🤓 そうだね．完全房室ブロックの場合にはVペースは回避不能だね．でもね，実は右室心尖部ペーシングが悪いと言ったけれど，実はもともと心機能が悪くない人には，それほどのダメージはないとされているよ．

🔰 でもたしかに "完全房室ブロックでペースメーカーを入れた人たちがみんな早死に" というのはおかしいとは思います．

🤓 一般的に，房室ブロックでペースメーカーを入れなければいけない患者さんのほとんどの心機能は良いとされているから，そういう場合には "必要悪" のVペースを許容してかまわないんだ．だから，こういう人の場合，どうせ100%近くVペースだから悪あがきせずにAVディレイも正常PQ間隔と同じくらいにしちゃえというわけ．

🔰 だから150〜200 msなんですね．

🤓 次に頻度はそれほど多くないけれど，基礎心疾患による心機能低下（EF 30〜40%以下）を有する患者さんにDDDペースメーカーを入れた場合のAVディレイを考えてみよう．

🔰 右室ペーシングのデメリット炸裂ですね．

🤓 だから，少しでもこの左脚ブロック状態を避けるために，最近は，両心室ペーシングといって左室側にもリード線を入れて左右の心室をともに

ペーシングして両者の収縮タイミングを合わせる治療法がなされているよ．心臓再同期療法（CRT）っていうんだけど．専門的だから今はあまり深入りしなくていいけどね．

🛡 心機能が悪く心室ペーシングが避け難い状況では両心室ペーシングを考慮するということですね．頭の片隅に入れておきます．

洞不全症候群での心室ペーシング

👓 完全房室ブロックをはじめとして，房室ブロックに対してペースメーカーを入れるとどうしても右室ペーシングになってしまうケースが多いけれど，洞不全症候群にリードを2本入れる時があるでしょ？　こういう時はどうなると思う？

🛡 "可能な限りVペースを避けよ"ですか？

👓 そのとおり！　具体的には普段の12誘導心電図でのPQ時間を睨みながら，なるべくAVディレイを伸ばすことで"制限時間"以内に自己QRS波が出やすい環境を作ってあげるんだ．次の症例で考えよう．

【症例❷】58歳男性．洞不全症候群（Ⅲ型）に対してペースメーカー適応とされた．発作性心房細動を頻回に認めるため，タンボコール200 mg 2xとメインテート2.5 mg 1xを内服していた．これら抗不整脈薬による房室伝導悪化も懸念しデュアルチャンバー・ペースメーカーが選択された．EF 67%．

🛡 徐脈頻脈症候群に対してペースメーカーを入れた症例ですね．今度は房室ブロックでなく洞不全症候群に対するDDDペースメーカーのケースですね．

👓 心機能は良好（EF 67%）で，普段の心電図ではオール自己脈でPQ（R）間隔は180 msくらいだとしよう．さて，AVディレイはどうする？

🛡 原理的にはAVディレイを200 msとかに設定すれば必ず自己脈が出るはずなので"省エネ"できますかね？

🤓 そう．なるべく自脈を優先させて V ペースを回避する唯一の方策は，AV ディレイを伸ばしてあげることだよ．各社，各機種にもよるけれど，最大 300〜350 ms くらいまで設定できるよ．この患者さんでは 200 ms くらいに AV ディレイを設定すれば，原理的にはオール自己脈になるはずだよね．

📘 まずいですか？

🤓 いや，まずくはないよ．でも年月とともに房室ブロックが出てきたり，心房細動に対する抗不整脈薬が増量されたり変更されたりすると，PQ(R) 間隔が長くなるかもしれないね．

📘 そうするとギリギリじゃない値で余裕をもって設定しておいたほうがいいですか？

🤓 ナイス・アイディアじゃないか！ こういう時に AV ディレイを設定できる最大値にしておくのも一つの手だね．もちろん，経過中に AV ディレイ 350 ms とかでも V ペースになってきたら潔く諦めて AV ディレイを 150〜200 ms にし直せばいいよ．AV ディレイを最大に伸ばしても V ペースになるようなら最大値に設定する意味はないからね．むしろそれが原因で心不全になったりもするしね．

📘 なるほど．基礎疾患が洞不全症候群でも房室ブロックでも一度は設定を決める過程で AV ディレイを伸ばして自己 QRS 波が出るかをトライしてみる必要がありますね，これは．

🤓 特に洞不全症候群ではね．不要な右室ペーシングは心不全入院や心房細動発症の危険を高めると言われているからね．ところで少し余談だけれど，V ペースを忌み嫌うのであれば，リード線が 2 本入っていても AAI モードにしておけばいいと思わない？

MPV 機能

📘 たしかにそうですね．でもせっかく入れた心室リードを使わずにとっておくのがもったいない気もしますが．

🤓 でも普通に考えると絶対自己 QRS 波になるじゃない？ 何がまずいかな？

- ある日突然，房室ブロックになってうまく補充調律が出なかったりすると，"一巻の終わり"になってしまいます．心室にリードが"入れ損"になってしまいますよ．

- そうだね．そもそも洞不全症候群で心室リードを入れる状況は，基本的に"少し房室伝導が悪い時"だったでしょ？ だから，月日とともに房室ブロックになることも十分あるはずだね．

- それが怖いです．だから限界はあってもDDDモードでAVディレイを思いっきり伸ばしておく方が安全かと思います．

- 実は最近，普段はAAIとして作動していて，房室ブロックが起きたとわかったらすぐさまDDDモードとして作動するっていう非常に賢いペースメーカーが登場しているんだ．"Minimization of Pacing in the Ventricles"，略してMPV機能と呼ばれるよ．

- へぇー，それは便利！ ブロックになっても自動的にDDDモードにチェンジしてくれれば安心ですね．

- そう．まだ全部の機種がこういった機能を搭載しているわけではないけど，右室ペーシングはダメ！っていう認識は広く知られてきているから，遠くない未来にはこういったペースメーカーが標準になってくるかもしれないね．

- まさに日進月歩．医療テクノロジーの進歩の速さには脱帽です．

- 長くなったけれど，これでデュアルチャンバー・ペースメーカー設定の基本についての話はすべて終わりだよ．ケースごとに状況もそれぞれ違うけど，これからたくさん経験すればするほど感覚がつかめてくると思うよ．

- 一気にたくさんのことを習ったから復習が大変ですけど，がんばります．

- エライぞ．もう立派に"免許皆伝"だよ．おめでとう．

- 先生，本当にありがとうございました！

サマリー

- ☑ デュアルチャンバーの場合には，シングルチャンバーでの設定項目に加えて上限レートやAVディレイなども設定しよう．
    - ・モードは基本的にはDDD（オールマイティ）．
    - ・感度やペーシング出力の設定はシングルチャンバーの時と同じ．
- ☑ 自己房室伝導の有無，心機能などに配慮したAVディレイの設定法を理解しておこう（⇨239ページ図1参照）．
- ☑ 右室ペーシングをできるだけ回避するようなプログラム（MPV機能）をもったペースメーカーも登場しており，今後の主流になってくることも知っておこう．

＊　＊　＊

これにて"ペースメーカー道場"はひとまず終幕．若い医師たちの挑戦はまだまだ続く…

（おわり）

索引

※太字ページ（ゴシック数字）は主要解説箇所を示す．

数字

1度房室ブロック　67
2：1房室ブロック　52
2束ブロック　215
2度房室ブロック　49, 52, 67
3：2房室ブロック　63
3度房室ブロック　40, 67
4：3房室ブロック　64

欧文

A波　71
AAIモード　150
ablate and pace治療　221
AEGM　173, 196
AHブロック　73
AP（A-Pace）　173
AS（A-Sense）　173
ATR（atrial tachy response）　167
AVディレイ　159, 186, 236, 238
BHブロック　73
binodal disease　113
DDDモード　158, 164, 236
DDIモード　166
f波（細動波）　79, 86
H波　71, 72
HVブロック　73
IVDSA（intravenous digital subtraction angiography）　127
Jリード　134
MPV（minimization of pacing in the ventricles）機能　244, 245
paced AVディレイ　238
PLSVC（persistent left superior vena cava）　129
PQ(R)間隔　39
PVディレイ（sensed AVディレイ）　238
R–R間隔　3
ratemodulating　147
Rubenstein分類　27, 91
SSI型　151
VDD（リード）　47
VDIモード　161
VEGM　173
VP（V-Pace）　173
VS（V-Sense）　173
VVIモード　150
V波　71

あ

アンカー・スリーブ　123
アンダーセンシング　48, 217
インテロゲーション　171
インピーダンス　174
異所性心房調律　15
一過性脳虚血症状　21
一過性房室ブロック　67
ウェンケバッハ型　51
──2度房室ブロック　63
右室心尖部　136
右室流出路　139
右心耳　134, 135
右側植込み　116
運動耐容能低下　21
運動負荷　75
エコーガイド下穿刺法　117
オーバーセンシング　217
オーバードライブ抑制試験　92
応答　147

か

カテーテル・アブレーション　221
ガイドワイヤー　118
下限レート　152, 186, 226, 236
加速度センサー　148
較正波形（キャリブレーション）
　　191
完全右脚ブロック　54
完全左脚ブロック　33
完全房室ブロック　35, 40, 80
換気量センサー　149
感知　146, 191
感度　226, 227, 236
キャリパー　109
気胸　118, 207
期外収縮　17
急性期合併症　210
虚血性心疾患　35
経皮ペーシング　223
携帯型エコー　117
血気胸　209
検出レート　161
抗不整脈薬　91
恒久性房室ブロック　67
高度房室ブロック　54

さ

サルコイドーシス　35
左軸偏位　54
左室駆出率　239
左上大静脈遺残（PLSVC）　129
鎖骨下静脈　116
　──　閉塞　128
シングルチャンバー・ペースメーカー
　　150
ジェネレーター　144
ジギタリス製剤　77
ジギタリス中毒　81

刺激電圧　180
刺激伝導系　68
自己脈　194, 198
失神　91
上限レート　165, 236
術後管理　169
徐脈関連症状　21
徐脈性心不全　22, 80, 205
徐脈性心房細動に対するペースメーカー適応　82
徐脈性不整脈　18
徐脈頻脈症候群　91, 106
症候性徐脈　21
静脈造影検査　127
心筋症　35
心血管損傷　210
心室応答　97
心室期外収縮　156
心室細動　17
心室性補充調律　41
心室頻拍　17
心室ペーシング波形　151
心穿孔　210
心臓突然死　35
心タンポナーデ　210
心内心電図　69, 172
心内電位波高　191
心嚢液貯留（心タンポナーデ）　207, 210
心嚢穿刺　212
心拍応答機能　148
心拍数　1
心房期外収縮　162
心房細動　10, 17, 77, 101, 164, 165
　──, 発作性　44
心房心内心電図（AEGM）　173, 196
心房静止　85
心房性不整脈　158
心房粗動　17, 164, 165

索引

心房頻拍　165
スクリューイン（screw-in）型リード　123, 134, 210
スタイレット　121
スパイク　152
睡眠レート　226
センシング　122, 146, 191, 193
　──　閾値　197
　──　不全　217
生活の質（QOL）　28
正常洞調律　14
絶対性不整脈　10, 79
穿刺法　208

た

タインド（tined）型リード　134, 210
大胸筋膜　119
断線　176
陳旧性心筋梗塞　100
デュアルチャンバー・ペースメーカー　163
（テレメトリー）ワンド　169
電圧（閾値）　181, 182
電気生理学的検査（EPS）　28, 69, 92, 100
トレッドミル負荷試験　97
同期　147, 148, 237
洞機能不全　94
洞結節回復時間（SNRT）　95
洞性徐脈　31, 78, 106
洞調律　14
洞停止　27, 103
洞不全症候群　17, 90, 205
　──　に対するペースメーカー適応　112
　──　の薬物療法　215
　──　のルーベンシュタイン分類　106
洞房ブロック　27, 103

は

ハイ・インピーダンス・リード　176
パルス幅（閾値）　180, 182
肺塞栓　212
半自動センシング・チェック　196
ヒス束　67
　──　心電図　71
ヒス束下（HV）ブロック　67, 69
ヒス束上（AH）ブロック　67
ヒス束内（BH）ブロック　67, 69
被膜損傷（漏電）　176
頻脈　5
頻脈性心房細動　12
プログラマー　169
不応期　173, 226, 236
ペーシング　146
　──, 両心室　242
　──・スパイク　180
　──　閾値　122, 181
　──　出力　181, 228, 236
　──　不全　217, 222
ペーシングシステム・アナライザー　122
ペースメーカー　20
　──・コード　147
　──・チェック　169, 218, 225, 235
　──・ポケット　119
　──　関連合併症　213
　──　手術　115
　──　適応　24, 27
　──　不全　217
補充収縮　17, 111
補充中枢　35
補充調律　35, 86, 202
房室接合部　40
　──　補充調律　88, 222
房室伝導　39
　──　能　96

房室ブロック　17, 30, 50
　——, 一過性　67
　——, 完全　35, 40, 80
　——, 恒久性　67
　——, 高度　54
　——, 薬剤性　81
　—— に対するペースメーカー適応　41
　—— の分類　67
　—— 部位　67
発作性上室性頻拍　17, 106
発作性心房細動　44

ま

マーカー　173
マグネット　169
慢性心房細動　44
モード　146, 226, 236
モードスイッチ　160
モービッツⅡ型　51, 52
　—— 2度房室ブロック　63
モニタリング機能　177

や

薬剤性房室ブロック　81

抑制　147, 150

ら

ラダーグラム　107
リード
　—— 位置　207
　—— 再固定術　219
　—— 線　144
　—— 脱落　174, 217
　—— 抵抗　174
硫酸アトロピン　75
両心室ペーシング　242
ルーベンシュタイン分類　27, 91
レート・レスポンス（機能）　148, 226, 229, 236

わ

ワーファリン　82
ワソラン　95
ワンド，テレメトリー　169
腕頭（無名）静脈　116